U0189003

Aortic Valve Transcatheter Intervention
Complications and Solutions

经导管主动脉瓣介入治疗
并发症与解决方案

原著 [意] Marco Zimarino
[美] Ron Waksman
[西] Ignacio J. Amat-Santos
[意] Corrado Tamburino
主审 陈 茂 冯 沅 蒙 炜
主译 魏家富 赵振刚 彭 勇 徐原宁

中国科学技术出版社
·北 京·

图书在版编目（CIP）数据

经导管主动脉瓣介入治疗：并发症与解决方案 / (意) 马可·齐马里诺 (Marco Zimarino) 等原著 ; 魏家富等主译 . — 北京 : 中国科学技术出版社 , 2023.10

书名原文 : Aortic Valve Transcatheter Intervention : Complications and Solutions

ISBN 978-7-5236-0255-3

Ⅰ.①经… Ⅱ.①马… ②魏… Ⅲ.①主动脉瓣—导管治疗—介入性治疗 Ⅳ.① R654.2

中国国家版本馆 CIP 数据核字 (2023) 第 084448 号

著作权合同登记号 : 01-2022-6442

策划编辑	丁亚红　孙　超
责任编辑	丁亚红
文字编辑	汪　琼
装帧设计	佳木水轩
责任印制	李晓霖

出　　版	中国科学技术出版社
发　　行	中国科学技术出版社有限公司发行部
地　　址	北京市海淀区中关村南大街 16 号
邮　　编	100081
发行电话	010-62173865
传　　真	010-62179148
网　　址	http://www.cspbooks.com.cn

开　　本	889mm×1194mm　1/16
字　　数	316 千字
印　　张	15.5
版　　次	2023 年 10 月第 1 版
印　　次	2023 年 10 月第 1 次印刷
印　　刷	北京盛通印刷股份有限公司
书　　号	ISBN 978-7-5236-0255-3/R·3106
定　　价	180.00 元

（凡购买本社图书，如有缺页、倒页、脱页者，本社发行部负责调换）

版权声明

Title: *Aortic Valve Transcatheter Intervention: Complications and Solutions*

By Marco Zimarino, Ron Waksman, Ignacio J. Amat-Santos, Corrado Tamburino

ISBN：9781119720591

This edition first published 2021

Copyright © 2021 by John Wiley & Sons Ltd

All Rights Reserved. This translation published under license. Authorized translation from the English language edition, published by John Wiley & Sons Limited. No part of this book may be reproduced in any form without the written permission of the original copyrights holder.

Copies of this book sold without a Wiley sticker on the cover are unauthorized and illegal.

本书中文简体版专有翻译出版权由 John Wiley & Sons, Inc. 授予中国科学技术出版社。未经许可，不得以任何手段和形式复制或抄袭本书内容。

本书封底贴有 Wiley 防伪标签，无标签者不得销售。

译校者名单

主　审　陈　茂　冯　沅　蒙　炜

主　译　魏家富　赵振刚　彭　勇　徐原宁

副主译　李怡坚　熊恬园　陈　飞　魏　薪　李　侨　何　森

译校者　（以姓氏笔画为序）

王　玺　冯　沅　向艚博　刘　琦　江可欣　李　侨

李　茜　李怡坚　李奕明　肖博文　何　森　何婧婧

张　怡　陈　飞　陈　茂　欧袁伟翔　周国君　赵振刚

姚怡君　贾宇恒　贾凯宇　徐原宁　奚倩兰　曹忠泽

彭　勇　蒙　炜　廖延标　熊恬园　魏　薪　魏家富

内容提要

　　本书引进自 WILEY 出版社，由知名介入心脏病学专家 Marco Zimarino 教授、Ron Waksman 教授、Ignacio J. Amat-Santos 教授和 Corrado Tamburino 教授联合全球各大顶尖心脏中心的权威专家共同编写，是一部颇具临床指导价值的经导管主动脉瓣植入术（TAVI）实用指南。著者结合自身丰富的临床实践经验，对 TAVI 术后的主要并发症进行了详细阐释，不仅涵盖了各种并发症的发生率、发生机制及危险因素、相应的预防与处理方法，还图文并茂地展示了丰富的临床病例，重点探讨了目前备受关注的二叶式主动脉瓣狭窄、外科生物瓣退变、复杂股动脉入路及替代入路等特定 TAVI 临床情境下并发症的防治问题。全书分上、下两篇，各主题内容均兼具实用性和前沿性，方便不同层次的术者系统学习并循序渐进地掌握 TAVI 常见并发症的基础理论及防治策略，进一步掌握特殊或复杂 TAVI 的技术策略。本书内容全面翔实，图文并茂，深入浅出，可作为相关领域科研人员、工程技术人员的实用参考书。

原书序

我衷心祝贺 Marco Zimarino、Ron Waksman、Ignacio J. Amat-Santos 和 Corrado Tamburino 出版了这部有关预防和治疗经导管主动脉瓣植入术（transcatheter aortic valve implantation，TAVI）相关并发症的专著。本书出版之时，该项技术正在世界各地经历着令人惊叹的发展。对于渴望踏入 TAVI 领域的年轻或资深心脏介入医师，本书在结构性心脏病治疗方面提供了一次绝佳的训练机会。同时，它也是培训和督导项目的重要补充，这对整个团队的构建来说至关重要。我们从积累的经验当中获取新知，不仅包括 TAVI 并发症的预估、预防和治疗，还涉及患者筛查、器械选择、手术步骤的技巧和诀窍、完善的备用设施和严格的术后随访。如今，随着现代科技发展和近 20 年的经验积累，对于各种外科风险级别的绝大多数病例，我们基本都能够通过极简化的经股动脉入路植入主动脉瓣，从而达到无并发症的最优效果。然而，TAVI 仍是一项有创操作，即便我们做好了预防措施并具有丰富经验，仍可能伴随难以预测的并发症，即使是最好的医师操作亦是如此。TAVI 的先驱者们必须保持谦逊，就像笔者一样，在一个又一个病例中不断学习。不过，如今的境况和我们在这段令人难以置信的史诗般旅程的开始阶段已大不相同。自 2002 年 4 月我们团队实施第一例人体 TAVI 手术以来，TAVI 的发展已走过了 18 个辉煌的年头。历程中早期阶段的想法和见解值得铭记，它让我们更好地理解我们为什么能够和如何走出一条成功的道路，并得到改善的安全性、结局和生存数据。这真是一段非凡的历程！

20 世纪 90 年代初期，笔者曾有一个"疯狂的"梦想，就是"给外科无法手术的患者在心脏镇静和不停搏的条件下，使用常规导管技术，在原本钙化病变的主动脉瓣膜处植入一个球囊扩张瓣"，以此来解决球囊瓣膜成形术后早期主动脉瓣再狭窄的问题。如今的发展已远远超越了笔者当时的梦想！尽管当时笔者已经掌握了尸检研究的可靠论据，但所有专家（心脏外科医师）都激烈反对这个项目，他们觉得这样做很愚蠢，而且列举了无数的严重并发症，这些都使得这项当时还不切实际的技术未能施行。在钙化的自体瓣膜中植入一个人工瓣膜，在当时被认为既不可能完成也无法解决问题。瓣膜栓塞、脑卒中、冠状动脉阻塞、二尖瓣和主动脉瓣反流、完全性传导阻滞和心内膜炎的风险被反复提及，也有学者一直指出手术难以收获理想和持久的效果。最终，所有生物医疗公司都拒绝了这个项目。

尽管如此，许多年后梦想还是成为现实，2002 年 4 月 16 日，我们团队在法国鲁昂成功地为一名 57 岁患者实施了世界上首例 TAVI 手术。这名患者合并了目前观点下的绝大多数 TAVI 禁忌证。他当时处于心源性休克状态，患有外科无法手术的主动脉瓣狭窄和一些危及生命的并发症。他的心脏射血分数为 12%，并且左心室内有一块漂浮血栓。另外，由于严重的腿部缺血，我们被迫采用了计划外的经房间隔入路进行 TAVI。我们使用了我们自己创立公司开发的经皮瓣膜技术（percutaneous valve technology，PVT）的球扩瓣，由不锈钢支架和安装在里面的心包膜为材料的三叶式瓣膜组成，在完全扩张后直径为 23mm（唯一尺寸）。该例极富挑战性的开创性手术被成功实施，并且没有出现任何围术期并发症，这给了我们一个很积极的预兆，让我们看到了这项技术的光明未来。

但是，这项"技术革命"才刚刚开始。1 年之后，法国卫生管理部门仅批准将经房间隔入路 TAVI 作为对终末期患者的最终人道主义救治手段，这导致我们对这项新技术的评估尤为艰难。在评估阶段，我们在 33 例患者中成功完成 27 例植入术，改善了患者的瓣口面积和跨瓣压差。由于采用了过小的人工瓣膜，手术出现了两项重大的不良事件，即 18 例重度瓣周漏（paravalvular leak，PVL）和 2 例瓣膜移位。30 天主要不良事件发生率为 26%，其中包括 1 例死亡。然而，所有患者都有显著的功能改善。而且令人惊喜的是，有 5 例患者术后存活超过 5 年，没有症状且能正常生活，其中存活最长达 6.5 年。这些结果充满希望，我们当时指出，持续的科技进步和优化患者筛选，将会在未来降低不良事件的发生。事实确实如此！

2004 年，爱德华生命科学公司收购了我们创立的公司，并很快开发了新的 26mm 瓣膜及输送系统，这给逆行性经股动脉入路提供了便利，也使经心尖入路作为备选成为可能。由于爱德华 Sapien 瓣膜对应的鞘管尺寸较大（24Fr），经股动脉入路只适用于 50% 的患者，而经心尖入路 TAVI 几乎可以在所有患者中实施。至此，TAVI 亦获得了我们外科同行迟来的认可！2004—2010 年，爱德华公司在欧洲、美国和加拿大资助了一系列针对这两种入路的可行性试验和注册研究，纳入了几千例外科无法手术或外科手术高危的患者。与此同时，从 2004 年开始，另一种具备竞争力的器械——自展瓣 CoreValve，通过相似的应用研究路径在欧洲崛起。这种器械由于压缩后体积较小，更便于经股动脉植入。同时，这款器械亦可将经锁骨下动脉作为备选入路。根据采用的人工瓣膜模型和入路不同，并发症的发生率各有报道。主要的并发症包括严重血管并发症和出血（2%～18%）、重度 PVL（5%～15%）、脑卒中（2%～7%）、房室传导阻滞（3%～35%，以 CoreValve 为主），较少见（<1%～5%）的并发症包括瓣膜栓塞、瓣环破裂、冠状动脉阻塞和心脏压塞。值得注意的是，由于在大多数患者中都观察到了显著的短期和长期生活质量改善，我们对这项技术的热情从未减少。然而，没有人预料到 TAVI 会以如此惊人的速度发展，并被广泛接受。

TAVI 的成功来源于科学技术和手术技能的进步及大量科学证据。随着手术成功率逐渐上升到 95% 以上，减少并发症成为优先考虑的问题。为了解决这一问题，不断有新的人工瓣膜和输送系统被开发出来，以显著简化手术程序，同时还可改善手术安全性和手术结果。与此同时，归功于业界技术的重大进步（包括影像学技术和治疗工具）及最优的多学科手段，患者选择和筛查也得到了优化。爱德华公司发布了两代新瓣膜，分别是 2009 年的 Sapien XT 和 2012

年的 Sapien 3，它们具备更多种尺寸（20mm、23mm、26mm 和 29mm），以及更小的输送系统（分别是 16～20Fr 和 14～16Fr）。这带来两方面的益处：①对主动脉瓣环的覆盖更好，进而使 PVL 发生率不断下降（外侧的裙边确实能解决 PVL 的问题）；②血管并发症发生率显著下降。在 2012 年，我们首次报道了基于 Sapien XT 的"简化经股动脉入路"策略，具体包括采用局部麻醉、无经食管心脏超声、通过预埋血管闭合装置实施完全经皮入路策略及早期出院。这促使 TAVI 成为"冠状动脉支架式"的简单手术。这种做法在一开始饱受批评，但是现在用于全世界超过 90% 的患者中。同时，美敦力的 CoreValve 也在不断改进，压缩后的输送器尺寸从 25Fr、21Fr、18Fr 一直缩小到 14Fr，而最新一代的 CoreValve Evolut 瓣膜尺寸也有了更多尺寸（23mm、26mm、29mm 和 31mm）。另外，在同一时期，还有多达 15 种器械正处于研发中，但目前尚未展示出更多优势。

在此后的几年里，这两类瓣膜在美国通过一系列随机临床试验完成了对 TAVI 的循证评估。与外科主动脉瓣置换术（surgical aortic valve replacement，SAVR）对比的结果，促使 TAVI 分别在外科手术禁忌 / 高危患者（2012 年）、中危患者（2016 年）及低危患者（2019 年）中，进一步获得美国 FDA 的手术许可。在低危患者中，与 SAVR 相比，TAVI 的 2 年全因死亡率和脑卒中率明显更低。因此，TAVI 此后的发展是相当大的。在首例人体 TAVI 手术后近 20 年的时间里，TAVI 的优势（局部麻醉、无手术瘢痕、早期出院、快速恢复、死亡率更低、脑卒中率更低、急性肾衰竭更少、PVL 发生率相近）很明显超过了它的潜在局限性。在缺乏充足的 TAVI 人工瓣膜长期耐久度数据的情况下，患者年龄成为目前关注的焦点。

TAVI 必将成为主动脉瓣狭窄的默认治疗策略。截至目前，全球约有 70 个国家进行了数十万例 TAVI 手术。

杰出专家们在书中详细阐释了 TAVI 并发症的预防、诊断和治疗。尽管 TAVI 已成为一项常规而直接的操作，但仍可能发生一些并发症，并影响治疗结局。虽然，随患者的年龄、外科手术风险和发生时间的差异，并发症的表现不尽相同，但是我们应当尽一切努力来预防这些让我们担心的事件。祝您阅读愉快！

（谨向我亲爱的同道和朋友致以感谢和祝贺！）

Alain Cribier

中文版序

　　自 2002 年法国的 Alain Cribier 教授成功实施了全球首例经导管主动脉瓣植入术（transcatheter aortic valve implantation, TAVI）至今，经过 20 年的发展，TAVI 在欧美国家已成为重度主动脉瓣狭窄的主要治疗方式。根据 2022 年在美国介入心脏病学会议上报道的一项研究表明，2015—2021 年在美国接受主动脉瓣干预治疗的近 90% 单纯主动脉瓣狭窄患者年龄在 65 岁以上，其中 90% 以上接受了 TAVI 治疗。伴随着器械的更新迭代、操作技术的优化和术者经验的积累，TAVI 围术期并发症的发生率不断降低，TAVI 的适用人群也逐渐向更年轻、预期寿命更长、外科手术风险更低的患者不断扩展。这也对 TAVI 的安全性提出了更高要求。尽管 TAVI 并发症难以完全避免，但术者仍可通过优化术前策略、器械选择、术中操作及术后随访等各个环节，最大限度地减少严重并发症的发生，从而改善患者预后。

　　本书着眼于 TAVI 相关并发症的预防、评估及其处理，对任何资质的 TAVI 术者和心脏团队都有十分重要的指导意义。全书分上、下两篇。上篇主要对 TAVI 术后并发症进行了详细阐释，内容涵盖各种并发症的发生率、发生机制及危险因素、相应的预防与处理方法，并图文并茂地展示了丰富的临床病例。下篇则重点探讨了目前备受关注的一些特定的 TAVI 临床情境下并发症防治的问题，如二叶式主动脉瓣狭窄的 TAVI 治疗、外科生物瓣衰败的 TAVI 治疗、复杂股动脉入路及替代入路 TAVI 等。

　　本书英文原版由来自世界各地的顶尖 TAVI 术者共同编写。初次翻阅后，我便被书中的内容深深吸引，随即便组织团队进行了翻译，在出版社的大力支持下，经过多番审校修订，中文版终于即将付梓。TAVI 在国内起步较晚，但随着国产 TAVI 器械陆续上市，近年来 TAVI 技术在国内呈现出蓬勃发展的态势。目前我国完成的 TAVI 手术总数已超 20 000 例，越来越多的医院开始开展 TAVI 手术。TAVI 手术的规范化培训和推广离不开高质量的培训教材，然而国内目前尚缺乏全面、实用且前沿的 TAVI 学习资料。相信本书的出版可以帮助国内不同层次的 TAVI 术者了解 TAVI 常见并发症的防治，并进一步掌握特殊或复杂 TAVI 的技术策略，从而造福更多有治疗需求的主动脉瓣疾病患者。

　　希望各位读者都能从书中有所收获，进一步精进 TAVI 操作技术与水平。

四川大学华西医院

陈　茂

心脏内科主任、教授

原书前言

随着风湿性心脏病的显著减少及人口平均寿命的延长，退行性病变已成为发达国家心脏瓣膜病的主要病因[1]。作为最常见的心脏瓣膜病之一，钙化性主动脉瓣狭窄（aortic stenosis，AS）的患病率与年龄密切相关。据统计，钙化性 AS 在总人群中的年均发病率为 4‰～5‰，而在 75 岁及以上人群中年均发病率达 6%[2, 3]。

外科主动脉瓣置换术（surgical aortic valve replacement，SAVR）曾是有临床症状的重度 AS 患者唯一有效的治疗方案。如不进行外科干预，此类患者的中位生存期仅为 2 年左右[4]。

2002 年，Alain Cribier 及其同事完成了全球首例经导管主动脉瓣植入术（transcatheter aortic valve implantation，TAVI）[5]。这为有症状的 AS 患者的治疗策略带来革新。在过去的 15 年中，越来越多的临床数据证明了 TAVI 的安全性与有效性，再加之其优于 SAVR 的微创性，TAVI 的开展数量呈指数增加。

目前已有多项随机对照临床试验表明，TAVI 在姑息治疗或无法进行外科手术的患者中取得了令人满意的临床结局[6]。并且在高危[7-9]及中危[10, 11]患者人群中，TAVI 的临床治疗结局不劣于 SAVR。现有的临床证据，包括美国心脏协会（American Heart Association，AHA）/美国心脏病学会（American College of Cardiology，ACC）/美国胸外科协会（Society of Thoracic Surgery，STS）临床指南[12]、外科置换和经导管主动脉瓣植入（Surgical Replacement and Transcatheter Aortic Valve Implantation，SURTAVI）临床试验结果[11]、欧洲心脏病学会（European Society of Cardiology，ESC）/欧洲心胸外科协会（European Association of Cardio-Thoracic Surgery，EACTS）[13]发布的指南，均推荐在低危、有临床症状的 AS 患者人群中进行 SAVR，在不适合进行外科手术的患者中进行 TAVI；在大于 75 岁的中危（STS 或 EuroSCORE Ⅱ 评分 ≥4%）患者中，指南推荐 SAVR 或 TAVI 的选择需由心脏团队进行共同决策，其中在可行股动脉入路的高龄患者中，推荐优先考虑 TAVI（表 1）。

此外，TAVI 器械也在不断更新，出现了多种不同的瓣膜设计，可使越来越多的患者从中获益[14]。

TAVI 器械可分为球膨瓣、自膨瓣及带有可控释放装置的瓣膜（表 2）。目前，Sapien 和 CoreValve 瓣膜相关的临床证据最多，应用也最为广泛，两者的第三代系统均已上市。

随着 TAVI 技术的不断改良及其临床指征不断扩大到更加年轻、低危的患者人群，除瓣膜的耐久性之外，手术的安全性将成为新一代瓣膜的研发焦点[15]（图 1 和图 2）。尽管 TAVI 器械

表 1　TAVI 治疗主动脉瓣疾病患者的指南推荐

患者情况（由心脏团队评估）	ACC/AHA/STS 指南 [12]	ESC/EACTS 指南 [13]
重度 AS，无法进行外科手术	推荐级别 I，证据等级 A	推荐级别 I，证据等级 B
重度 AS，外科手术高风险	推荐级别 I，证据等级 A	
重度 AS，外科手术中风险 a STS 或 EuroSCORE II 评分≥4%	推荐级别 II a，证据等级 B	推荐级别 I，证据等级 B b
重度 AS，低外科手术风险 a STS 或 EuroSCORE II 评分＜4%	不推荐 TAVI SAVR：推荐级别 I，证据等级 A	不推荐 TAVI SAVR：推荐级别 I，证据等级 B
生物瓣衰败	推荐级别 II a，证据等级 B	如患者为高外科手术风险人群，则采取其他治疗方案

AS. 主动脉瓣狭窄；TAVI. 经导管主动脉瓣植入术；SAVR. 外科主动脉瓣置换术；ACC. 美国心脏病学会；AHA. 美国心脏协会；ESC. 欧洲心脏病学会；EACTS. 欧洲心胸外科协会；STS. 美国胸外科协会，可访问 http://riskcalc. sts.org/stswebriskcalc/#/calculate 计算 STS 评分；EuroSCORE. 欧洲心脏手术风险评估系统，可访问 http://www. euroscore.org/calc.html 计算 EuroSCORE 评分
a. 不存在评分中没有体现的其他危险因素，如虚弱、瓷化主动脉、胸部放疗史等
b. SAVR 或 TAVI 的选择需由心脏团队依据患者个体化情况进行临床决策；在可行经股动脉入路的高龄患者中，TAVI 应作为首选

不断优化，相关并发症仍然存在，需要特别关注。

在 TAVI 发展的早期阶段，血管并发症、系统性栓塞伴围术期神经系统事件、传导阻滞、主动脉瓣环破裂、瓣膜移位和瓣周漏是人们最关注的并发症 [16]。新一代瓣膜系统为减少这些并发症的发生进行了一些设计方面的改良。瓣膜系统的径向支撑力增加，可回收再释放能力提高，输送系统的可调弯性及柔软性也得到了进一步的优化。鞘管的设计也为减少血管并发症做出了相应的改善。在瓣膜外周加入了裙边设计，减少了瓣周漏的发生。TAVI 器械的优化、术者经验的积累及多模态影像评估的应用，使得 TAVI 术前评估的精确性显著提升，术后绝大部分不良事件（至少是影响生存的不良事件）（图 1）的发生风险显著降低 [17, 18]。冠状动脉阻塞的风险最初可通过谨慎的术前评估及术中冠状动脉保护装置来控制，而随着瓣中瓣 TAVI 在生物瓣衰败患者中的广泛应用，冠状动脉阻塞预防引起了新的研究兴趣 [19]。脑保护装置用于预防脑血管并发症的临床获益还具有争议 [20]。此外，瓣叶血栓的形成风险也引起了人们的关注 [21]，一些随机对照临床试验也正在探究术后最佳的抗栓塞策略。

编者旨在通过深入探讨 TAVI 并发症，撰写一部有助于优化 TAVI 手术效果的实用手册。通过对患者的临床状况、影像学及实验室检查的综合评价，编者将为读者提供并发症预防及治疗的明确建议。

表 2　欧洲现有的获得 CE 批准的 TAVI 系统

	Sapien 3（爱德华）	Evolut R（美敦力）	Evolut Pro（美敦力）	Acurate（波士顿科技）	Portico（雅培圣犹达）
瓣膜组织	BP	PP	PP	PP	BP
瓣架	CC	NiTi	NiTi	NiTi	NiTi
释放	B-E	S-E	S-E	S-E	S-E
THV 尺寸	20、23、26、29	23、26、29、34	23、26、29	S、M、L	23、25、27
鞘管尺寸	14*~16*Fr	14~16Fr	16Fr	14*~18~19Fr	18~19Fr
优点	PET 外周裙边用于减少瓣周漏	瓣膜释放小于80%以下可回收	瓣膜释放小于80%以下可回收，外周心包组织包裹以增加瓣环/瓣膜接触面积	低永久起搏器植入率	瓣膜释放小于85%以下可回收

	Lotus Edge（波士顿科技）	Allegra（NVT）	Centera（爱德华）	Jena Valve（JenaValve）	Myval（Meril）
瓣膜组织	BP	BP	BP	PP	BP
瓣架	NiTi	NiTi	NiTi	NiTi	NiCo
释放	M-E	S-E	S-E	S-E	B-E
THV 尺寸	23、25、27	23、27、31	23、26、29	23、25、27	20、21.5、23、24.5、26、27.5、29、30.5、32
鞘管尺寸	18~20Fr	18Fr	14*Fr	18Fr	14*Fr
优点	完全可回收，低左心室流出道干扰	瓣膜释放小于70%以下可回收	瓣膜释放小于85%以下可回收，动力性输送，PTFE 裙边减少瓣周漏	主动锚定以用于主动脉瓣反流	外周 PET 缓冲涂层，减少瓣周漏

BP. 牛心包；PP. 猪心包；CC. 钴铬合金；NiTi. 镍钛诺（镍钛合金）；B-E. 球膨瓣；S-E. 自膨瓣；M-E. 机械膨胀式瓣膜；PET. 聚乙烯对苯二酸盐；*. 可扩张鞘管

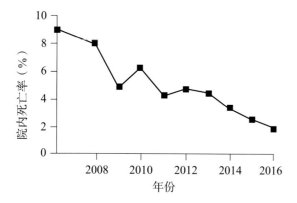

▲ 图1　TAVI 患者院内死亡率随时间的变化趋势

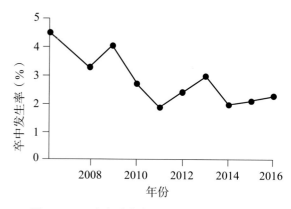

▲ 图2　TAVI 患者脑卒中发生率随时间的变化趋势

Marco Zimarino

Corrado Tamburino

参考文献

[1] Nkomo, V.T., Gardin, J.M., Skelton, T.N. et al. (2006). Burden of valvular heart diseases: a population-based study. *Lancet* 368: 1005–1011.

[2] Durko, A.P., Osnabrugge, R.L., Van Mieghem, N.M. et al. (2018). Annual number of candidates for transcatheter aortic valve implantation per country: current estimates and future projections. *European Heart Journal* 39: 2635–2642.

[3] Eveborn, G.W., Schirmer, H., Heggelund, G. et al. (2013). The evolving epidemiology of valvular aortic stenosis. The Tromso study. *Heart* 99: 396–400.

[4] Freeman, R.V. and Otto, C.M. (2005). Spectrum of calcific aortic valve disease: pathogenesis, disease progression, and treatment strategies. *Circulation* 111: 3316–3326.

[5] Cribier, A., Eltchaninoff, H., Bash, A. et al. (2002). Percutaneous transcatheter implantation of an aortic valve prosthesis for calcific aortic stenosis: first human case description. *Circulation* 106: 3006–3008.

[6] Leon, M.B., Smith, C.R., Mack, M. et al. (2010). Transcatheter aortic-valve implantation for aortic stenosis in patients who cannot undergo surgery. *The New England Journal of Medicine* 363: 1597–1607.

[7] Smith, C.R., Leon, M.B., Mack, M.J. et al. (2011). Transcatheter versus surgical aortic-valve replacement in high-risk patients. *The New England Journal of Medicine* 364: 2187–2198.

[8] Adams, D.H., Popma, J.J., Reardon, M.J. et al. (2014). Transcatheter aortic-valve replacement with a self-expanding prosthesis. *The New England Journal of Medicine* 370: 1790–1798.

[9] Gilard, M., Eltchaninoff, H., Iung, B. et al. (2012). Registry of transcatheter aorticvalve implantation in high-risk patients. *The New England Journal of Medicine* 366: 1705–1715.

[10] Leon, M.B., Smith, C.R., Mack, M.J. et al. (2016). Transcatheter or surgical aortic-valve replacement in intermediate-risk patients. *The New England Journal of Medicine* 374: 1609–1620.

[11] Reardon, M.J., Van Mieghem, N.M., Popma, J.J. et al. (2017). Surgical or Transcatheter aortic-valve replacement in intermediate-risk patients. *The New England Journal of Medicine* 376: 1321–1331.

[12] Nishimura, R.A., Otto, C.M., Bonow, R.O. et al. (2017). AHA/ACC focused update of the 2014 AHA/ACC guideline for the Management of Patients with Valvular Heart Disease: a report of the American College of Cardiology/American Heart Association task force on clinical practice guidelines. *Circulation* 135: e1159–e1195.

[13] Baumgartner, H., Falk, V., Bax, J.J. et al. (2017). ESC/EACTS guidelines for the management of valvular

heart disease. *European Heart Journal* 38: 2739–2791.

[14] Barbanti, M., Webb, J.G., Gilard, M. et al. (2017). Transcatheter aortic valve implantation in 2017: state of the art. EuroIntervention: Journal of EuroPCR in Collaboration with the Working Group on Interventional Cardiology of the European Society of *Cardiology* 13: AA11–AA21.

[15] Jones, B.M., Krishnaswamy, A., Tuzcu, E.M. et al. (2017). Matching patients with the ever-expanding range of TAVI devices. *Nature Reviews Cardiology* 14: 615–626.

[16] Tamburino, C., Capodanno, D., Ramondo, A. et al. (2011). Incidence and predictors of early and late mortality after transcatheter aortic valve implantation in 663 patients with severe aortic stenosis. *Circulation* 123: 299–308.

[17] Cahill, T.J., Chen, M., Hayashida, K. et al. (2018). Transcatheter aortic valve implantation: current status and future perspectives. *European Heart Journal* 39: 2625–2634.

[18] Zimarino, M., Barbanti, M., Dangas, G.D. et al. Early adverse impact of transfusion after transcatheter aortic valve replacement: a propensity-matched comparison from the TRITAVI registry. *Circulation. Cardiovascular Interventions* 2020 (in press).

[19] Ribeiro, H.B., Rodes-Cabau, J., Blanke, P. et al. (2018). Incidence, predictors, and clinical outcomes of coronary obstruction following transcatheter aortic valve replacement for degenerative bioprosthetic surgical valves: insights from the VIVID registry. *European Heart Journal* 39: 687–695.

[20] Testa, L., Latib, A., Casenghi, M. et al. (2018). Cerebral protection during transcatheter aortic valve implantation: an updated systematic review and metaanalysis. *Journal of the American Heart Association* 7: e008463.

[21] Chakravarty, T., Sondergaard, L., Friedman, J. et al. (2017). Subclinical leaflet thrombosis in surgical and transcatheter bioprosthetic aortic valves: an observational study. *Lancet* 389: 2383–2392.

目　录

上篇　常见并发症

下篇 特殊并发症

上篇　常见并发症
General Complications

第 1 章　血管并发症
Vascular Complications

Sebastiano Immè　Claudia I. Tamburino　著

肖博文　江可欣　欧袁伟翔　译　　赵振刚　校

一、背景

对于外科手术高或中风险、有明显临床症状的重度主动脉瓣狭窄患者，TAVI 已成为一种成熟的治疗选择。对于外科手术低风险患者，TAVI 也将成为优选的治疗策略。

最近发表的 PARTNER 3 试验在外科手术低风险的重度主动脉瓣狭窄患者中，比较了使用 Edwards Sapien 3 的经股动脉入路 TAVI 与 SAVR 的结局差异。与 SAVR 相比，TAVI 术后 1 年死亡、脑卒中及再入院事件复合终点的发生率显著降低[1]。

与外科手术相比，TAVI 的主要优点在于其微创化，特别是经股动脉入路 TAVI（最常见的入路）。

第一代 TAVI 器械采用的鞘管尺寸更大，这与较高的血管并发症发生率相关，因此经股动脉入路在早期并不总是最好的入路选择。然而，随着术者的熟练程度提高、植入技术的优化，以及新型瓣膜和更小外径的输送鞘的使用，经股动脉入路的使用频率显著提高。经股动脉入路 TAVI 中严重血管并发症的发生率，从 PARTNER 试验中的 11.9% 显著下降到 PARTNER 3 试验中的 2.2% 和 Evolut Low Risk 试验中的 3.8%[1, 2]。

TAVI 可通过多种入路完成，如经股动脉、经心尖、经锁骨下动脉和经升主动脉。

TAVI 术后血管并发症与患者的预后高度相关，因此血管并发症的处理是一个极其重要的话题。预防血管并发症，是 TAVI 手术的一个重要目标。

入路血肿、主支和分支血管穿孔及腹膜后出血是最常见的血管并发症（图 1-1 和图 1-2）。一项基于 9851 名外科手术中 / 低风险 TAVI 患者的 Meta 分析显示，与 SAVR 相比，TAVI 与血管并发症风险增加相关[3]。

在 PARTNER 2 试验中，根据瓣膜学术研究联盟（Valve Academic Research Consortium，VARC）-2 标准，外科手术中风险 TAVI 患者术后 30 天严重血管并发症的发生率为 7.9%[4]，而最近发表的 PARTNER 3 试验结果则不同，对于外科手术低风险患者，TAVI 组与 SAVR 组的血管并发症发生率相近（术后 30 天主要血管并发症发生率分别为 2.2% 和 1.5%，$P=0.45$）[1]。

与经心尖入路相比，经股和经锁骨下动脉入路发生血管损伤的风险更高。采用该类入路时，发生血管并发症的重要风险因素包

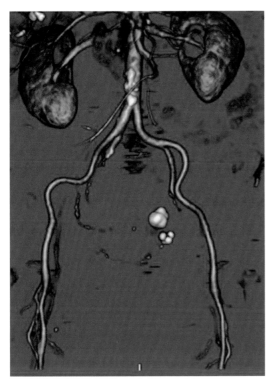

▲ 图 1-1　入路血管计算机断层扫描三维重建

图片由 Sebastiano Immè 和 Claudia I. Tamburino 提供

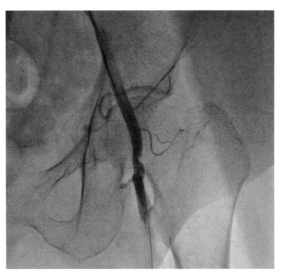

▲ 图 1-2　鞘管穿刺点闭合后左股总动脉夹层

图片由 Sebastiano Immè 和 Claudia I. Tamburino 提供

括术者的经验、血管鞘和人工瓣膜的直径，以及血管入路的解剖特征（例如，弥漫和严重的钙化）。

二、预防和处理血管并发症

准确地预防血管并发症非常重要，因此术者应该遵循以下的步骤。

(1) 术前：仔细分析超声心动图、胸部和血管多层螺旋计算机断层扫描（multi-slice computed tomography，MSCT）等影像学检查并通过心脏团队进行评估。其中，增强 CT 有助于选择最佳的入路和最合适的瓣膜类型和尺寸（优选创伤最小 / 尺寸较小的器械）。

(2) 术中操作：对 TAVI 入路血管进行保护［通常从对侧入路将保护导丝（如 V-18™）置于选定的入路血管］；在某些情况下，通过外科切除显露入路血管或在透视引导下穿刺选定的动脉，以精准穿刺动脉的中点，同时避开分支血管，有助于提高血管缝合器的效果、术后顺利移除大鞘管，以及正确植入血管缝合器；对股动脉入路进行血管造影，以便及时发现并处理显著的和（或）亚临床但有潜在危险的出血（腹膜后或是小直径分支血管），以及动脉闭合后的夹层或明显的血管狭窄。

(3) 术后操作步骤：检查血红蛋白，最后进行动脉超声多普勒检查。

下面是对上述步骤、要点和技巧的详细讨论。

如前所述，目前市场上不同类型和尺寸的器械与血管入路并发症的发生率有关。其中，新一代瓣膜（如 Medtronic Evolut PRO、Edwards Sapien 3）的血管并发症最少。Seeger 等比较了新一代瓣膜（Boston Scientific Lotus、Edwards Sapien 3）与上一代瓣膜（Medtronic

CoreValve、Edwards Sapien XT）血管并发症发生率的差异，发现上一代和新一代器械中术后 30 天严重血管并发症的发生率分别为12% 和 2.5%[5]。

Prostar XL、Perclose Proglide（均来自雅培公司）和 Manta Vascular Closure Device（美敦力公司）等经皮血管闭合装置的出现使外科手术伤口切开减少，增加了经股动脉入路 TAVI 的使用，同时降低了股动脉血肿、穿孔或夹层导致的出血事件，减少了患者住院时间。

在 TAVI 发展初期，血管并发症的发生率较高，严重影响患者预后，这促使学界致力于寻找预测因素和预防措施，以减少此类不良事件的发生。在血管并发症的预测因素中，存在与患者相关和与器械相关的两类因素。

由于入路血管直径较小、血管钙化严重及血管纤曲程度高，高龄是血管并发症最重要的患者相关预测因素。同时，外周动脉壁的僵硬可能也不利于经皮血管闭合装置（如 Prostar® XL、Perclose Proglide™ 和 Manta®）的使用。另外，女性是公认的入路血管并发症的独立预测因子，特别是当使用 19Fr 或外径更大的鞘管时[6]。Saad 等的研究表明，与男性相比，尽管女性术后 1 年及长期的生存结局更佳，但其术后早期（术后 30 天）出血和血管并发症的风险更高（女性 vs. 男性，$P < 0.001$）。这些差异可以用男性患者中存在更多的并发症来解释[6]。

最近的一篇综述对 198 例经股动脉入路 TAVI 患者进行了分析，提出一种新的术前综合评分来预测严重血管并发症。髂动脉形态学评分（iliac morfology score，IMS）由同侧髂动脉最小直径加髂动脉钙化程度来决定。结论是，该评分似乎可以作为严重血管并发症的独立预测因子，并建议当选定入路 IMS ＞ 5 分时考虑替代入路[7]。

如上所述，鞘管尺寸的减小（如 Edwards 瓣膜鞘管从 24Fr 减少到 14Fr）改善了经股动脉入路 TAVI 的结局。鞘径与血管入路的关系至关重要，在鞘 – 股动脉比值（sheath-to-femoral artery ratio，SFAR）的辅助下，有可能降低血管并发症的发生率。需要注意的是，SFAR 被定义为鞘外径与股动脉最小管腔直径之比（各项数据均以 mm 为单位表示）。目前的文献将 1.05 作为可能的安全截断值，用于选择尺寸最合适的输送系统[8]。

血管并发症的预防措施包括通过多排计算机断层扫描（multi-detector computed tomography，MDCT）、血管造影及磁共振成像（magnetic resonance imaging，MRI）等影像学资料对血管解剖进行详细的分析。

通过术前 MDCT 可以分析血管管腔直径、纤曲程度和钙化特征等解剖情况（图 1-1）。此外，对于经股动脉入路，增强 MDCT 可以帮助准确定位股深动脉和股浅动脉分叉点，从而选择最佳的动脉穿刺点。

不幸的是，以中重度肾功能不全为代表的慢性肾病，是 MDCT 的常见禁忌证。MRI 对比剂相关肾损伤的风险相对较低，是这种情况下潜在的影像替代手段。MRI 可以测量髂 – 股动脉，在大多数情况下其效果与 MDCT 测量结果相当。

当两种影像学检查都不能进行时，可通过术前血管造影进行评估。造影下，在髂动脉分叉上方放置一根猪尾导管，并使用相对少量（10～15ml）的对比剂，显示股动脉分叉的高度（相对于股骨头）、股总动脉的尺寸，以及是否存在狭窄或钙化。但是需要注意的是，增强 MDCT 仍然是入路评估的标准手段。相对造影，其可以更好地评估血管的尺寸、钙化和纤曲度，因此，对血管并发症有更大的预测价值[9]。

正确的股动脉穿刺对于减少血管入路的急性和迟发并发症至关重要。股动脉穿刺最安全的穿刺部位一般是通过解剖标志来确定的，如腹股沟皱襞和 Scarpa 三角。强烈推荐穿刺前在血管造影引导下评估股动脉分叉相对于股骨头的高度。超声引导下穿刺是另一种可用的方法。在一些特殊情况下，如正在接受抗血小板和抗凝药物治疗、肥胖或股动脉搏动微弱的患者，超声可以帮助术者快速识别股总动脉，从而降低穿刺次数与误伤股静脉的风险。Mahmut 等发表了一项纳入 939 例患者的前瞻性研究，对比了超声引导下股动脉穿刺（449 例）与常规穿刺（490 例）的结局。结果显示，超声引导下股动脉穿刺组的静脉误穿发生率（$P=0.02$）、总手术时间（$P=0.012$）和并发症发生率均低于常规穿刺组[10]。

VARC-2 标准明确了目前 TAVI 中血管并发症的定义和分类（表 1-1）[11]。定义将导致死亡、危及生命的大出血、内脏缺血或神经损伤的血管并发症称为严重血管并发症，其他的为轻微血管并发症。

在一项纳入 16 个研究、共 3519 例 TAVI 患者的 Meta 分析中，Généreux 等报道了 30 天血管并发症的发生率，严重和轻微血管并发症的总发生率为 18.8%，其中严重血管并

表 1-1　瓣膜学术研究联盟（VARC）-2 标准对于血管入路部位和相关并发症的分类

严重血管并发症	轻微血管并发症
• 任何的主动脉夹层、主动脉破裂、瓣环破裂、左心室穿孔或新发心尖动脉瘤 / 假性动脉瘤 • 入路部位或入路相关血管损伤（夹层、狭窄、穿孔、破裂、动静脉瘘、假性动脉瘤、血肿、不可逆神经损伤、骨筋膜室综合征、经皮血管闭合装置失效）导致的死亡、危及生命的或严重的大出血、内脏缺血或神经损伤 • 需要手术的，导致截肢或不可逆的末端器官损伤相关的血管源性远端血栓栓塞（非颅内） • 非计划性的血管介入或外科治疗导致死亡、大出血、内脏缺血或神经损伤 • 患者症状、体格检查和（或）下肢血管造影显示血流减少或缺失，提示新发同侧下肢缺血 • 需要手术治疗入路部位的神经损伤 • 永久性的入路部位神经损伤	• 入路部位或入路相关血管损伤（夹层、狭窄、穿孔、破裂、动静脉瘘、假性动脉瘤、血肿、经皮血管闭合装置失效），不会导致死亡、危及生命的或严重的大出血、内脏缺血或神经损伤 • 通过取栓或血栓切除术可治疗的且不会导致截肢或不可逆的末端器官损伤的远端栓塞 • 任何未计划的不符合严重血管并发症定义标准的介入支架或手术干预 • 血管修复或需要血管修复（通过手术、超声引导下的压迫止血、经导管取栓或支架植入） • 经皮血管闭合装置失效 • 应用血管闭合装置在动脉切开部位止血失败导致替代治疗（手动压迫止血或辅助血管内球囊除外）

经 Oxford University 出版社许可，引自 Kappetein 等，2012 [11]

发症为 11.9%、轻微血管并发症为 9.7%[12]。PARTNER 试验的经股动脉入路队列数据与该报道的数据一致，其中严重血管并发症和轻微血管并发症的发生率分别为 15.3% 和 11.9%。

由于血管入路并发症发生率较高，且与不良后果相关，其已成为 TAVI（尤其是经股动脉入路 TAVI）的一项关注热点。确实，大量文献也提到，相比经股动脉入路，其他替代入路的血管并发症显著更低[13]。夹层、狭窄、穿孔、破裂、动静脉瘘、假性动脉瘤、入路部位血肿、腹膜后出血和闭合装置失效是最常见的血管并发症（图 1-2 和图 1-3）。在 PARTNER 试验中，最常见的血管并发症是血管夹层（62.8%）、穿孔（31.3%）、入路部位血肿（22.9%）和腹膜后出血（9.5%）。

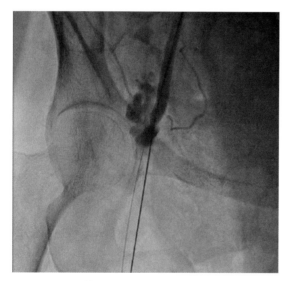

▲ 图 1-3 血管闭合装置失效合并右股总动脉闭塞及鞘入路出血

图片由 Sebastiano Immè 和 Claudia I. Tamburino 提供

因此，尽管近年来术者经验日渐丰富、术前评估更加精确，以及不断的新材料和器械的研发，但鉴于其发生率居高不下，血管并发症仍然是一个需要重点关注的问题。

术后在重症监护病房或普通病房是评估手术效果和早期发现并发症的关键时刻。建议每天完成至少 2 次入路部位的监测，并通过听诊杂音以判别潜在的动静脉瘘。需连续监测血常规以快速评估血红蛋白下降情况。在监测过程中，若持续怀疑入路出血，需通过血管超声或增强 MDCT 等进一步的检查明确。这些检查可以迅速识别绝大多数血管并发症，并进行快速治疗和输血[14]。

在出血或可疑出血动脉的上方或近心端进行手动按压，是导管室中处理血管并发症的一种简单但非常有效的手段。如果操作得当，通常可以通过封闭血管壁缺损进行止血以解决轻微血管并发症（如小夹层、穿孔和假性动脉瘤）。在一些血管闭合装置失效的情况下，植入额外的闭合系统（如 Perclose ProGlide、Angio-Seal 或 FemoSeal）可能是保证血管壁愈合的一种有效方法。

如果发生更严重的情况或外部按压无效，快速插入鞘管扩张器或大鞘管可以暂时用来止血。同时，通过预先放置在外周血管的 V-18™ 导丝，可送入球囊充盈 5～10min，进行血管成形术及止血。如果持续出血，应考虑植入覆膜支架（图 1-4）或进行外科手术修复[15]。

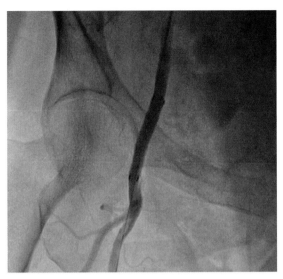

▲ 图 1-4　在其他方法失效的情况下，采用覆膜支架植入以治疗右股总动脉出血
图片由 Sebastiano Immè 和 Claudia I. Tamburino 提供

结论

血管并发症是 TAVI 的主要不良因素之一。由于 TAVI 本身介入操作的特质，血管并发症将会持续存在。随着输送鞘尺寸的减小、新的血管闭合装置的出现、筛查方案的完善、在入路选择以及手术操作方面经验的积累，未来血管并发症的发生率有望进一步降低。但是，心脏介入医师必须能够及时识别并处理潜在的血管并发症。随着经验的积累，大部分股动脉入路相关血管并发症可以通过经皮介入的方式进行处理。

参考文献

[1] Mack, M.J., Leon, M.B., Thourani, V.H. et al. (2019). Transcatheter aortic-valve replacement with a balloon-expandable valve in low-risk patients. PARTNER3 investigators. *N. Engl. J. Med.* 380 (18): 1695–1705. https://doi. org/10.1056/NEJMoa1814052. Epub 2019 Mar 16.

[2] Popma, J.J., Deeb, G.M., Yakubov, S.J. et al. (2019). Transcatheter aortic-valve replacement with a self-expanding valve in low-risk patients. *N. Engl. J. Med.* 380 (18): 1706–1715. https://doi.org/10.1056/ NEJMoa1816885. Epub 2019 Mar 16.

[3] Khan, S.U., Lone, A.N., Saleem, M.A., and Kaluski, E. (2017). Transcatheter vs surgical aortic-valve replacement in low- to intermediate-surgical-risk candidates: a meta-analysis and systematic review. *Clin. Cardiol.* 40 (11): 974–981. https://doi. org/10.1002/ clc.22807.

[4] Leon, M.B., Smith, C.R., Mack, M.J. et al. (2016). Transcatheter or surgical aortic-valve replacement in intermediate-risk patients. *N. Engl. J. Med.* 374 (17):

1609–1620. https://doi. org/10.1056/NEJMoa1514616.

[5] Seeger, J., Gonska, B., Rottbauer, W., and Wohrle, J. (2018). New generation devices for transfemoral transcatheter aortic valve replacement are superior compared with last generation devices with respect to VARC-2 outcome. *Cardiovasc. Interv. Ther.* 33 (3): 247–255. https://doi.org/10.1007/ s12928–017–0477–6.

[6] Saad, M., Nairooz, R., Pothineni, N.V.K. et al. (2018). Long-term outcomes with transcatheter aortic valve replacement in women compared with men: evidence from a meta-analysis. *JACC Cardiovasc. Interv.* 11 (1): 24–35. https://doi.org/10.1016/j. jcin.2017.08.015.

[7] Blakeslee-Carter, J., Dexter, D., Mahoney, P. et al. (2018). A novel iliac morphology score predicts procedural mortality and major vascular complications in transfemoral aortic valve replacement. *Ann. Vasc. Surg.* 46: 208–217. https://doi.org/10.1016/j. avsg.2017.06.137.

[8] Krishnaswamy, A., Parashar, A., Agarwal, S. et al. (2014). Predicting vascular complications during

transfemoral transcatheter aortic valve replacement using computed tomography: a novel area-based index. *Catheter. Cardiovasc. Interv.* 84 (5): 844–848. https://doi.org/10.1002/ccd.25488. Epub 2014 Apr 15.

[9] Blanke, P., Weir-McCall, J.R., Achenbach, S. et al. (2019). Computed tomography imaging in the context of transcatheter aortic valve implantation (TAVI)/transcatheter aortic valve replacement (TAVI): an expert consensus document of the Society of Cardiovascular Computed Tomography. *JACC Cardiovasc. Imaging* 12 (1): 1–24. https://doi.org/10.1016/j.jcmg.2018.12.003.

[10] Tuna, K.M., Gunes, H., Cagri, A.A. et al. (2018). Comparison of ultrasound guidance and conventional method for common femoral artery cannulation: a prospective study of 939 patients. *Acta Cardiol. Sin.* 34 (5): 394–398. https://doi.org/10.6515/ACS.201809_34(5).20180524A.

[11] Kappetein, A.P., Head, S.J., Généreux, P. et al. (2012). Updated standardized endpoint definitions for transcatheter aortic valve implantation: the Valve Academic Research Consortium-2 consensus document (VARC- 2). *Eur. J. Cardiothorac. Surg.* 42 (5): S45–S60. https://doi.org/10.1093/ejcts/ezs533.

Epub 2012 Oct 1.

[12] Genereux, P., Head, S.J., Van Mieghem, N.M. et al. (2012). Clinical outcomes after transcatheter aortic valve replacement using valve academic research consortium definitions: a weighted meta-analysis of 3,519 patients from 16 studies. *J. Am. Coll. Cardiol.* 59 (25): 2317–2326. https://doi. org/10.1016/j.jacc.2012.02.022.

[13] Lefevre, T., Kappetein, A.P., Wolner, E. et al. (2011). One-year follow-up of the multicentre European PARTNER transcatheter heart valve study. *Eur. Heart J.* 32 (2): 148–157. https://doi.org/10.1093/eurheartj/ehq427.

[14] Zimarino M, Barbanti M, Dangas GD et al. (2020). Early AdverseImpact of Transfusion after Transcatheter Aortic Valve Replacement: a Propensity-Matched Comparison from the TRITAVI registry. Circ Cardiovasc Interv (in press)

[15] Masson, J.B., Al Bugami, S., and Webb, J.G. (2009). Endovascular balloon occlusion for catheter-induced large artery perforation in the catheterization laboratory. *Catheter. Cardiovasc. Interv.* 73: 514–518.

第 2 章 瓣环破裂
Annular Rupture

Claudia Reddavid Carmelo Sgroi Corrado Tamburino Marco Barbanti 著

肖博文 欧袁伟翔 译   赵振刚 校

对于罹患严重主动脉瓣狭窄的老年患者，TAVI 是外科主动脉瓣置换的有效替代治疗手段。"瓣环破裂""主动脉根部破裂"及"着陆区破裂"均指的是 TAVI 术中一种罕见但可危及生命的严重并发症。瓣环破裂可发生于主动脉根部及左心室流出道（left ventricular outflow tract，LVOT），其发生率为 0.5%～1% [1-3]。然而，其真实发生率可能比相关文献报道的更高。瓣环破裂的严重程度不尽相同：非局限性主动脉根部破裂常出现致命性出血，需要外科干预，死亡率极高，而主动脉周围血肿（又称局限性主动脉根部破裂）则预后相对较好 [3]。

一、主动脉瓣复合体解剖

主动脉瓣复合体解剖知识对于 TAVI 非常重要。主动脉瓣位于其解剖和功能单位——主动脉根部中（图 2-1）。主动脉根部为一扇形结构，形似"王冠"。作为心脏纤维骨架的一部分，瓣环连接了左心室与主动脉根部（图 2-2）。这一连接结构的一侧与主动脉瓣叶毗邻，另一侧与室间隔、二尖瓣前叶及左心室游离壁毗邻。从外科的角度来看，瓣环

是主动脉瓣叶嵌入主动脉血管壁的纤维结构。"TAVI 中的瓣环"指的是影像学中的"虚拟瓣环"，是左心室流出道最远端的切面，也是主动脉瓣的三个瓣叶最低点所在的平面。这一平面在心动周期的不同时相可随着心脏几何结构发生动态变化。

二、瓣环破裂的病理生理学

主动脉瓣环破裂是由经导管心脏瓣膜（transcatheter heart valve，THV）和瓣环及其周围结构之间复杂的相互作用引起的。当瓣膜植入时，主动脉根部和左心室流出道组织受到来自瓣膜的外向作用力，如果组织被拉伸到超出其弹性限度，则可能出现瓣环破裂。然而，可以从以下几点识别造成主动脉根部和（或）左心室流出道损伤风险增加的解剖或操作因素（图 2-3）。第一，这种罕见的并发症在植入球扩瓣时更常见，因为在球囊充盈过程会施加压力 [3, 4]。第二，植入人工瓣膜（包括球扩瓣和自展瓣）后，过度的球囊后扩张会增加瓣环破裂的风险 [3, 5]。第三，瓣膜尺寸过大［面积超差（oversizing）≥20%］是使用球扩瓣时与主动脉根部破裂最为相关的

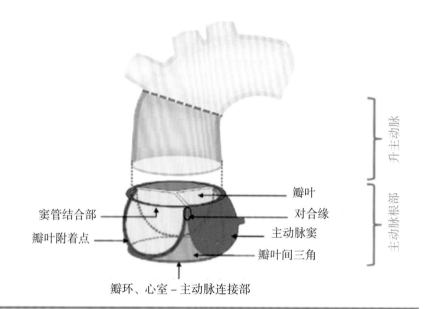

升主动脉

瓣叶

窦管结合部

对合缘

瓣叶附着点

主动脉窦

瓣叶间三角

主动脉根部

瓣环、心室 – 主动脉连接部

主动脉瓣：	三个瓣叶
主动脉根部：	所有部分的总称（主动脉窦、瓣叶间三角、窦管结合部、瓣叶附着点、瓣叶、瓣环）

▲ 图 2-1　主动脉根部解剖示意图

主动脉瓣复合体

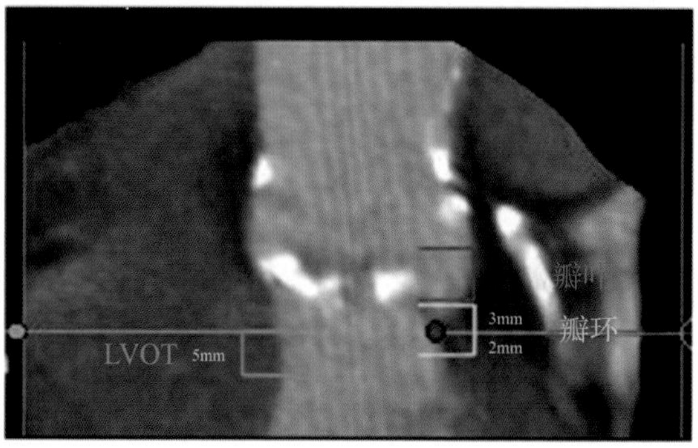

LVOT 5mm

3mm

2mm

瓣叶

瓣环

- **左心室流出道（LVOT）**是指从瓣环平面下 5mm 到瓣环平面的横截面区域
- **瓣环区域**是指从瓣环平面下 2mm 到瓣环平面上 3mm 的横截面区域
- **瓣叶区域**是指从瓣环平面上 3mm 到瓣尖的横截面区域

▲ 图 2-2　主动脉瓣复合体各区域

图片由 Claudia Reddavid、Carmelo Sgroi、Corrado Tamburino 和 Marco Barbanti 提供

操作因素之一[1, 3, 4]（图 2-3）。

此外，尽管人工瓣膜面积超差≥20% 和后扩张是主动脉根部损伤的独立预测因素，

尤其当患者存在严重钙化时。具体来说，钙化量和钙化分布在预测球扩式 TAVI 术中瓣环破裂风险时具有非常重要的作用。左心室

瓣环破裂的预测因素		
	单因素分析	
	相对危险度（95% CI）	P 值
中 / 重度左心室流出道钙化	10.92（3.23～36.91）	＜0.001
人工瓣膜尺寸超差 ≥ 20%	8.38（2.67～26.33）	＜0.001

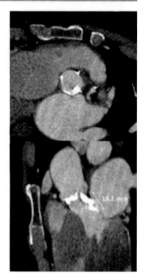

▲ 图 2-3　使用球扩瓣行经导管主动脉瓣植入术后主动脉根部破裂的预测因素

引自 Barbanti 等，2013[3]

流出道钙化是使用三维多排计算机断层扫描（multidetector computed tomography，MDCT）可识别的最重要的解剖学特征之一，并且钙化严重程度可通过 Agatston 评分进行量化（图 2-4）。左心室流出道是一个刚性的薄壁结构，与展开的人工瓣膜接触，并直接暴露于球囊扩张时的径向作用力。详细来说，从主动脉瓣环水平到瓣环以下 2mm 的范围内，特别是在无冠主动脉瓣下方，中至重度钙化（又称环下钙化）是预测主动脉根部损伤的最重要因素[4]（图 2-5）。有趣的是，主动脉瓣叶的钙化程度与主动脉根部破裂没有明显相关性。TAVI 期间应仔细评估的其他解剖学特征包括较小的瓣环、左心室流出道和主动脉窦径线、严重不对称的瓣下肥厚，以及老年患者的整体性左心室肥厚，尤其是心肌脆弱的女性患者[1, 4]。

三、瓣环破裂的部位和分类

瓣环破裂的危险因素、临床结局和处理策略总是取决于所累及的部位。瓣环破裂发生的解剖位置有 3 种类型：瓣环内、瓣环下和瓣环上（图 2-6）。

瓣环内破裂是一种小的破裂，通常发生在钙化的原生瓣环中，在 TAVI 术后造影时可见少量对比剂外渗。人工瓣膜本身就能封闭这样的瓣环破裂，因此其临床表现隐匿[1]。

瓣环下破裂可分为 4 种类型：左心室游离壁损伤、二尖瓣前叶损伤、室间隔损伤和医源性的 Gerbode 缺损[1, 5, 7]。左心室游离壁损伤发生于左心室流出道，位于左冠状窦下方。左心室流出道钙化是其重要的危险因素。左心室游离壁损伤的多种表现包括左心室基底部近左心耳的局限性心外膜下血肿（图 2-7）；破裂后大出血进入心包腔，随后出现心脏压塞（图 2-8）；左冠状动脉下方

左心室流出道钙化严重程度分级

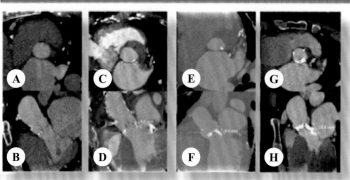

- **轻度**：1 个钙化结节，最长径<5mm，覆盖左心室流出道周长<10%
- **中度**：2 个钙化结节，或 1 个最长径>5mm 或覆盖左心室流出道周长>10% 的结节
- **重度**：多个钙化结节，或 1 个长度>1cm 或覆盖左心室流出道周长>20% 的结节

- **1 度（轻度）**：小的，不突出的钙化
- **2 度（中度）**：突出（>1mm）或较大（超过单个瓣叶的 50%）的钙化
- **3 度（重度）**：突出（>1mm）并且较大（超过单个瓣叶的 50%）的钙化

▲ 图 2-4　左心室流出道钙化严重程度分级

A 至 H. 引自 Barbanti 等，2013[3]；I 至 K. 引自 Buellesfeld 等，2014[6]

瓣环破裂的预测因素

左心室流出道钙化分布

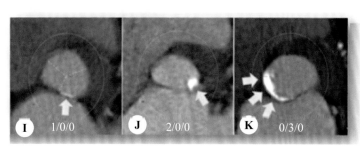

▲ 图 2-5　球扩瓣 TAVI 术后瓣环破裂的预测因素，根据左心室流出道钙化分布

经 Elsevier 许可，引自 Hansson NC 等，2015[4]

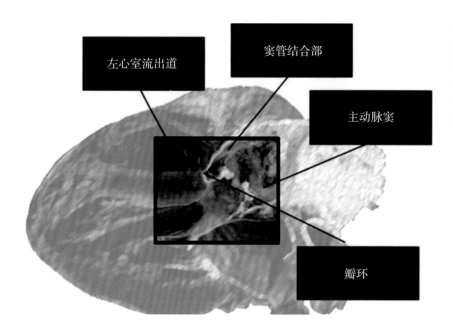

图片由Claudia Reddavid、Carmelo Sgroi、Corrado Tamburino 和 Marco Barbanti 提供

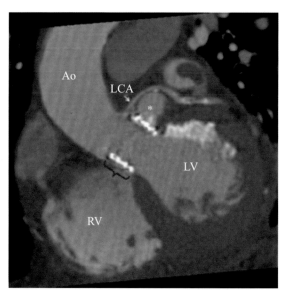

▲ 图 2-7　植入 Sapien XT 介入人工瓣膜后的 CT 显示局限性主动脉根部破裂（*）

图 片 由 Claudia Reddavid、Carmelo Sgroi、Corrado Tamburino 和 Marco Barbanti 提供
Ao. 主动脉；LCA. 左冠状动脉；RV. 右心室；LV. 左心室

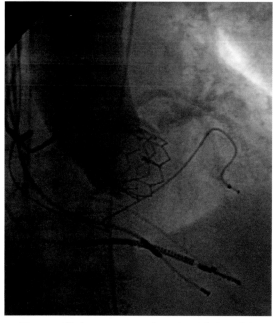

▲ 图 2-8　植入 Sapien XT 介入人工瓣膜后进行的主动脉根部造影显示非局限性主动脉根部破裂

经 Elsevier 许可，引自 Barbanti 等，2013 [3]

的慢性假性动脉瘤，导致冠状动脉血流动态受阻。它可以引起患者 TAVI 术后数周或数月猝死[1]。无冠状窦和二尖瓣前叶之间的纤维连接破裂可导致从左心室流出道到左心房大量分流，同时可伴有传导障碍。它与从瓣

环延伸到二尖瓣前叶的钙化有关[1]。室间隔的损伤可能引起房室传导阻滞、室间隔内血肿、室间隔内瘘管、室间隔缺损（ventricular septal defect，VSD）伴左向右分流。它们可能导致心力衰竭。严重钙化的长室间隔膜

部及人工瓣膜过度扩张都可能导致这种并发症[1, 7]。有病例报道房室间隔破裂后导致左心室与右心房交通（Gerbode 缺损）[5]。

瓣环上破裂包括主动脉窦损伤、冠状动脉开口损伤和窦管结合部的损伤。它可以表现为主动脉周围血肿、局限性夹层、心脏压塞。当冠状动脉开口损伤时，还可表现为冠状动脉血流急性紊乱。瓣环上破裂的主要风险因素包括通过球囊后扩张处理瓣周漏时球囊过度膨胀，相对狭窄、钙化的主动脉根部和（或）窦管结合部，以及具有团块状钙化的瓣叶[1]。

四、主动脉瓣的多排计算机断层扫描评估

在减少主动脉环破裂的有害影响方面，预防是最重要的。选择合适的患者和利用先进的成像方式进行解剖结构评估是所有 TAVI 手术中最重要的部分，而心脏团队必须为每个患者制订个体化的手术策略。目前，MDCT 已成为 TAVI 术前评估主动脉根部的首选方法[8]。它提供了一个全面的主动脉瓣环三维图像和准确的人工瓣膜尺寸选择方案，这不仅对于确保瓣膜的锚定、密封和功能至关重要，而且可以帮助避免主动脉瓣环破裂。瓣膜的安全锚定应在使用较大的瓣膜（以消除瓣周漏）和使用较小的瓣膜（以降低瓣环破裂风险）之间取得平衡。球扩瓣的尺寸选择是基于面积的；建议相对于瓣环而言，人

工瓣膜的尺寸应比其大 0%～10%。相比之下，自膨瓣的尺寸选择通常是以周长为基础的，建议选择比原生瓣环大 10%～25%。此外，MDCT 可以评估主动脉根部的钙化情况，并细致地识别前文所述的使患者容易发生瓣环破裂的钙化类型。这些评估结果使得术者可以调整瓣膜植入方案：在瓣膜释放过程中进行高位释放，以避开左心室流出道内突出的钙化结节；存在明显钙化的情况下，应避免针对瓣周漏进行过度的后扩张，若使用球扩瓣可考虑适当减少球囊充盈量（如减少 2～3ml）[8, 9]。

五、瓣环破裂的处理

由于损伤的位置和程度不同，瓣环破裂后的临床情况和症状出现的时间是不同的。小的损伤可能表现隐匿，而严重损伤可能会迅速引起血流动力学不稳定和急性心力衰竭。根据不同情况，现有可选择的方案包括紧急转为开胸手术、心包穿刺引流和保守治疗。

1. 开胸手术

在血流动力学不稳定的情况下，必须进行插管、辅助通气，并通过超声心动图、主动脉造影和（或）冠状动脉造影积极寻找可能的问题，或进行紧急开胸探查。可能需要常温的经股动 - 静脉体外循环或经大血管体外循环来维持血流动力学的稳定。主动脉瓣环破裂的手术修复需要移除 TAVI 人工瓣膜并切除原生主动脉瓣。

对于主动脉瓣环内破裂，手术操作的选择包括使用心包补片或带垫片的缝线修复瓣环，以及主动脉瓣置换术（aortic valve replacement，AVR）。

冠状动脉开口损伤可以使用带瓣管道，或行主动脉瓣置换术、损伤部位修补及冠状动脉开口支架植入/冠状动脉旁路移植术。主动脉窦损伤需要使用心包补片或带垫片的缝线修复病变，并行主动脉瓣置换术或使用带瓣管道。窦管结合部损伤可以进行损伤部位修补外加主动脉瓣置换术，或行冠状动脉开口以上的主动脉人工血管移植及主动脉瓣置换术。

室间隔损伤需要用心包补片或带垫片的缝线进行修复，而心室游离壁损伤则可以通过经升主动脉入路用心包补片从左心室流出道内部进行重建。另外在这两种情况下都可能需要行主动脉瓣置换术。二尖瓣前叶的损伤可使用心包补片进行修补，也有可能需要进行二尖瓣置换术（mitral valve replacement，MVR）和经升主动脉入路的 AVR。

由于接受 TAVI 治疗的患者中很大一部分都有并发症而不适合行外科主动脉瓣置换，技术可行的前提下也可考虑通过经皮介入的方式处理一些并发症。例如，室间隔缺损可通过介入封堵治疗，而孤立性瓣环破裂可通过植入第二个经导管人工瓣膜来解决。

2. 心包引流和保守治疗

对于没有血流动力学障碍的患者，可以采取保守治疗。非常重要的是，在等待瓣环破裂出血停止的过程中，密切的监测十分重要，包括反复的 CT 评估，另外需要调整患者凝血状态，并保证血液制品或自体血回输装置随时可用。

对于出现心包积液和心脏压塞的患者，需要及时进行心包穿刺引流。

六、主动脉根部破裂的预防

TAVI 期间预防主动脉根部破裂的措施可以总结为以下几点：①评估患者是否有瓣环破裂的高危因素（即非常高的钙化积分，严重的左心室流出道钙化，严重钙化的二叶瓣，特殊的钙化位置，或超过 4～5mm 的钙化结节）；②调整经导管瓣膜的选择策略，如选择较小的瓣膜，减少尺寸超差，或选择自膨式瓣膜（图 2-9）[10]；③释放球扩瓣时，考虑适当减少球囊充盈量；④调整植入策略（如在瓣膜释放过程中进行高位释放，以避开左心室流出道内突出的钙化结节；⑤有明显钙化的情况下，避免通过激进的后扩张来解决瓣周漏；⑥考虑使用其他类型的瓣膜而不是球扩瓣；⑦重新考虑选择传统外科手术而不是 TAVI。

结论

瓣环破裂是一种罕见的但可能极其危险的 TAVI 并发症。充分预防、早期识别和及时正确处理是减轻瓣环破裂灾难性后果的关键。

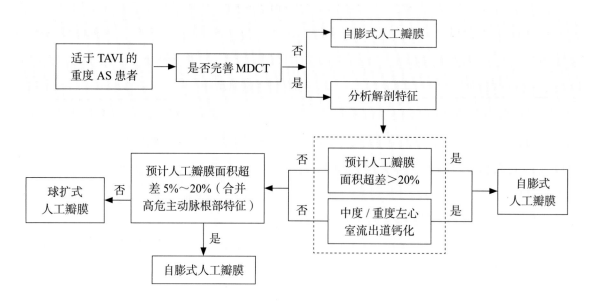

▲ 图 2-9　经导管瓣膜的选择策略

引自 Barbanti 等，2016 [10]

参考文献

[1] Pasic, M., Unbehaun, A., Buz, S. et al. (2015). Annular rupture during transcatheter aortic valve replacement: classification, pathophysiology, diagnostics, treatment approaches, and prevention. *JACC Cardiovasc. Interv.* 8: 1–9.

[2] Pasic, M., Unbehaun, A., Dreysse, S. et al. (2012). Rupture of the device landing zone during transcatheter aortic valve implantation: a life-threatening but treatable complication. *Circ. Cardiovasc. Interv.* 5: 424–432.

[3] Barbanti, M., Yang, T.–H., Rodes Cabau, J. et al. (2013). Anatomical and procedural features associated with aortic root rupture during balloon-expandable transcatheter aortic valve replacement. *Circulation* 128: 244–253.

[4] Hansson, N.C., Nørgaard, B.L., Barbanti, M. et al. (2015). The impact of calcium volume and distribution in aortic root injury related to balloon-expandable transcatheter aortic valve replacement. *J. Cardiovasc. Comput. Tomogr.* 9: 382–392.

[5] Ando, T., Holmes, A.A., Taub, C.C. et al. (2016). Iatrogenic ventricular septal defect following transcatheter aortic valve replacement: a systematic review. *Heart Lung Circ.* 25: 968–974.

[6] Buellesfeld, L., Stortecky, S., Heg, D.H. et al. (2014). Extent and distribution of calcification of both the aortic annulus and the left ventricular outflow tract predict aortic regurgitation after transcatheter aortic valve replacement. *EuroIntervention* 10 (6): 732–738.

[7] Revilla Martínez, M.I., Gutierrez García, H., and San Román Calvar, J.A. (2012). Interventricular septum rupture after transcatheter aortic valve implantation. *Eur. Heart J.* 33: 190.

[8] Coughlan, J.J., Kiernan, T., Mylotte, D., and Arnous, S. (2018). Annular rupture during transcatheter aortic valve implantation: predictors, management and outcomes. *Interv. Cardiol.* 13: 140–144.

[9] M. Barbanti. Avoiding coronary occlusion and root rupture in TAVI – the role of pre-procedural imaging and prosthesis selection. *Interv. Cardiol.* 2015; 10: 94–97.

[10] Barbanti, M., Immè, S., Ohno, Y. et al. (2016). Prosthesis choice for transcatheter aortic valve replacement: Improved outcomes with the adoption of a patientspecific transcatheter heart valve selection algorithm. *Int. J. Cardiol.* 203: 1009–1010. https://doi.org/10.1016/j.ijcard.2015.11.105.

第 3 章　冠状动脉阻塞
Coronary Obstruction

Henrique B. Ribeiro　Antonio Fernando D. Freire　Josep Rodés-Cabau　著

周国君　熊恬园　译　　赵振刚　校

一、背景

TAVI 的冠状动脉阻塞最早发生在对猪进行 TAVI 的动物实验中，随后这一潜在并发症在不同的实验模型中均有报道[1, 2]。TAVI 用于人体后的冠状动脉阻塞最早于 2006 年被报道，报道的发生率＜1%，同时期的发生率波动范围为 0%～4.1%[3]。图 3-1 总结了迄今

为止的主要研究中报道的冠状动脉阻塞发生率及其对应的经导管心脏瓣膜（transcatheter heart valve，THV）系统。

最近，一项评估 TAVI 术后冠状动脉阻塞的大型多中心注册研究显示，全球 6688 名 TAVI 患者中冠状动脉阻塞发生率为 0.66%，球扩瓣置入时冠状动脉阻塞发生率为 0.81%，自展瓣中冠状动脉阻塞发生率为 0.34%，瓣

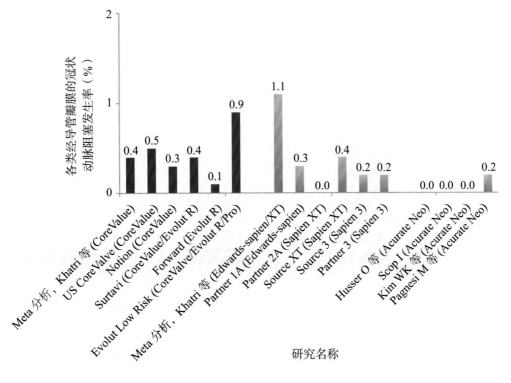

▲ 图 3-1　不同研究中各类经导管心脏瓣膜的冠状动脉阻塞发生率

中瓣置入的冠状动脉阻塞发生率为 2.48%。与此类似，来自于全球最大样本量的主动脉瓣瓣中瓣注册研究——瓣中瓣国际数据（Valve-in-Valve International Data，VIVID）显示，在 1612 例瓣中瓣 TAVI 手术中，冠状动脉阻塞发生率增高 4 倍以上（2.3%）。该研究还支持某些外科置换的瓣膜是冠状动脉阻塞这一并发症的潜在危险因素（例如，有支架和外包瓣叶的生物瓣的发生率为 6.1%，无

支架的生物瓣的发生率为 3.7%，有支架和内置瓣叶的生物瓣的发生率为 0.8%；$P<0.001$）（图 3-2）[4]。

冠状动脉阻塞的一般定义是 TAVI 术中或术后新发的部分或完全性冠状动脉开口阻塞，其原因是钙化的自体瓣膜受到推挤移位，或生物瓣叶移位覆盖了冠状动脉开口（图 3-3）[3, 5]。另外，也有报道称 THV 的裙边覆盖冠状动脉开口导致直接阻塞，但这十分少见[6]。

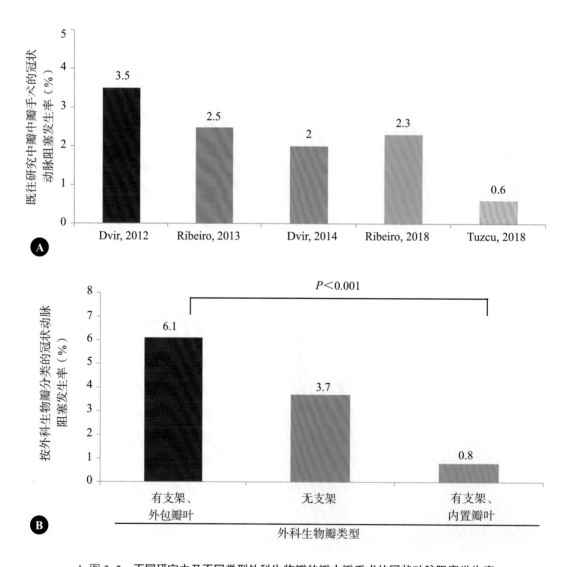

▲ 图 3-2　不同研究中及不同类型外科生物瓣的瓣中瓣手术的冠状动脉阻塞发生率

A. 不同研究中瓣中瓣手术的冠状动脉阻塞发生率；B. 不同类型外科生物瓣的瓣中瓣手术的冠状动脉阻塞发生率（引自 Ribeiro 等[4]）

二、危险因素与机制

如图 3-4 所示，有几项解剖学危险因素可能对 TAVI 过程中的冠状动脉阻塞起重要作用。其中较低的冠状动脉开口高度被认为是冠状动脉阻塞的主要危险因素之一。值得注意的是，在大多数病例中，钙化的自体瓣叶或者生物瓣瓣叶被推挤移位到冠状动脉开口处并导致了阻塞[3-5, 7]。因此，由于左侧冠状动脉开口高度低于右侧冠状动脉开口，根据不同的 CT 和解剖研究[8-10]，发生冠状动脉阻塞时，左侧冠状动脉阻塞的发生率高于右侧冠状动脉。TAVI 时左侧冠状动脉阻塞最高占比可达 95%，在瓣中瓣手术中左侧冠状动脉阻塞发生率约为 92%[3-5, 7]。11%~28% 的病例会发生右侧冠状动脉阻塞，或单独发生（自体瓣和瓣中瓣的发生率分别是 4.5% 和 8.3%），或合并左侧冠状动脉阻塞（自体瓣和瓣中瓣的发生率分别是 6.8% 和 19.4%）[3-5, 7]。

目前认为冠状动脉高度≤10mm 会增加 TAVI 期间冠状动脉阻塞发生率[8, 11]。一篇系统评价和一项大型多中心注册研究报道的冠状动脉阻塞病例，提示以 12mm 作为临界值能更好地预测这种并发症[3, 5]。

虽然冠状动脉开口高度是 TAVI 相关冠状动脉阻塞的一个重要因素，但仍有相当一部分患者在左侧冠状动脉高度＞12mm（占 21.4%）的情况下发生冠状动脉阻塞，提示冠状动脉阻塞还涉及冠状动脉高度以外的因素。主动脉根部结构如果过于狭小，能够容纳瓣叶的空间就较少，这也可能是 TAVI 术后冠状动脉阻塞的重要危险因素。主动脉窦（sinus of Valsava，SOV）直径＜30mm 很可能与冠状动脉阻塞相关[5]。虽然接受 TAVI 治疗的患者有 50% 左右为女性，但冠状动脉阻塞的患者超过 80% 是女性。女性与冠状动脉阻塞的关联可能存在解剖学的差异，如女性兼有较低的冠状动脉高度和较小的主动脉窦[5, 8, 10, 12]。

对于不同类型的经导管瓣膜（球扩瓣和自展瓣），冠状动脉阻塞在接受球扩瓣的自体瓣

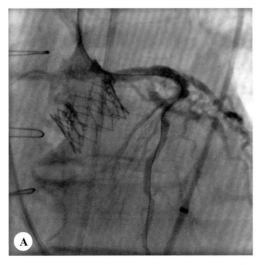
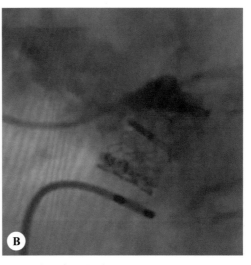

▲ 图 3-3 TAVI 相关冠状动脉阻塞的类型

TAVI 相关冠状动脉阻塞一般由瓣叶遮盖冠状动脉开口导致，造成完全阻塞（A）或不完全阻塞（B）
（图片由 Henrique B. Ribeiro、Antonio Fernando D. Freire 和 Josep Rodés-Cabau 提供）

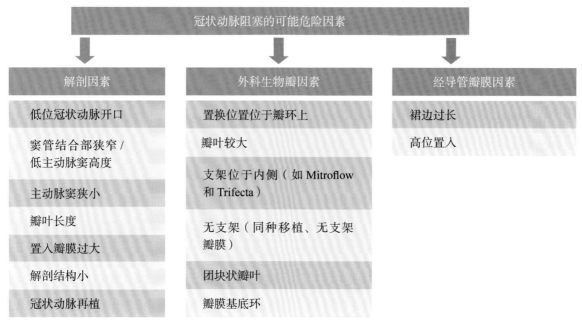

▲ 图 3-4　TAVI 相关冠状动脉阻塞的主要危险因素

膜 TAVI 手术的患者中发生率更高[5]。早前有一项关于 TAVI 并发症的 Meta 分析，纳入了所有样本量为 100 例以上患者的研究，同样发现在使用球扩瓣的患者中冠状动脉阻塞发生率更高（1.1%），相较之下使用自展瓣的患者发生率较低（0.4%）[13]。两种经导管瓣膜系统支架的不同（在冠状动脉平面，一类为直线形，不锈钢或者钴铬合金；另一类为双凹形，镍钛合金）和瓣膜置入的原理（球囊扩张和自扩展）或许能解释此种差异[5]。在瓣中瓣 TAVI 中，瓣膜类型不同没有造成差异，即球扩瓣和自展瓣的冠状动脉阻塞发生率相近[4, 7]。近期有一项研究评估了迟发的 TAVI 术后冠状动脉阻塞，即术后数小时至数天内发生的冠状动脉阻塞。研究发现，迟发性冠状动脉阻塞更常见于瓣中瓣手术后和自体瓣膜狭窄采用自展瓣术后[14]。有学者认为镍钛合金在术后数小时或数天内的持续扩张可能在迟发性阻塞的高发生率当中起重要作用。

迄今为止的各项研究显示，冠状动脉阻塞在瓣中瓣手术中发生率更高（图 3-2 至图 3-4）。瓣中瓣手术发生冠状动脉阻塞的原理大多数情况下可能是生物瓣的瓣叶移向冠状动脉开口，但是有少数病例与经导管瓣膜的瓣架或瓣叶有关，这种情况也有报道[7, 15]。另外，根据此前的瓣中瓣研究，冠状动脉阻塞在有支架、外包瓣叶的瓣膜中发生率更高，在无支架的生物瓣中发生率也较高，占所有阻塞的 80%（图 3-2）[4]。支架外侧包裹瓣叶的生物瓣，瓣叶相对较长，可能是导致冠状动脉阻塞发生率较高的原因。此外，无支架的生物瓣常常植入在瓣环上方，因而导致冠状动脉开口与瓣膜的距离更近[4, 7]。除去冠状动脉高度本身，在瓣中瓣 TAVI 中，CT 测量的虚拟的经导管瓣膜与冠状动脉开口的距离（VTC）是重要的相关因素。VTC＜4mm 被认定为冠状动脉阻塞风险增高的临界值。测量 VTC 的技术要点见图 3-5[4, 7]。

瓣膜钙化的严重程度，尤其是左、右冠状动脉窦瓣叶上的团块状钙化结节，也被认为是 TAVI 术后冠状动脉阻塞的重要预测因子。同时，瓣叶长度也被认为是预测因子之一，但对于这些预测因子尚缺乏针对性的研究（图 3-4）[3, 5]。

三、临床表现

自体瓣膜和瓣中瓣 TAVI 术后的冠状动脉阻塞临床表现类似[3-5, 14]。大多数患者表现为瓣膜植入之后即刻或 TAVI 术后数小时内发生

持续性严重低血压（2/3 的患者）和心电图改变（约 50%）。心电图改变中，约 50% 表现为 ST 段改变（大约一半表现为 ST 段抬高），25% 表现为手术过程中室性心律不齐[3-5, 14]。

这种临床表现的原因是，大多数患者的左侧冠状动脉发生阻塞，可以是单发或者与右侧冠状动脉阻塞并发，这代表着严重的心肌负荷[4, 5]。需要指出的是，瓣膜植入后持续性严重低血压，特别是与心电图改变同时出现的情况，警示术者应当立即进行主动脉根部造影和（或）进行选择性冠状动脉造影，同时检查心脏超声有无冠状动脉血流异常或

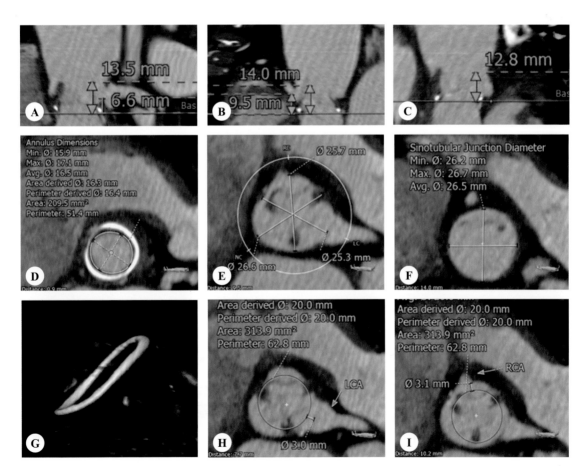

▲ 图 3-5　1 例冠状动脉阻塞高危的瓣中瓣 TAVI 病例的 CT 评估

A. 左冠状动脉至瓣环平面高度为 6.6mm；B. 右冠状动脉至瓣环平面高度为 9.5mm；C. 窦管结合部低；D. 测量外科瓣膜内直径；E. 测量主动脉窦直径；F. 测量窦管结合部直径；G. 识别外科瓣膜类型（美敦力 Hancock 标准）；H 和 I. 若采用 23mm 的 Evolut R 瓣膜行瓣中瓣手术，则左、右冠状动脉 VTC<4mm（图片由 Henrique B. Ribeiro、Antonio Fernando D. Freire 和 Josep Rodés-Cabau 提供）

者新发的节段性心室壁运动异常[4,5]。

大多数冠状动脉阻塞病例发生在 TAVI 围术期、瓣膜植入后即刻。然而，全球高达 0.22% 的患者可能会发生迟发性冠状动脉阻塞，时间一般在 TAVI 术后数小时或数天内。值得注意的是，从一个庞大的患者队列中筛选出了 38 个迟发性冠状动脉阻塞病例，其中有 47.4% 发生在术后 24h 以内，15.8% 发生在术后 24h 至术后 7 天，36.8% 发生在第 7 天以后[14]。早期迟发性冠状动脉阻塞（早于 7 天）可能是由于置入的瓣膜持续扩张，或者是由于扩张的夹层或血肿导致。相反，血栓或瓣膜支架内皮化（纤维化）可能导致晚期迟发性冠状动脉阻塞（晚于 7 天）。

迟发性冠状动脉阻塞的临床症状在判断时可能会很棘手。患者情况可以是稳定的，没有任何即将发生心脏并发症的预兆，但可以心搏骤停作为首发症状。临床医师应当意识到，迟发性阻塞可以发生在最初的 TAVI 手术后，并且如果临床怀疑有阻塞，那么应该放低进行冠状动脉造影的门槛[14]。

四、预防措施与治疗

冠状动脉阻塞是一种 TAVI 术后的严重并发症，因此，通过完善术前评估和患者选择来进行预防至关重要。近年来，较高的冠状动脉阻塞发生率给出了更多的预测因子和临床结局，并且这也代表着在贯彻恰当的预防和治疗当中踏出了第一步。如同图 3-1 所示，最近的研究采用更新一代的经导管瓣膜，获得了更低的冠状动脉阻塞发生率。然而，这

种并发症仍在发生，因而临床实践应当继续致力于对疾病更好地理解和预防。

在 TAVI 和瓣中瓣手术的计划过程中，应当详细分析心脏超声和 CT（图 3-4）。重要的指标有冠状动脉高度、主动脉窦直径，瓣中瓣手术还应当掌握 VTC 等解剖特征指标。对高危病例（冠状动脉高度低、主动脉窦小者），建议在安置生物瓣前精确放置导丝与未释放的冠状动脉支架，以保护左主干[16]。术者也可以在球囊瓣膜成形术的过程当中进行血管造影。在一些病例当中，建议采用可回收的经导管瓣膜，如果发生瓣膜阻塞，在完全释放瓣膜之前可以将其进行回收，以恢复冠状动脉血流，在可能的情况下也可采取外科主动脉瓣置换。

置入瓣膜后处理冠状动脉开口并不是绝无可能，但是在很多情况下会非常困难。例如，在采用 Evolut R/Pro 的病例当中，由于瓣膜支架比较长，并且是环上瓣设计，使用 JL 指引导管进入冠状动脉是比较容易的。但是，从更低的位置进行导管插入，如采用 EBU/XB 指引导管，则比较困难。

对于冠状动脉阻塞高危病例，经导管瓣膜置入可以通过最佳的投照角度完成，该角度垂直于外科瓣膜和有阻塞风险的冠状动脉开口，即可快速评估冠状动脉在瓣膜置入之后的通畅性。在瓣膜置入时，术者应该注意导丝位置及动向，冠状动脉中置入的导丝存在明显移位，预示着可能发生冠状动脉阻塞。在瓣膜置入之后，应进行多个投照角度下的对比剂注射和超声评估（若使用经食管心脏超声），如果出现新发的心室壁活动异常，则

提示发生了冠状动脉阻塞。

事实表明，大多数自体瓣膜和瓣中瓣手术的冠状动脉阻塞病例可以进行经皮冠状动脉介入（percutaneous coronary intervention，PCI），并且多数取得了成功。但仍有最多可达 1/3 的患者需要行急诊冠状动脉搭桥（coronary artery bypass graft，CABG）和（或）机械循环支持[4, 5]。总的来说，30 天死亡率接近 50%，因此强调这类手术应当在经验丰富的中心进行，在 PCI 失败时需要外科手术通过 CABG 来恢复冠状动脉血流；相较于自体瓣膜 TAVI，上述情况更容易发生在瓣中瓣手术中。因此，由于经导管瓣膜的瓣架或者瓣膜结构阻挡，冠状动脉导管插入和（或）导丝的进入可能不太容易完成，这种情况下，冠状动脉导丝保护和预置冠状动脉支架可能有助于冠状动脉阻塞的诊断和治疗，从而避免不利影响[3, 16, 17]。最后，由于这种并发症可能会在相当一部分患者身上延迟发生，特别是采用自展瓣的患者（75% 的阻塞发生在手术之后），这种瓣膜在 TAVI 术后可能会进一步膨胀，这类患者应当在重症监护室进行更长时间的监护。

以最佳的冠状动脉保护为目的产生的一种新的经导管手术方式，被称为生物瓣或自体瓣主动撕裂防止医源性冠状动脉阻塞技术（BASILICA），可以在 TAVI 术前即刻进行[18]。这种技术可以在导管和导丝引导下采用射频消融的方式撕裂目标主动脉瓣叶[19]。撕裂的瓣叶在收缩时分开，露出冠状动脉开口，维持血流[19]。撕裂的瓣叶在舒张时闭合，防止在 BASILICA 术后至 TAVI 植入前发生急性主动脉瓣反流（aortic regurgitation，AR）。在 30 例评估为外科手术和冠状动脉阻塞高危的主动脉瓣疾病患者当中，BASILICA-TAVI 联合术的成功率为 93%（在 95% 的瓣叶当中取得了成功）。尽管预计风险很高，但是所有患者术后出院时都没有发生冠状动脉阻塞。在 BASILICA 术后，血流动力学不稳定并不常见（7%），并且在 TAVI 术后迅速得到了改善[20]。目前还需要更大规模的研究来确定 BASILICA 的额外心血管风险。

结论

冠状动脉阻塞依然是一种少见但是可能威胁生命的 TAVI 并发症，最常发生于女性和瓣中瓣手术过程中。冠状动脉开口位置低和主动脉窦狭小是自体瓣 TAVI 冠状动脉阻塞的重要危险因素。在瓣中瓣手术中，主要危险因素与外科生物瓣的类型（有支架、外包瓣叶的生物瓣和无支架生物瓣）及较短的 VTC 相关。要注意瓣膜置入后，可通过即刻持续性严重低血压伴或不伴 ST 段改变的发生，来排除这项并发症。更重要的是，对于大多数病例，PCI 是可行并且有效的治疗方式，尽管可能需要额外的血流动力学支持、转外科开胸手术，或因支架挤压导致需要再置入一枚支架。因此在高危患者中，建议应采取预防措施（如预置导丝），同时可选择性地预置冠状动脉支架。

参考文献

[1] Andersen, H.R., Knudsen, L.L., and Hasenkam, J.M. (1992). Transluminal implantation of artificial heart valves. Description of a new expandable aortic valve and initial results with implantation by catheter technique in closedchest pigs. *Eur. Heart J.* 13: 704–708.

[2] Flecher, E.M., Curry, J.W., Joudinaud, T.M. et al. (2007). Coronary flow obstruction in percutaneous aortic valve replacement. An in vitro study. *Eur. J. Cardiothorac. Surg.* 32: 291–294.

[3] Ribeiro, H.B., Nombela-Franco, L., Urena, M. et al. (2013). Coronary obstruction following transcatheter aortic valve implantation: a systematic review. *JACC Cardiovasc. Interv.* 6: 452–461.

[4] Ribeiro, H.B., Rodes-Cabau, J., Blanke, P. et al. (2018). Incidence, predictors, and clinical outcomes of coronary obstruction following transcatheter aortic valve replacement for degenerative bioprosthetic surgical valves: insights from the VIVID registry. *Eur. Heart J.* 39: 687–695.

[5] Ribeiro, H.B., Webb, J.G., Makkar, R.R. et al. (2013). Predictive factors, management, and clinical outcomes of coronary obstruction following transcatheter aortic valve implantation: insights from a large multicenter registry. *J. Am. Coll. Cardiol.* 62: 1552–1562.

[6] Ninomiya, Y., Hamasaki, S., Nomoto, Y. et al. (2018). A case of acute coronary syndrome caused by delayed coronary ischemia after transcatheter aortic valve implantation. *J. Cardiol. Cases* 17: 107–110.

[7] Dvir, D., Leipsic, J., Blanke, P. et al. (2015). Coronary obstruction in transcatheter aortic valve-in-valve implantation: preprocedural evaluation, device selection, protection, and treatment. *Circ. Cardiovasc. Interv.* 8.

[8] Achenbach, S., Delgado, V., Hausleiter, J. et al. (2012). SCCT expert consensus document on computed tomography imaging before transcatheter aortic valve implantation (TAVI)/transcatheter aortic valve replacement (TAVR). *J. Cardiovasc. Comput. Tomogr.* 6: 366–380.

[9] Apfaltrer, P., Schymik, G., Reimer, P. et al. (2012). Aortoiliac CT angiography for planning transcutaneous aortic valve implantation: aortic root anatomy and frequency of clinically significant incidental findings. *AJR Am. J. Roentgenol.* 198: 939–945.

[10] Buellesfeld, L., Stortecky, S., Kalesan, B. et al. (2013). Aortic root dimensions among patients with severe aortic stenosis undergoing transcatheter aortic valve replacement. *JACC Cardiovasc. Interv.* 6: 72–83.

[11] Holmes, D.R. Jr., Mack, M.J., Kaul, S. et al. (2012). 2012 ACCF/AATS/SCAI/STS expert consensus document on transcatheter aortic valve replacement. *J. Am. Coll. Cardiol.* 59: 1200–1254.

[12] Tops, L.F., Wood, D.A., Delgado, V. et al. (2008). Noninvasive evaluation of the aortic root with multislice computed tomography implications for transcatheter aortic valve replacement. *JACC Cardiovasc. Imaging* 1: 321–330.

[13] Khatri, P.J., Webb, J.G., Rodes-Cabau, J. et al. (2013). Adverse effects associated with Transcatheter aortic valve implantation: a meta-analysis of contemporary studies. *Ann. Intern. Med.* 158: 35–46.

[14] Jabbour, R.J., Tanaka, A., Finkelstein, A. et al. (2018). Delayed coronary obstruction after transcatheter aortic valve replacement. *J. Am. Coll. Cardiol.* 71: 1513–1524.

[15] Abramowitz, Y., Chakravarty, T., Jilaihawi, H. et al. (2015). Clinical impact of coronary protection during transcatheter aortic valve implantation: first reported series of patients. *EuroIntervention* 11: 572–581.

[16] Yamamoto, M., Shimura, T., Kano, S. et al. (2016). Impact of preparatory coronary protection in patients at high anatomical risk of acute coronary obstruction during transcatheter aortic valve implantation. *Int. J. Cardiol.* 217: 58–63.

[17] Chakravarty, T., Jilaihawi, H., Nakamura, M. et al. (2013). Pre-emptive positioning of a coronary stent in the left anterior descending artery for left main protection: a prerequisite for transcatheter aortic valve-in-valve implantation for failing stentless bioprostheses? *Catheter. Cardiovasc. Interv.* https://doi.org/10.1002/ccd.25037.

[18] Khan, J.M., Dvir, D., Greenbaum, A.B. et al. (2018). Transcatheter laceration of aortic leaflets to prevent coronary obstruction during transcatheter aortic valve replacement: concept to first-in-human. *JACC Cardiovasc. Interv.* 11: 677–689.

[19] Komatsu, I., Mackensen, G.B., Aldea, G.S. et al. (2019). Bioprosthetic or native aortic scallop

intentional laceration to prevent iatrogenic coronary artery obstruction. Part 2: how to perform BASILICA. *EuroIntervention* 15: 55–66.

[20]　Khan, J.M., Greenbaum, A.B., Babaliaros, V.C. et al. (2019). The BASILICA Trial: Prospective Multicenter Investigation of Intentional Leaflet Laceration to Prevent TAVR Coronary Obstruction. *JACC Cardiovasc. Interv.* 12: 1240–1252.

第 4 章　脑血管事件
Cerebrovascular Events

Luca Testa　Mattia Squillace　Antonio Popolo Rubbio　Matteo Casenghi
Michele Bellamoli　Francesco Bedogni　著
贾宇恒　熊恬园　译　何　森　校

脑血管事件是 TAVI 术后的严重并发症之一，常导致术后死亡率和致残率的显著增加[1]。

随着近期随机临床试验研究结果的公布[2, 3]，TAVI 的适应证扩大到更低风险人群。因此，进一步降低这种严重并发症的发生率至关重要。

本章的目的是阐述 TAVI 期间脑血管事件的发生率、预测因素及可能的预防策略。

一、脑卒中的定义及流行病学

VARC 将脑卒中定义为新发、持续时间超过 24h，伴有栓塞性、缺血性或出血性病理生理改变的局灶或整体神经功能缺损。而短暂性脑缺血发作（transient ischemic attack, TIA）则被定义为新发、可快速自发消退（通常在 1~2h 内），在脑影像学检查中没有脑损伤证据的神经功能缺损[4]。

众所周知，TAVI 往往伴随着不可避免的神经并发症风险。目前已有许多研究对其发生率进行了探讨，并与 SAVR 相关的神经并发症发生率进行了比较。

在 PARTNER 1B 试验中，TAVI 与最优药物治疗（optimal medical therapy, OMT）进行比较的结果显示，在入组的高危人群中，TAVI 术后 30 天和 1 年的 TIA/ 脑卒中发生率分别为 6.7% 和 10.6%[5]。

PARTNER 1A 试验的结果也显示了相似的发生率，其 30 天和 1 年的 TIA/ 脑卒中发生率分别为 5.5% 和 8.3%。同时，这项研究也发现，SAVR 组患者有显著更低的神经并发症发生率，其 30 天和 1 年发生率分别为 2.4% 和 4.3%（$P=0.04$）[6]。

随着植入性人工瓣膜技术的进步及术者经验的提升，在这些开创性研究之后，TAVI 术后脑卒中的发生率已显著降低。近期发表的研究显示，TAVI 术后和 SAVR 术后的脑卒中发生率已基本相当。

在 2014 年发表的一项随机临床试验中，研究者比较了 CoreValve 自展瓣（Medtronic, Minneaplis, MN）和 SAVR 在高危人群中的治疗效果。该试验的结果显示，两者的 30 天和 1 年脑卒中发生率都没有显著差异（分别为 6.2% vs. 4.9%，$P=0.46$；12.6% vs. 7.7%，$P=0.1$）。这个数据也被随后的一系列注册研究所证实，这些研究报道的 TIA/ 脑卒中发生率范围为 1.7%～4.8%[7-10]。

许多 Meta 分析也支持了 TAVI 术后神经并发症发生率下降的趋势[1, 11, 12]。这些 Meta 分析所显示的发生率与美国一项纳入 12 182 名未经筛选患者的注册研究中所显示的发生率（4.1%）一致[13]。

需要重点注意的是，上述提到的数据均来自于手术高风险队列。

一项纳入中风险人群的研究显示，TAVI 术后的脑卒中发生率低于 SAVR。特别是在 STS 评分<7% 的患者中，TAVI 比 SAVR 有着更低的 1 年神经并发症发生趋势（4.9% vs. 6.3%，$P=0.46$ ）[14]。

相似地，在 CoreValve 低风险人群试验中[3]，TAVI 和 SAVR 术后的 30 天和 1 年卒发生率几乎相同（30 天：3.4% vs. 3.4%；1 年：4.1% vs. 4.3%）。

PARTNER 3 研究在低风险人群中比较了 Sapien 3 球扩瓣和 SAVR 的治疗效果，这是首个发现 TAVI 术后 30 天神经并发症发生率较 SAVR 显著降低的研究（0.6% vs. 2.4%，$P=0.02$ ）[2]。

所有以上提到的数据都表明，随着器械的优化、术者经验的积累，以及更低风险人群的选择，TAVI 术后的神经事件发生率可能在大幅降低。

二、隐源性脑卒中

近年来许多研究证据表明，TAVI 术后脑栓塞的实际发生率被大大低估了[15]。随着神经影像学的广泛应用，脑卒中的分类中已开始包含伴有急性脑缺血证据但无临床表现的无症状脑血管事件[16]。

在 TAVI 术后接受脑部 MRI 的患者中证实，TAVI 术后脑卒中的实际发生率比临床研究中报道的高 10 倍[17, 18]。虽然隐源性脑卒中在急性期没有症状，但研究发现，高达 41% 接受治疗的患者存在神经功能障碍[19]。

三、术后脑卒中的预测因素

TAVI 术后脑卒中的发生率呈现一个双峰分布。研究表明，脑血管事件的发生对称性集中在急性期（术后 0～10 天）和随访期间（术后 11～365 天）[20]（表 4-1 和图 4-1）。

脑卒中的这种分布特点可以被其各种病理生理机制及诱发因素所解释。在急性期，人口学特征、临床数据，以及手术和技术相关因素会增加栓塞风险。相反，在亚急性期，患者的并发症及药物治疗是最重要的因素。

四、急性期脑卒中的预测因素

一般认为，手术是 TAVI 术后 10 天内发生脑血管事件的直接原因，通常是由于在主动脉弓及原生瓣膜内操作所致的碎片掉落及栓塞造成。一些研究通过对栓塞保护装置（embolic protection device，EPD）中回收的材料进行分析，发现这些栓子中有血栓，也有瓣膜、心肌组织或主动脉斑块的碎片[21]。

脑血管事件病史、外周动脉病变、既往行冠状动脉搭桥术、胸痛、低体重指数（body mass index，BMI）及过去 6 个月内的跌倒史均与脑血管事件风险的增加相关。

至于手术相关的因素，植入时长、输送系统在体内的时间、快速心室起搏的使用，

表 4-1 脑卒中的预测因素

早发性脑卒中的预测因素	迟发性脑卒中的预测因素
• 手术相关 　– 植入时长 　– 输送系统在体内的时间 　– 快速心室起搏 　– 网篮辅助 　– 球囊预扩 • 临床相关 　– 脑卒中 / 短暂性脑缺血 　　发作史 　– 外周动脉病变 　– 既往行冠状动脉搭桥术 　– 低体重指数 　– 在过去 6 个月内有跌 　　倒史	• 高血栓栓塞风险 • 脑卒中 / 短暂性脑缺血 　发作史 • 外周动脉病变 • 心房颤动

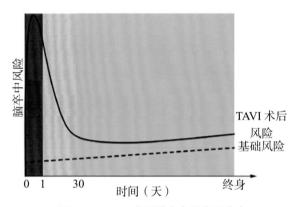

▲ 图 4-1　TAVI 术后脑卒中发生率分布

以及网篮的使用都与急性期脑卒中的发生显著相关[20]。

另外，虽然在原生瓣膜内进行球囊预扩被证明会增加脑卒中风险，但并没有研究发现球囊后扩也会增加该风险[20, 22]。

五、迟发性脑卒中的预测因素

亚急性期脑卒中的风险与患者的并发症及其内在血栓栓塞风险有关[20]。一般来说，脑血管急性事件往往与手术操作直接相关，

而在随访过程中出现的脑卒中与既往脑卒中 /TIA 发作史、外周动脉病变及心房颤动等临床特征密切相关[23, 24]。

六、术后脑卒中的预防

1. 栓塞保护装置

正如上文所述，由 TAVI 手术操作产生的组织碎片导致脑血管栓塞是十分常见的现象。如果通过神经影像学的方法进行检查，几乎每位患者都存在影像学改变。然而，初步的研究数据显示，栓塞保护装置可有效预防这种现象。

到目前为止，共有 4 种不同类型的栓塞保护装置在 TAVI 中使用。这些栓塞保护装置可分为过滤器型和反弹型。过滤器型栓塞保护装置在阻止碎片迁移方面具有一定优势，而反弹型栓塞保护装置放置于主动脉弓内，将碎片反弹到降主动脉，理论上会增加外周血管栓塞的风险（表 4-2）。

(1) Claret Sentinel 装置：Sentinel 脑保护装置（Boston Scientific，Corp.）是一种双过滤器系统。该系统通过一个放置在右桡动脉的 6Fr 导管鞘，将过滤器释放于头臂干和左颈总动脉的位置。运用一个可操纵的导管，可以调整该装置的曲度，以符合主动脉弓解剖形态的变异（图 4-2A 和图 4-3）。

(2) Embol-X 装置：Embol-X 脑保护装置（Edwards Lifesciences，CA）原本是被设计用于传统外科心脏手术的过滤器系统，需要直接进入升主动脉。一种改良版本正在进行经主动脉 TAVI 试验（图 4-2D）。

(3) Triguard 装置：Triguard 装置（Keystone

表 4-2 栓塞保护装置的主要特点

设 计	装 置	入 路	输送系统	位 置	保护效果	孔径大小（μm）
反弹型	Embrella	桡动脉 / 肱动脉	6Fr	主动脉弓	部分	100
	Triguard	股动脉	9Fr	主动脉弓	完全	140
过滤器型	Embol-X	桡动脉 / 肱动脉	14Fr	升主动脉	完全	120
	Claret Sentinel	桡动脉 / 肱动脉	6Fr	两个过滤器：头臂干和左颈总动脉	部分	140

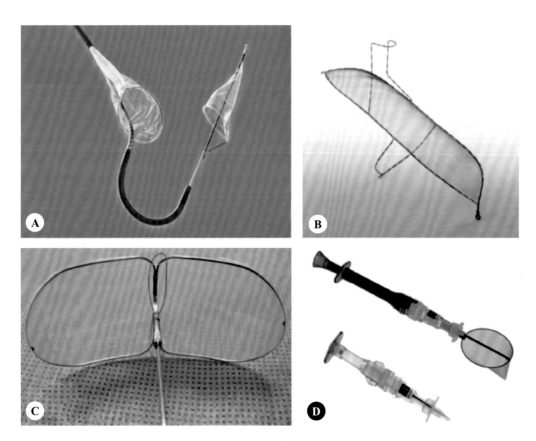

▲ 图 4-2 栓塞保护装置

A. Claret Sentinel 装置；B. Triguard 装置；C.Embrella 装置；D.Embol-X 装置（图片由 Testa L、Pero G、Popolo Rubbio A、Casenghi M、Cuman M 和 Bedogni F 提供）

Heart，Ltd）是一种放置在主动脉弓内的反弹型栓塞保护装置。这种装置通过对主动脉弓三个分支的全覆盖，提供完全的脑血管保护。Triguard 运用 9Fr 导管鞘及猪尾导管从股动脉入路，其半透网可以反弹孔径大于 140μm 的颗粒（图 4-2B）。

（4）Embrella 装置：Embrella 装置（Edwards Lifesciences，CA）是一种从桡动脉（或肱动脉）入路，通过 6Fr 鞘管，放置在主动脉弓内的反弹型栓塞保护装置。这种装置覆盖了

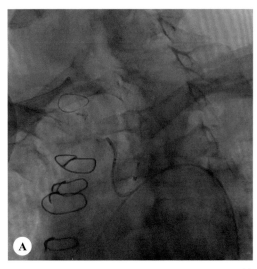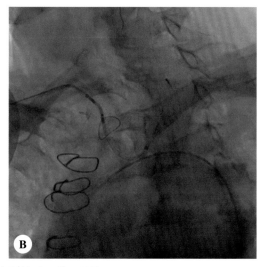

▲ 图 4-3　Claret 栓塞保护装置放置的位置

A. 在头臂干内放置第一个过滤器；B. 通用可操纵导管调整装置的曲度后，将第二个过滤器放置在左颈总动脉内（图片由 Testa L、Pero G、Popolo Rubbio A、Casenghi M、Cuman M 和 Bedogni F 提供）

头臂干和左颈总动脉，却不能保护左椎动脉，现已不再进行研发（图 4-2C）。

2. 栓塞保护装置的临床研究

一些在 TAVI 期间使用了过滤器型栓塞保护装置的研究表明，大部分患者手术后，都能在过滤器中找到被捕捉的组织碎片。Van Mieghem 等发现，大小在 1mm 左右的栓子大多来源于纤维蛋白或血栓[25]。最近发表的一篇 Meta 分析纳入了关于栓塞保护装置最重要的一系列研究，该分析从不同临床结局评价了栓塞保护装置的效果，如认知测试评分（NIHSS 和 MoCA）、病灶体积、新发缺血灶面积，以及有新发缺血病灶的患者人数等[26]。这篇分析共纳入了 4 个试验：CLEAN-TAVI 试验、DEFLECT-Ⅲ试验、TAo-EmbolX 试验和 MISTRAL-C 试验。

栓塞保护装置的使用减少了缺血灶的体积（SMD=-0.65；95%CI -1.06～-0.25；P=0.002）及新发缺血灶的产生（SMD=-1.27；95%CI -2.25～-0.09；P=0.03）。此外，使用

装置的患者在出院神经认知评分上趋近于获得更高的分数。

最近一些其他的研究也进一步证实了这些有前景的数据。

Seeger 等在一项纳入了 802 名 TAVI 患者的前瞻性试验中发现，Claret Sentinel 装置能将脑卒中发生率从 4.6% 降低到 1.4%（P=0.03；OR=0.29；CI 0.10～0.93），将脑卒中和全因死亡组成的复合终点发生率从 6.8% 降低到 2.1%（P=0.01；OR=0.30；CI 0.12～0.77）[27]。

在随后的一个 Meta 分析中，Claret Sentinel 装置降低了 65% 的脑卒中发生率（1.88% vs. 5.44%；P=0.0028；OR=0.35；CI 0.17～0.72），以及脑卒中和全因死亡的复合终点发生率（2.06% vs. 6%；P=0.0013；OR=0.34；CI 0.17～0.68）[28]（图 4-4）。

这些证据都表明了栓塞保护装置在 TAVI 患者中无可争议的有效性。

3. 药物预防

显然，脑卒中的预防策略中除了栓塞保

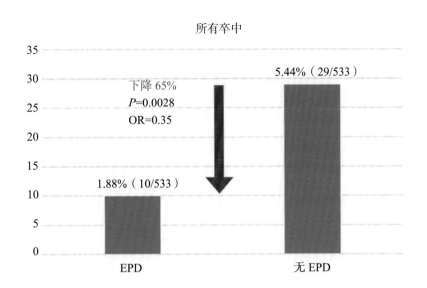

所有卒中

下降 65%
P=0.0028
OR=0.35

5.44%（29/533）

1.88%（10/533）

EPD　　　　　　　　　　无 EPD

◀ 图 4-4　使用 Claret 栓塞保护装置（EPD）后卒中发生率下降

引自 Seeger J 等[28]，一项纳入 984 名患者的 Meta 分析

护装置的使用外，还应包括术中及随访过程中抗栓治疗的精准管理。

TAVI 术中抗栓治疗的选择是普通肝素，以弹丸式注射来保持活化凝血时间（activated clotting time，ACT）低于 300s。

随访期间的理想抗栓策略仍有争议，不论是在抗栓药物种类的选择上还是治疗的持续时间上。尽管如此，最新指南推荐在植入瓣膜后的前 6 个月经验性使用阿司匹林加氯吡格雷的治疗方案[29]。

然而，多项研究和 Meta 分析显示，双联抗血小板治疗（dual antiplatelet therapy，DAPT）方案和单联抗血小板治疗（single antiplatelet therapy，SAPT）方案在 30 天脑卒中风险、心肌梗死、全因死亡及大出血方面具有相同的效果。考虑到 DAPT 方案会不可避免地增加出血风险，对于兼顾疗效和安全性的最佳方案目前仍没有达成共识[30, 31]。

值得一提的是，PARTNER 1 和 PARTNER 2 的研究数据显示，迟发出血（超过 30 天）的发生率达到 5.9%，通常表现为胃肠道出血

（40.8%）、颅内出血（15.5%）或跌倒导致的出血（7.8%）。这些出血与术后 1 年内的总死亡率显著相关（HR=3.91；CI 2.67～5.71；P<0.001）[32]（图 4-4）。

美国 CoreValve 极高风险、高风险和持续准入研究发现，出血性脑卒中占 TAVI 术后所有脑卒中的 8.9%。该研究同时也统计了 DAPT、SAPT、口服抗凝药（oral anticoagulant，OAC）及三联抗栓疗法下患者所有发生的事件[20]。口服抗凝药一般用于心房颤动患者，心房颤动也是 TAVI 一个常见的并发症（几乎占所有患者的 30%）。

结论

脑卒中是 TAVI 术后一种严重且具有致残性的并发症，可发生在术后初期（0～10 天）及 30 天以后。早期的脑卒中通常与主动脉内及原生瓣膜周围的操作所致的组织碎片栓塞有关，远期的神经并发症则多与患者的临床状况及风险状况有关。虽然 TAVI 术后的脑

卒中发生率在下降，但神经影像学研究发现，TAVI 术后的脑血管栓塞是普遍存在的，且与认知功能的障碍相关。在不久的将来，经导管人工瓣膜植入将逐渐被应用到手术低风险患者。因此，在这些更年轻、更健康的患者人群中尽可能地降低脑卒中发生率是十分重要的。为此，栓塞保护装置的使用及抗栓治疗的正确管理至关重要。

参 考 文 献

[1] Muralidharan, A., Thiagarajan, K., Van Ham, R. et al. (2016). Meta-analysis of perioperative stroke and mortality in transcatheter aortic valve implantation. *Am. J. Cardiol.* 118: 1031–1045.

[2] Mack, M.J., Leon, M.B., Thourani, V.H. et al. (2019). Transcatheter aortic-valve replacement with a balloon-expandable valve in low-risk patients. *N. Engl. J. Med.* 376 (14): 1321–1331.

[3] Popma, J.J., Deeb, G.M., Yakubov, S.J. et al. (2019). Transcatheter aortic-valve replacement with a self-expanding valve in low-risk patients. *N. Engl. J. Med.* 380 (18): 1706–1715.

[4] Kappetein, A.P., Head, S.J., Genereux, P. et al. (2013). Updated standardized endpoint definitions for transcatheter aortic valve implantation: the Valve Academic Research Consortium 2 consensus document. *J. Thorac. Cardiovasc. Surg.* 145: 6–23.

[5] Leon, M.B., Smith, C.R., Mack, M. et al. (2010). Transcatheter aortic valve implantation for aortic stenosis in patients who cannot undergo surgery. *N. Engl. J. Med.* 363: 1597–1607.

[6] Smith, C.R., Leon, M.B., Mack, M.J. et al. (2011). Transcatheter versus surgical aorticvalve replacement in high-risk patients. *N. Engl. J. Med.* 364 (23): 2187–2198.

[7] Mack, M.J., Brennan, J.M., Brindis, R. et al. (2013). Outcomes following transcatheter aortic valve replacement in the United States. *JAMA* 310: 2069–2077.

[8] Werner, N., Zeymer, U., Schneider, S. et al. (2016). Incidence and clinical impact of stroke complicating transcatheter aortic valve implantation: results from the German TAVI registry. *Catheter. Cardiovasc. Interv.* 88: 644–653.

[9] Holmes, D.R. Jr., Nishimura, R.A., Grover, F.L. et al. (2016). Annual outcomes with transcatheter valve therapy: from the STS/ ACC TVT registry. *Ann. Thorac. Surg.* 101: 789–800.

[10] Gilard, M., Eltchaninoff, H., Donzeau- Gouge, P. et al. (2016). Late outcomes of transcatheter aortic valve replacement in high-risk patients: the FRANCE-2 registry. *J. Am. Coll. Cardiol.* 68: 1637–1647.

[11] Testa, L., Latib, A., Casenghi, M. et al. (2018). Cerebral protection during transcatheter aortic valve implantation: an updated systematic review and meta-analysis. *J. Am. Heart Assoc.* 7 (10): e008463. https:// doi. org/10.1161/JAHA.117.008463.

[12] Krasopoulos, G., Falconieri, F., Benedetto, U. et al. (2016). European real-world transcatheter aortic valve implantation: systematic review and meta-analysis of European national registries. *J. Cardiothorac. Surg.* 11: 159.

[13] Holmes, D.R. Jr., Brennan, J.M., Rumsfeld, J.S. et al. (2015). Clinical outcomes at 1 year following transcatheter aortic valve replacement. *JAMA* 313: 1019–1028.

[14] Reardon, M.J., Kleiman, N.S., Adams, D.H. et al. (2016). Outcomes in the randomized CoreValve US pivotal high-risk trial in patients with a society of thoracic surgeons' risk score of 7% or less. *JAMA Cardiol.* 1: 945–949.

[15] Mokin, M., Zivadinov, R., Dwyer, M.G. et al. (2016). Transcatheter aortic valve replacement: perioperative stroke and beyond. *Expert Rev. Neurother.*: 1–8.

[16] Sacco, R.L., Kasner, S.E., Broderick, J.P. et al. (2013). An updated definition of stroke for the 21st century: a statement for healthcare professionals from the American Heart Association/American Stroke Association. *Stroke* 44: 2064–2089.

[17] Kahlert, P., Knipp, S.C., Schlamann, M. et al. (2010). Silent and apparent cerebral ischemia after percutaneous transfemoral aortic valve implantation: a

diffusion-weighted magnetic resonance imaging study. *Circulation* 121: 870–878.

[18] Astarci, P., Glineur, D., Kefer, J. et al. (2011). Magnetic resonance imaging evaluation of cerebral embolization during percutaneous aortic valve implantation: comparison of transfemoral and transapical approaches using Edwards Sapiens valve. *Eur. J. Cardiothorac. Surg.* 40: 475–479.

[19] Lansky, A.J., Brown, D., Pena, C. et al. (2016). Neurologic complications of unprotected transcatheter aortic valve implantation (from the Neuro-TA VI trial). *Am. J. Cardiol.* 118: 1519–1526.

[20] Kleiman, N.S., Maini, B.J., Reardon, M.J. et al. (2016). Neurological events following transcatheter aortic valve replacement and their predictors: a report from the CoreValve trials. *Circ. Cardiovasc. Interv.* 9: e003551.

[21] Van Mieghem, N.M., El Faquir, N., Rahhab, Z. et al. (2015). Incidence and predictors of debris embolizing to the brain during transcatheter aortic valve implantation. *JACC Cardiovasc. Interv.* 8: 718–724.

[22] Auffret, V., Regueiro, A., Del Trigo, M. et al. (2016). Predictors of early cerebrovascular events in patients with aortic stenosis undergoing transcatheter aortic valve replacement. *J. Am. Coll. Cardiol.* 68: 673–684.

[23] Nombela-Franco, L., Webb, J.G., de Jaegere, P.P. et al. (2012). Timing, predictive factors, and prognostic value of cerebrovascular events in a large cohort of patients undergoing transcatheter aortic valve implantation. *Circulation* 126: 3041–3053.

[24] Tay, E.L., Gurvitch, R., Wijesinghe, N. et al. (2011). A high-risk period for cerebrovascular events exists after transcatheter aortic valve implantation. *JACC Cardiovasc. Interv.* 4: 1290–1297.

[25] Van Mieghem, N.M., Schipper, M.E.I., Ladich, E. et al. (2013). Histopathology of embolic debris captured during transcatheter aortic valve replacement.

Circulation 127: 2194–2201.

[26] Giustino, G., Mehran, R., Veltkamp, R. et al. (2016). Neurological outcomes with embolic protection devices in patients undergoing transcatheter aortic valve replacement: a systematic review and meta-analysis of randomized controlled trials. *JACC Cardiovasc. Interv.* 9: 2124–2133.

[27] Seeger, J., Gonska, B., Otto, M. et al. (2017). Cerebral embolic protection during transcatheter aortic valve replacement significantly reduces death and stroke compared with unprotected procedures. *JACC Cardiovasc. Interv.* 10 (22): 2297–2303.

[28] Seeger, J., Gonska, B., Otto, M. et al. (2018). TCT-4 reduction of stroke with use of the double-filter cerebral embolic protection device in patients undergoing transfemoral aortic valve replacement with selfexpandable, mechanically implantable and balloon-expandable aortic valves. *JACC* 72 (13 Supplement): B2.

[29] Nishimura, R.A., Otto, C.M., Bonow, R.O. et al. (2014). AHA/ACC guideline for the management of patients with valvular heart disease: a report of the American College of Cardiology/ American Heart Association Task Force on Practice Guidelines. *J. Am. Colloids Cardiol.* 63: e57–e185.

[30] Gandhi, S., Schwalm, J.D., Velianou, J.L. et al. (2015). Comparison of dual-antiplatelet therapy to mono-antiplatelet therapy after transcatheter aortic valve implantation: systematic review and meta-analysis. *Can. J. Cardiol.* 31: 775–784.

[31] Vavuranakis, M., Siasos, G., Zografos, T. et al. (2016). Dual or single antiplatelet therapy after transcatheter aortic valve implantation? A systematic review and meta-analysis. *Curr. Pharm. Des.* 22 (29): 4596–4603.

[32] Genereux, P., Cohen, D.J., Mack, M. et al. (2014). Incidence, predictors, and prognostic impact of late bleeding complications after transcatheter aortic valve replacement. *J. Am. Coll. Cardiol.* 64: 2605–2615.

第 5 章　心室穿孔
Ventricular Perforation

Mei Chau　Alfonso Ielasi　Azeem Latib　著
奚倩兰　熊恬园　译　　徐原宁　赵振刚　校

一、背景

TAVI 的手术量在全球范围内持续增长，2002—2013 年已超过 100 000 例手术[1]。研究显示，SAVR 中高危患者接受经股动脉入路（transfemoral，TF）TAVI 已有显著的临床获益。近期的临床试验结果显示在 SAVR 低危患者中经股动脉入路进行 TAVI 手术，选择自展瓣的临床疗效不劣于外科瓣膜置换术，选择球扩瓣的临床疗效优于外科瓣膜置换术[2, 3]。

但是，我们一方面需要保持开展这一新技术的热情，另一方面需要始终坚持谨慎态度。TAVI 仍然是一个复杂且技术要求严格的手术，需要较高的技巧和接受强化训练。快速的技术发展，包括经导管心脏瓣膜（transcatheter heart valve，THV）的改进、系统尺寸的缩小和可调弯的输送系统、更优良的术前影像检查，以及术者的经验增长都减少了 TAVI 相关的并发症。重要的是，近年来严重并发症的风险下降了。然而，严重且致命的事件，如心室穿孔（ventricular perforation，VP）仍然在发生。目前报道的发生率为 0.2%～1.4%[4-6]（图 5-1），尤其是左心室穿孔可导

致即刻血流动力学损害，相关死亡率可高达 75%[4]。令人惊讶的是，左心室穿孔仍然是导致 TAVI 术中需紧急心脏外科手术（emergent cardiac surgery，ECS）的主要原因[6]。

本章介绍了当前经股动脉入路 TAVI 并发左 / 右心室穿孔的诊断、处理和预防相关知识。

二、心室穿孔的一般机制及临床表现

TAVI 术中 0.035 英寸（约 0.889mm）硬导丝进入左心室时操作不当，或导丝尖端预塑形长度不够时 THV 输送系统推进将增加左心室损伤的可能性。同样地，临时起搏导线朝向右心室游离壁的错误放置可能穿破右心室。心室穿孔的临床表现可以是多变的，从迅速发病的心脏压塞到"沉默的"左心室假性动脉瘤都有可能[7]。

三、心室穿孔的危险因素

这种并发症很罕见，因此关于其可能的预测因子及其发生原因是否与临床、患者解剖和（或）手术因素等相关的报道都很少。

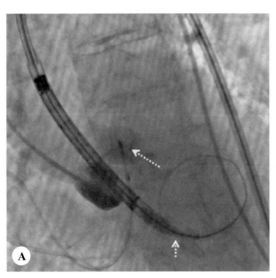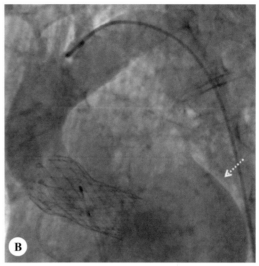

▲ 图 5-1　心室穿孔

A. 26mm Evolut R 经导管心脏瓣膜的植入过程。起搏器的尖端直接朝向右心室游离壁（箭）而经导管心脏瓣膜的鼻锥在左心室腔内可能朝向下壁（箭）。B. 在经导管心脏瓣膜植入后患者突发低血压，造影证实心室穿孔导致心脏压塞（箭）（图片由 Mei Chau、Alfonso Ielasi 和 Azeem Latib 提供）

四、临床因素

美国胸外科医师协会死亡风险预测（Society of Thoracic Surgeons-Predictive Risk of Mortality，STS-PROM）评分、欧洲心脏手术风险评估系统（European System For Cardiac Operative Risk Evaluation，EUROSCORE）Ⅰ和Ⅱ是预测具有某些并发症的患者接受 SAVR 和 TAVI 的死亡风险的工具，尽管它们显著高估了经导管手术的死亡率。评分越高代表患者手术相关危险程度越高。但是，特定的临床特征，如年龄超过 80 岁、女性、既往心脏外科手术史和既往心肌梗死后瘢痕心肌，在因为并发症（包括心室穿孔）需要进行紧急外科手术治疗的患者中很常见[6, 8]。老年患者相较于年轻的患者更为脆弱，同时他们的心脏组织更易在接触如硬导丝和（或）经导管心脏瓣膜输送系统等材料时出现损伤。

另一个可能伴有更高心室穿孔风险的临床特征是女性。多中心 EuRECS-TAVI 注册研究纳入的需要紧急心脏外科手术的 212 名患者中，67.5% 是女性。事实上，女性往往具有更低的 BMI、更小的瓣环、更薄的左心室心肌，以及常常伴随着过度收缩状态的更小的左心室腔，所有这些因素都会影响硬导丝在左心室里的状态，并增加了 TAVI 术中心室壁破裂的风险[6]。

五、解剖学因素

解剖学上，左心室腔形态上呈椭圆，并且由两个不同部分组成，即左心室流出道和左心室腔[9]。左心室游离腔在中部直径最大，然后逐渐朝着心尖和左心室流出道递减[10]。TAVI 术中导丝操作过程要关注的主要问题是心室中部的直径，一般男性介于 42~59mm，女性介于 39~53mm。心室中部的直径越小，那么导丝在左心室腔内的自由活动度所受的限制就越大。事实上，在一个有 11 例 TAVI 术中左心室穿孔的队列研究中，91% 的患者的直径小于 42mm[11]。

正常的左心室中部心肌厚度为 6～10mm。由于瘢痕心肌导致的更薄的心肌厚度会增加左心室穿孔的风险，尤其是在使用超硬导丝时[8]。另外，在预测左心室穿孔中可能扮演重要角色的解剖结构是主动脉 – 二尖瓣夹角。一项单中心研究报道了主动脉 – 二尖瓣夹角与左心室穿孔发生率呈负相关[11]。狭窄的主动脉 – 二尖瓣夹角使心室内导丝朝向前壁的范围更大。在操控经导管心脏瓣膜过程中，硬导丝对左心室前壁的压力可能为左心室穿孔的最主要原因。而且，左心室心肌肥厚从心尖开始逐渐向底部进展。这个区域的损伤导致的灾难性出血常常需要外科探查。

另外一个可能影响心室穿孔风险的因素是主动脉根部、升主动脉和左心室之间成角的大小。在"水平型主动脉"（定义为主动脉瓣环平面和水平面的夹角超过 70°）患者中进行 TAVI 时，可能需要使用更硬的支撑导丝为推进和定位经导管心脏瓣膜提供更好的支撑力，以及更激进的一些技术（如 Buddy 球囊植入），使得未植入的经导管心脏瓣膜更容易被推进至瓣环。所有这些因素都和心室穿孔风险增加相关。

从解剖学和病理生理学来看，如果一个适合 TAVI 的患者有着小左心室和过度收缩的薄左心室壁，此时主动脉 – 二尖瓣夹角小，以及主动脉根部 – 左心室轴夹角大，考虑左心室穿孔风险是合理的[12]。因而，细致地评估所有信息，包括术前的心脏彩超和 CT 扫描图像，对于降低如心室穿孔等 TAVI 并发症

至关重要。

六、手术因素

TAVI 手术的具体步骤已非常成熟，然而如何执行每一个步骤取决于术者。因此，对于术者来说了解手中工具的所有特性至关重要，因为 TAVI 术中在心室腔内操控的每种工具（如导丝、导管、起搏导线、经导管心脏瓣膜）都可能直接或间接造成心肌损伤，从而导致左或右心室穿孔。

七、跨瓣

逆向通过狭窄的主动脉瓣时所使用的导丝具有不同的特性。导丝的目的是通过软头提供安全的过瓣和硬体，为导管提供足够的跨过狭窄瓣膜的支撑力。一些可选择的 0.035 英寸导丝有：亲水涂层 Glidewire® 导丝（Terumo Corporation，Tokyo，Japan）、Stiff Shaft Glidewire 导丝（Terumo Corporation，Tokyo，Japan）或 Movable Core 导丝（Cook Medical，Bloomington，USA）。

由于这些导丝的不同特性，其坐入左心室的方式也不同。Glidewire 在左心室内形成弯曲是足够安全的，也能够安全地支撑尖端跨过导管。Stiff Shaft Glidewire 或 Movable Core® 导丝在硬体部支撑导管时应当坐于左心室腔中部。

跨瓣导管的选择也是多种多样的。TAVI 术中常用来跨瓣的导管是 Amplatz 1（AL-1）或 Judkins Right（JR）导管。一旦导丝进入左心室，那么跨瓣导管也能跟随进入心室腔。

在导管进入心室腔内的过程中稳定住导丝是非常重要的，以避免导丝插入心肌。一旦在左心室内，导管尖端就应该顺时针旋转并调整到朝向左心室腔开放的一端，以远离任何心肌。

八、导丝交换

使用 J 头导丝交换导管时可能会穿破左心室，因此，注意观察出头端（从导管内）非常重要。导管头端操纵时应当瞄准心室腔，J 头导丝的出头端应当光滑，并且 J 头应当即刻回归原形（图 5-2）。如果 J 头触碰到心肌就可能导致点状损伤从而导致心肌匍行状夹层，然后在心肌内形成血肿，最终导致左心室穿孔。为降低 J 头导丝导致的损伤，它的正确位置应当在左心室心尖部。

接着 J 头导丝交换成猪尾导管，并且一旦在心室内，猪尾导管也是用来交换 J 头导丝至硬导丝的首选。经导管心脏瓣膜的输送需要硬导丝来提供支撑，同时硬导丝也是整个手术的主要部件。然而，由于它的硬度，有导致左心室心肌严重损伤的潜在风险。常用的硬导丝有 Amplatz Superstiff™ 导丝（Boston Scientific，Marlborough，MA，USA）、Amplatz Extrastiff™导丝（Boston Scientific，Marlborough，MA，USA）、Lunderquist® extra stiff 导丝（Cook Medical，Bloomington，USA）、Safari导丝（Boston Scientific，Marlborough，MA，USA）、Confida导丝（Medtronic，Minneapolis，Minnesota）和 Innowi®导丝（Symedrix GmbH，Deisenhofen，Germany）。Amplatz Superstiff 导丝和 Extrastiff 导丝需要术者塑弯，而 Lunderquist、Safari（超小弯、小弯和大弯）、Confida 和 Innowi 导丝都有预成形的弯（图 5-3）。当使用这些导丝时，了解弯曲软头到硬体的过渡部分非常重要。如果在推进经导管心脏瓣膜输送系统时没有看到这个过渡部分就可能存在问题。如果在一个小腔前进得太远或碰到瘢痕心肌，导丝软弯部分可能在左心室壁引起线性撕裂（如同刀）从而导致穿孔。软到硬导丝的过渡段也可能导致点状损伤，接着由于左心室的高压出现匍行状心肌夹层，最终导致穿孔。一般来

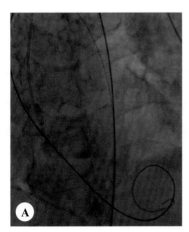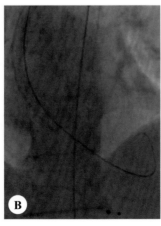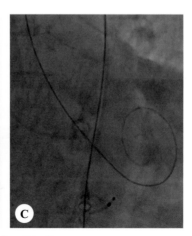

▲ 图 5-2　**TAVI 术中硬导丝在左心室的正确和错误位置**

A. 正确位置；B 和 C. 错误位置（图片由 Mei Chau、Alfonso Ielasi 和 Azeem Latib 提供）

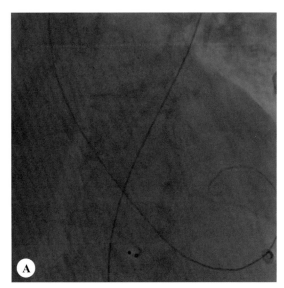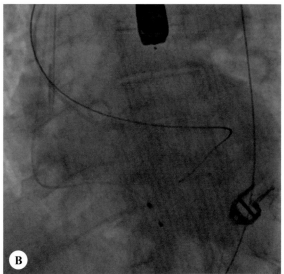

▲ 图 5-3　术者对 **Extrastiff** 和 **Superstiff** 导丝（如 **Amplatz**）塑弯

A. 为 Extrastiff 导丝塑弯；B. 为 Superstiff 导丝塑弯（图片由 Mei Chau、Alfonso Ielasi 和 Azeem Latib 提供）

说，光滑的大弯比小夹角的弯更安全，预塑好的弯比术者手工塑的弯更安全。

有一些技术可以降低导丝所致的左心室损伤风险。其中一种就是在导丝弯曲部分提供额外的缓冲，也被称为"缓冲硬导丝"。这个技术的设计和目的是为了保护导丝的硬弯：剪下猪尾导管尖端末梢约 3cm，导丝穿过使这部分导管可以覆盖导丝的软、硬部分，再使用 2.0 丝线缝合导管侧面并绑定在导丝上以固定这部分猪尾导管的位置[8]。

九、经导管心脏瓣膜植入前和植入

重度钙化主动脉瓣膜的经皮介入治疗可能需要球囊预扩（balloon aortic valvuloplasty，BAV）。在预扩期间心室穿孔的概率为 0.3%～1.8%[13, 14]。足够的导丝支撑对于确保球囊尖端受到保护及避免其接触心室游离壁（尤其是在侧壁）至关重要[13]。在预扩期间，必须稳定支撑硬导丝和球囊尖端位置。

在经导管心脏瓣膜系统经过髂股动脉、主动脉和主动脉瓣输送过程中，必须要重点关注左心室内的支撑导丝。必须要持续检查导丝位置及维持位置，以避免意外地回拉［尤其是在血管严重扭曲和（或）严重钙化的病例］或导丝前进所致的左心室壁损伤。甚至在跨瓣时，支撑导丝也必须要灵活地推拉，以维持足够的经导管心脏瓣膜输送系统进入左心室的支撑。术者仅仅只关注经导管心脏瓣膜植入的区域是非常常见的，但这可能暂时分散了对左心室内硬导丝的注意力，从而可能出现因导丝移位而导致的灾难。

在经导管瓣膜定位和植入时导丝支撑力不足，也可能导致经导管心脏瓣膜输送系统的鼻锥接触左心室壁，发生左心室穿孔。

十、右心室穿孔

由于临时起搏器导线安置不当所导致的

右心室穿孔发生不是特别频繁。然而，一个单中心报道大约 53% 的心脏压塞与临时起搏器相关，尤其是使用螺旋电极导线时[8]。

Mahapatra 等[15] 发现使用螺旋电极是右心室穿孔的独立危险因素。然而，使用螺旋电极有利于在球囊扩张和瓣膜植入时保持起搏导线位置和起搏阈值的稳定。

然而，为达到最佳起搏阈值，被动固定电极导线也可能增加右心室穿孔的风险，尤其是在老年患者右心室较薄，相较于年轻患者更容易出现右心室损伤。使用球囊电极时通过降低导线的硬度以及在推进时充盈球囊可避免导线穿破右心室，从而降低右心室穿孔的发生风险。此外，采用专为 TAVI 设计的起搏导线或通过左心室预成形的导丝直接起搏，也可以降低起搏导线所致右心室穿孔的风险。

仅当起搏导线位置难以稳定、起搏阈值和感知有问题时才应当考虑螺旋起搏电极导线。另一个可基本消除右心室穿孔风险的措施是，在右前斜位放置好右心室导管后，可使用大的左前斜头位（四腔心）来确保导管尖端朝向右心室间隔而不是朝向右心室游离壁。只有在 2 个平面都确认过导线位置后，术者才可以拧入螺旋导线。这个处理也可以确保右心室薄壁在 TAVI 过程中不会穿孔，因为室间隔是更厚的，而且是最不可能因为细导线而穿孔的部位[16]。

十一、心室穿孔的处理

左心室损伤并不常见，心室穿孔的发生率不到 1%，在心脏压塞中占比 23%[8]。尤其是在逆向经血管入路中，心脏压塞的可能性要高于经心尖入路[8]。心室穿孔的临床表现可以是多变的，从突发心脏压塞伴有即刻血流动力学不稳定到不明显的小渗出型穿孔或左心室假性室壁瘤[7]。

左心室损伤的处理方式，取决于损伤的类型、损伤的部位、患者的临床状态和患者的总体健康状态，以及耐受开胸手术的能力。在急性心脏压塞伴有血流动力学不稳定的病例中，处理目标是缓解压塞。由于 TAVI 患者大多年老虚弱，缓解压塞的首要方法应当是经皮心包穿刺。在这种情况下，许多治疗应当同时进行以确保最好的临床结局。如果持续出血及心包穿刺持续引流出血，术者应当尽可能考虑将其引流至血液回流机或将抽吸的血液通过大的股静脉入路回输体内。

如果经皮引流没能使血流动力学恢复，并且伴有持续的高引流量，那么接下来就应该外科手术引流。这应当从打开心包窗口评估引流开始。取决于出血有多快，如果血流动力学恢复，则应当再考虑保守治疗。强烈建议对患者进行综合评估，如果患者血流动力学稳定并且出血得到控制，那么可能就只是小的渗出型穿孔，进行经正中胸骨切口开胸术则不是必需的。当心包开窗不足以引流心包腔内快速聚集的血液并导致压塞时（高达 75% 的心室穿孔病例都伴有心脏压塞）[17]，下一步则是迅速转为经正中胸骨切口开胸术进入损伤区域。如果 TAVI 是在手术室进行的，所有仪器都一应俱全。如果 TAVI 是在导管室进行的，如果安全的话，患者应当被转移到手术室。但在许多情况下，患者通常被认为太不稳定而无法转移，紧急常规开胸术则可在导管室内进行。也有一些报道通过左开胸术微创外科修复，可能成为 TAVI 术中心室穿孔的很好的替代治疗方法[18]。如果患者血流动力学稳定但是有心包积液，密切观察引流量和临床状态是必需的，以确保穿孔部位愈合。这一亚组患者应当使用心脏超声密切观察，因为它可能发展为左心室假性室壁瘤，伴有很高的心脏破裂的发生率。尽管左心室假性室壁瘤一直以来都是传统外科手术修复，但也有报道称使用经皮介入治疗放置血管塞在几组患者中取得了良好的结果[19-23]。然而，手术本身也不是没有潜在并发症，由于假性动脉瘤血栓栓塞所致的一过性失语、器械封堵左冠状动脉所致的急性心肌梗死以及器械本身所致的栓塞已被报道[19, 24, 25]。右心室穿孔大多数可以保守治疗或通过经皮心包穿刺引流解决[7]。

十二、左心室穿孔和外科手术修复技术

一些左心室穿孔修复技术是从继发于急性心肌梗死的心室游离壁破裂中衍生而来的（注意周围心肌细胞活性的差异），而另外一些技术则是从心脏损伤的修复中发展出来的。左心室穿孔可以分类为从小的渗出型穿孔到喷出型穿孔。小渗出型穿孔可经心包穿刺或心包开窗保守治疗。如果胸骨切开术已经进行，可以考虑无缝线修复。在这种技术中，纤维蛋白胶和止血补片结合手动压力，按需重复，以创建心外膜组织封闭并止血。如果

患者因为机械循环支持需要全身肝素化，则应尽量脱机并使用鱼精蛋白来完全逆转肝素效应。在脱机过程中或脱机后，则应当开始无缝线修复并且按需重复[26, 27]。

一旦进行了胸骨切开术和心包切开术，如果发现了喷出型穿孔，可以用手指轻轻压迫，同时通过心脏切开抽吸回收血液。在这期间，应当允许麻醉复苏以恢复血流动力学稳定，外科医师还应当评估是否有其他需要处理的损伤。这也是外科医师和团队讨论接下来手术实施方案的机会，以确保所有必需的设备都在手术室内。左心室穿孔可以使用 3-0 聚丙烯缝合线在聚四氟乙烯脱脂棉或毡条上行褥式缝合。如果破裂部位和冠状动脉相连，则脱脂棉被绑在血管的对侧[28]。

如果棉线不足以控制出血，可使用 4-0 聚丙烯缝合线于破裂处连续缝合，从脱脂棉进针和出针。用在无缝线修复中的止血药也应该涂抹在破裂处以促使机化血栓的形成。

体外循环（在行紧急外科心脏手术的患者中约 80% 需要使用）[17] 可以在修复中提供足够的支持。如果喷出型穿孔非常大且脱脂棉修复结合连续缝合还是不够，那么使用心脏停搏液停搏心脏是必要的，从而为外科手术修复提供停搏且解除压力的心室。一旦认为满意的时候，可以复跳心脏，同时检查修复的情况。如果修复不够，很可能是损伤太大和损伤周围组织太脆弱。将体外循环转为体外膜氧合（extracorporeal membrane oxygenation, ECMO）以维持灌注可能是必要的，这也可以保持左心室的解压状态。

修复完成时如果认为是成功的，则应该

尝试让患者脱离体外循环并且进行关胸。对于大的喷出型穿孔，尝试让患者脱离机械支持、逆转肝素化、用 kerlix 纱布包扎胸部并转移至重症监护室进行积极复苏是合理的。在重症监护条件下积极复苏过程中，也应当检查患者的神志。左心室穿孔的并发症可能导致长时间低灌注和颅脑缺血。

十三、心室穿孔的预后

在文献中仅有少量关于 TAVI 术中左心室损伤预后的报道，并且都是个案报道。总体而言，出现心脏压塞需要进行外科探查或修复的患者临床预后很差，而血流动力学稳定并可以接受保守治疗或经皮修复的患者预后较好[20, 21, 29]。

十四、心室穿孔的预防

在逆向路径中使用的硬导丝可能穿破左心室。除了小心放置外，最好通过使用适度弯曲和尺寸（就弯曲角度来说）的、尖端带有 J 弯的硬导丝，并且密切关注在左心室内的导丝软端至硬体的过渡点[4]。这些技术，连同小心注意导丝操作应该可以避免大部分左心室损伤。在球囊充盈扩张的时候关注导丝的位置也是非常重要的。

使用尖端带球囊的漂浮起搏电极导线以及调整起搏导线尖端朝向室间隔可以最大限度地减少或消除右心室穿孔的风险[7, 8, 16]（表 5–1）。

表 5–1　如何降低 TAVI 术中心室穿孔的风险

右心室穿孔

- 尖端带球囊的漂浮起搏电极导线（避免螺旋导线）
- 调整起搏导线尖端朝向室间隔（不朝向右心室游离壁）

左心室穿孔

- 使用亲水导丝通过主动脉瓣时小心操作
- J 头导丝出 AL1 时小心，回拉并且旋转 AL1 导管使导丝朝向心尖
- 使用 AL 时不要使用硬导丝。如果术者有经验的话，硬导丝可以和 JR 一起使用
- 常规使用预塑形导丝
- 如果使用手工塑形的导丝的话：塑形为宽且柔和的弯，导丝软硬过渡区不要直接作用于心室壁
- 交换导丝时注意透视

TAVI. 经导管主动脉瓣植入；AL.Amplatz 左冠造影导管；JR.Judkins 右冠造影导管

结论

左心室穿孔是一种少见但是潜在致命的 TAVI 并发症。尽管心脏压塞和血流动力学紊乱通常都需要开胸手术探查，但是据报道经皮治疗左心室损伤并发症（如左心室假性室壁瘤）也取得了一些好的结果，可能成为 TAVI 患者最好的治疗选择。技术和器械的发展已经对这一致命并发症做出了应对，但是在预防心室穿孔或破裂方面最重要的还是提升术者的意识和训练。如果在 TAVI 术中考虑左心室穿孔，那么最重要的就是迅速的诊断和处理以确保患者获得最佳的预后。

参考文献

[1] Adams, D.H., Popma, J.J., Reardon, M.J. et al. (2014). Transcatheter aortic-valve replacement with a self-expanding prosthesis. *N. Engl. J. Med.* 370: 1790–1798.

[2] Popma, J.J., Deeb, G.M., Yakubov, S.J. et al. (2019). Transcatheter aortic-valve replacement with a self-expanding valve in low-risk patients. *N. Engl. J. Med.* 380: 1706–1715.

[3] Mack, M.J., Leon, M.B., Thourani, V.H. et al. (2019). Transcatheter aortic-valve replacement with a balloon-expandable valve in low-risk patients. *N. Engl. J. Med.* 380: 1695–1705.

[4] Masson, J.B., Kovac, J., Schuler, G. et al. (2009). Transcatheter aortic valve implantation: review of the nature, management, and avoidance of procedural complications. *JACC Cardiovasc. Interv.* 2: 811–820.

[5] Eggebrecht, H., Schmermund, A., Kahlert, P. et al. (2013). Emergent cardiac surgery during transcatheter aortic valve implantation (TAVI): a weighted meta-analysis of 9,251 patients from 46 studies. *EuroIntervention* 8: 1072–1080.

[6] Eggebrecht, H., Vaquerizo, B., Moris, C. et al. (2018). European Registry on Emergent Cardiac Surgery during TAVI (EuRECS-TAVI). Incidence and outcomes of emergent cardiac surgery during transfemoral transcatheter aortic valve implantation (TAVI): insights from the European Registry on Emergent Cardiac Surgery during TAVI (EuRECS-TAVI). *Eur. Heart J.* 39: 676–684.

[7] Langer, N.B., Hamid, N.B., Nazif, T.M. et al. (2017). Injuries to the aorta, aortic annulus, and left ventricle during transcatheter aortic valve replacement: management and outcomes. *Circ. Cardiovasc. Interv.* 10 (1).

[8] Rezq, A., Basavarajaiah, S., Latib, A. et al. (2012). Incidence, management, and outcomes of cardiac tamponade during transcatheter aortic valve implantation: a single-center study. *JACC Cardiovasc. Interv.* 5: 1264–1272.

[9] Anderson, R.H., Devine, W.A., Ho, S.Y. et al. (1991). The myth of the aortic annulus: the anatomy of the subaortic outflow tract. *Ann. Thorac. Surg.* 52: 640–646.

[10] Barbanti, M., Yang, T.H., Rodès Cabau, J. et al. (2013). Anatomical and procedural features associated with aortic root rupture during balloon-expandable transcatheter aortic valve replacement. *Circulation* 128: 244–253.

[11] Owais, T., El Garhy, M., Fuchs, J. et al. (2017). Pathophysiological factors associated with left ventricular perforation in transcatheter aortic valve implantation by transfemoral approach. *J. Heart Valve Dis.* 26: 430–436.

[12] Ancona, M.B., Hachinohe, D., Giannini, F. et al. (2018). Hypertrophic left ventricle with small cavity and severe aortic angulation: a dangerous association in case of transcatheter aortic valve replacement. *JACC Cardiovasc. Interv.* 11: e29–e30.

[13] Ben-Dor, I., Pichard, A.D., Satler, L.F. et al. (2010). Complications and outcome of balloon aortic valvuloplasty in high-risk or inoperable patients. *JACC Cardiovasc. Interv.* 3: 1150–1156.

[14] Isner, J.M. (1991). Acute catastrophic complications of balloon aortic valvuloplasty. The Mansfield Scientific Aortic Valvuloplasty Registry Investigators. *J. Am. Coll. Cardiol.* 17: 1436–1444.

[15] Mahapatra, S., Bybee, K.A., Bunch, T.J. et al. (2005). Incidence and predictors of cardiac perforation after permanent pacemaker placement. *Heart Rhythm* 2: 907–911.

[16] Barbash, I.M., Waksman, R., and Pichard, A.D. (2013). Prevention of right ventricular perforation due to temporary pacemaker lead during transcatheter aortic valve replacement. *JACC Cardiovasc. Interv.* 6: 427.

[17] Griese, D.P., Reents, W., Kerber, S. et al. (2013). Emergency cardiac surgery during transfemoral and transapical transcatheter aortic valve implantation: incidence, reasons, management, and outcome of 411 patients from a single centre. *Catheter. Cardiovasc. Interv.* 82 (5): E726–E733.

[18] Ramlawi, B., Abu Saleh, W.K., Al Jabbari, O. et al. (2016). Minimally invasive repair of left ventricular pseudoaneurysm after transapical transcatheter aortic valve replacement. *Tex. Heart Inst. J.* 43: 75–77.

[19] Dudiy, Y., Jelnin, V., Einhorn, B.N. et al. (2011). Percutaneous closure of left ventricular pseudoaneurysm. *Circ. Cardiovasc. Interv.* 4: 322–326.

[20] Foerst, J. (2016). Percutaneous repair of left

ventricular wire perforation complicating transcatheter aortic valve replacement for aortic regurgitation. *JACC Cardiovasc. Interv.* 9: 1410–1411.

[21] Matsumoto, T., Okuyama, K., Cheng, W. et al. (2014). Transseptal closure of left ventricular pseudoaneurysm post-transapical transcatheter aortic valve replacement. *JACC Cardiovasc. Interv.* 7: e177–e178.

[22] Feldman, T., Pearson, P., and Smart, S.S. (2016). Percutaneous closure of post TAVI LV apical pseudoaneurysm. *Catheter. Cardiovasc. Interv.* 88: 479–485.

[23] Okuyama, K., Chakravarty, T., and Makkar, R.R. (2018). Percutaneous transapical pseudoaneurysm closure following transcatheter aortic valve replacement. *Catheter. Cardiovasc. Interv.* 91: 159–164.

[24] Kumar, P.V., Alli, O., Bjarnason, H. et al. (2012). Percutaneous therapeutic approaches to closure of cardiac pseudoaneurysms. *Catheter. Cardiovasc. Interv.* 80: 687–699.

[25] Narayan, R.L., Vaishnava, P., Goldman, M.E. et al. (2012). Percutaneous closure of left ventricular pseudoaneurysm. *Ann. Thorac. Surg.* 94: e123–e125.

[26] Nasir, A., Gouda, M., Khan, A., and Bose, A. (2014). Is it ever possible to treat left ventricular free wall rupture conservatively? *Interact. Cardiovasc. Thorac. Surg.* 19: 488–493.

[27] Misawa, Y. Off-pump sutureless repair for ischemic left ventricular free wall rupture: a systematic review. *J. Cardiothorac. Surg.* 12: 36.

[28] Cohn, L.H. (1981). Surgical management of acute and chronic cardiac mechanical complications due to myocardial infarction. *Am. Heart J.* 102 (6) Pt 1: 1049–1060.

[29] Agrawal, Y., Kalavakunta, J., Saltiel, F., and Gupta, V. (2016). Left ventricular wall rupture and cardiac tamponade during transcatheter aortic valve replacement. *Am. J. Respir. Crit. Care Med.* 193: A6964–A6964.

第 6 章　瓣膜移位

Valve Migration

Heath SL Adams　Tiffany Patterson　Simon Redwood　Bernard Prendergast　著

姚怡君　陈飞　译　　徐原宁　校

瓣膜移位（valve migration, VM）是一种罕见却可能致命的并发症，可能在 TAVI 的术中或术后发生。VARC-2 将经导管心脏瓣膜（THV）的瓣膜移位定义为植入过程中或植入后 THV 与主动脉瓣环失去接触[1]。本章详细介绍了瓣膜移位的临床意义、预后、相关危险因素和预防策略，并结合病例对治疗方法进行了讨论。

一、临床意义

当作用在 THV 上的力超过了瓣环附着处的径向支撑带来的摩擦力时，就会发生瓣膜移位。在主动脉瓣位置植入 THV 后瓣膜移位的发生率较低，最近一项来自已发表的自展瓣（self-expandable, SE）与球扩瓣（balloon-expandable, BE）主要系列研究的 Meta 分析显示，瓣膜移位的发生率为 1.3%[2]。在最初的 PARTNER 试验中，瓣膜移位的发生率为 1%[3]。与未发生瓣膜移位的患者相比，发生瓣膜移位的患者在术后 12 个月时死亡风险增加（HR=2.68；95%CI 1.34～5.36；P=0.006）[3]。瓣膜移位最常出现于植入期间（77%）或植入后 1h 内（19%），术后发生相

对罕见（4%）[3]。逆行瓣膜移位（从主动脉环进入左心室）或顺行瓣膜移位（进入升主动脉）的病例分布几乎相当[4]。

二尖瓣位置植入 THV（经心尖或经房间隔入路）后也可能发生瓣膜移位。现有系列研究显示瓣中瓣（valve-in-valve, VIV）和环中瓣（valve-in-ring, VIR）术后瓣膜移位的发生率分别为 0.9% 和 1.4%[5]。在所有经导管瓣膜介入治疗中，二尖瓣环钙化（valve-in-mitral annular calcification, VIMAC）THV 植入发生瓣膜移位的风险最高，发生率高达 6.9%[5]。在大多数病例中 THV 移位至左心房，二尖瓣反流介入治疗具有更高的风险。关于经导管三尖瓣介入治疗发生瓣膜移位的报道有限（包括瓣中瓣和环中瓣），小样本研究显示其发生率为 1.3%，向右心室和右心房移位的发生率相似[6]。

瓣膜移位的常见危险因素在表 6-1 中列出，可分为患者因素、手术并发症和器械因素。

二、监测

仔细的术前计划及识别表 6-1 中的危险

表 6-1　经导管心脏瓣膜移位的危险因素

患者因素	手术并发症	器械因素
• 没有或缺乏主动脉瓣钙化 • 缺乏 TAVI 术前 CT 测量 • 大尺寸的瓣环 • 小尺寸的窦管结合部 • 横位的升主动脉和瓣环 • 重度左心室肥厚合并 S 形室间隔 • 瓣中瓣	• 瓣环平面瓣膜高位或低位植入 • 不恰当的植入投射角度 • 植入时机械二尖瓣阻碍了 THV 球囊 • 未进行快速临时起搏 • 植入后瓣周漏	• THV 压缩装载操作错误 • 释放期间球囊快速扩张 • THV 定位不当 • 输送系统存在张力和势能

CT. 计算机断层扫描；TAVI. 经导管主动脉瓣植入；THV. 经导管心脏瓣膜

因素有助于预防瓣膜移位。当并发症风险高时，心脏团队评估和多学科讨论对于做出决策是必不可少的。使用多模态影像确定瓣环平面十分重要，包括应用主动脉 CT 和通过主动脉根部造影确认 3 个主动脉窦最低点投影。在植入 THV 之前，必须对右心室或左心室的临时起搏进行检查。笔者的做法是将心脏起搏频率逐渐调高至 210～240 次 / 分，以减少心输出量，防止心室异位节律与夺获失败导致瓣膜移位。

在外周血管极度曲折或管径较小的情况下，需要增加力量来将 THV 输送到瓣环，此时输送系统中可能会产生储存的能量。一个实用的技巧是将 THV 推进到主动脉瓣环下方，然后顺行拉到释放位置，从而使系统能够在 THV 扩张期间中和受力并减少移动。根据笔者的经验，这对于新一代球扩瓣 Sapien 3 Ultra（Edwards Lifesciences，California，USA）THV 尤为重要。此外，THV 缓慢逐渐释放有助于在发生移动时重新定位（图 6-1）。相反，快速释放缩减了犯错的余地和重新定位的时机。已有学习曲线描述了缺乏经验的术者增加瓣膜移位的风险[7]。

三、治疗

吸取 PARTNER 试验早期经验发现，需要开放外科手术处理瓣膜移位的患者比使用经皮方式取出的患者预后更差（33% vs. 14%，$P=0.36$）[1]。尽管如此，重要的是要让其他心脏团队成员参与取出（包括介入放射科医师、心脏和血管外科医师），以实现最佳的患者预后，并最大限度地减少损伤。当瓣膜移位发生时，需要复苏和稳定血流动力学，这可能涉及气管插管、经股动静脉体外循环或体外膜氧合。此外，使用双平面 X 线透视、三维经食管超声心动图和数字减影血管造影（digital subtraction angiography，DSA）的多模态成像可以使术者更好地理解 THV 的位置，有助于取回[8]。表 6-2 提供了针对瓣膜移位的分步治疗方案。

（一）经血管腔内取回工具套件

对于心脏团队来说，重要的是能在瓣膜移位发生时熟悉使用（并能立即取得）TAVI 取回工具套件，包括超大球囊、圈套器、软头活检钳和可控导管鞘，以进行取出和异位

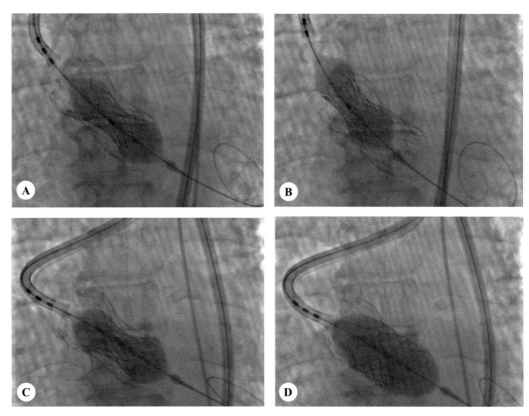

▲ 图 6-1　瓣中瓣植入期间的顺行瓣膜移位

患者，男，72 岁。在 Evolut CoreValve 26mm TAVI 后因瓣膜尺寸选择过小和高位植入出现中至重度瓣周漏转诊。心脏团队讨论认为瓣中瓣 TAVI 有助于封闭瓣周漏。笔者谨慎地确保导丝是同轴的且未卡在瓣周漏区域。26mm 的 Sapien S3 THV 被输送到 Evolut CoreValve 最底部，即一个比通常稍低的位置（A）。正如预期的那样，由于球囊扩充时有一些滑动和顺行移位，精确定位很困难（B），但通过缓慢且稳定的扩充及仔细的操作（C），最终达到了理想的最佳位置（D）。主动脉造影证实瓣周漏完全被消除，且无并发症。该案例强调了在释放球囊扩张瓣膜时缓慢扩充球囊的作用，以最大限度地降低高风险解剖结构中瓣膜移位的风险（图片由 Heath SL Adams 提供）

释放[8]。器械护士还需要及时获得适当型号的第二个 THV。

圈套器有 3 种形式：单环、多环或三环交错[8]。术者应熟悉 1~2 个器械，因为它们有不同的尺寸、长度和鞘管尺寸。当术者在使用圈套器和取回造成栓塞的瓣膜方面的经验有限时，与介入放射科同事的交流和他们的参与可能有所帮助。软头心肌活检钳（如 Bioptome）也可用于取回造成栓塞的 THV（图 6-2）。

（二）瓣膜移位至左心室流出道和左心室

使用计算流体动力学对 THV 系统进行台式测试显示，在舒张期关闭瓣膜上的逆向作用力是收缩期顺行作用力的 10 倍[9]。

逆行的瓣膜移位可见于 THV 植入过程中或植入后即刻，也可能延迟数周出现[10]。可识别的风险因素包括缺乏主动脉瓣环钙化、未能进行基于 CT 的 TAVI 测量、主动脉瓣环处 THV 低定位、扩张不足、瓣膜尺寸过小、原生瓣叶脱垂、THV 植入后瓣周漏，以及手

表 6-2　瓣膜移位的分步治疗

第一步：确认发生瓣膜移位			➢ 超声心动图、荧光透视及 DSA 多模态成像判断 THV 位置 ➢ 排除主动脉夹层、心脏压塞、二尖瓣损伤等并发症
第二步：复苏和稳定血流动力学			➢ 气管插管、正性肌力药物支持 ➢ 经股体外循环 ➢ 体外膜氧合
第三步：治疗准备			➢ 准备经管腔瓣膜取回工具套件（包括圈套器、活检镊、THV 球囊、可控导管鞘） ➢ 准备第二个 THV
第四步：根据 THV 的位置施行治疗	顺行移位至主动脉	➢ THV 位于导丝上	− 自展瓣可回收 − 如果是球扩瓣，在瓣膜支架远端扩充球囊并取回瓣膜，在主动脉处释放
		➢ THV 从导丝脱落	− 取回瓣膜 − 圈套器 − 活检钳 − 在升主动脉或降主动脉处释放栓塞的 THV，确保不影响重要分支血管
	逆行移位至左心室流出道或左心室	➢ 瓣膜移位至左心室流出道且位置稳定	− 确认是否影响二尖瓣复合体 　✓ 不影响二尖瓣复合体，则放置第二个 THV：①确认导致瓣膜移位的因素；②瓣中瓣重叠放置在较高位置；③确认未发生冠状动脉阻塞；④评估血流动力学 　✓ 影响二尖瓣复合体，则外科手术取出：若已植入第二个 THV，则可能不需要 SAVR
		➢ 瓣膜移位至左心室	− 保持在导丝上 − 防止 THV 倒转 − 如果可能，放置第二个 THV − 外科手术取出第一个 THV，若已植入第二个 THV，则可能不需要 SAVR

THV. 经导管心脏瓣膜；SAVR. 外科主动脉瓣置换

术指征是二叶式主动脉瓣或单纯的主动脉瓣反流[10, 11]。延迟性瓣膜移位患者通常表现为心源性休克或二尖瓣功能不全。

进入左心室流出道的亚急性瓣膜移位通常是在主动脉瓣环处植入过低或瓣膜扩张不足的结果。如果自体主动脉瓣继续发挥作用且二尖瓣复合体未受影响，曾有记录成功描述了瓣中瓣的治疗方式（第二个瓣膜同时固定到主动脉瓣环和第一个 THV）[11]（图 6-3）。

相反，逆行移位至左心室的 THV 通常需要外科手术取出[8]。在经股入路发生逆行瓣膜移位的情况下，一种防止 SAVR 并减少十字钳夹主动脉需要的实用策略，是在进行外科取出之前立即将第二个 THV 输送到正确的

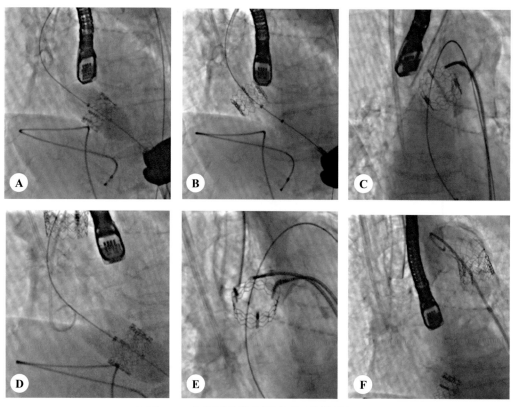

▲ 图 6-2　顺行瓣膜移位需使用活检钳进行取回

患者，89 岁，有严重症状性主动脉瓣狭窄及明显心室间隔膨出，由于外周血管疾病和重度肺动脉高压，转诊进行经心尖 TAVI。释放后（A）THV 顺行移位到升主动脉（B）。一对活检钳无法将 THV 取回至降主动脉（C）。第二个 THV 放置在主动脉位置以稳定血流动力学（D），第二对活检钳（E）用于协助瓣膜在降主动脉中释放，避开主要的侧支血管（F）（图片由 Heath SL Adams 提供）

主动脉瓣环位置[12]。当经心尖入路 TAVI 合并瓣膜移位时，在输送第二个 THV 之前，通过经心尖心室切开术取出挂载于原球囊上的 THV（通常需要经股动静脉体外循环和心脏停搏）可能是可行的[12]。或者，还有案例描述了使用大号球囊经心尖成功回收 THV，然后在瓣环平面释放第二个 THV 的方法[13]。

（三）瓣膜移位至主动脉

在 THV 从主动脉瓣环顺行移位至升主动脉时，迅速将造成栓塞的瓣膜异位释放与良好结局相关[7]。早期球扩瓣器械的 THV 球囊是从远端向近端扩充，增加了顺行移位的风险。除了最初的 CoreValve（Medtronic，Minneapolis，USA），瓣膜移位在最新一代可回收的自展瓣器械中很少见，如 Centera（Edwards Lifesciences）、Evolut-PRO（Medtronic）、Accurate NEO（Boston Scientific，Massachusetts，USA）、Portico（Abbott Vascular，Illinois，USA）和 Lotus（Boston Scientific）的 THV 系统[14-19]。大多数自展瓣具有可回收功能，并且由于其较大的支架尺寸（Evolut R 45mm vs. Sapien 3 18～22mm）和更宽的流出端（Evolut R 32～34mm vs. Sapien 3 20～29mm），它们很少会栓塞至升主动脉远端；球扩瓣（Sapien XT、Sapien 3 和 Sapien 3 Ultra；Edwards

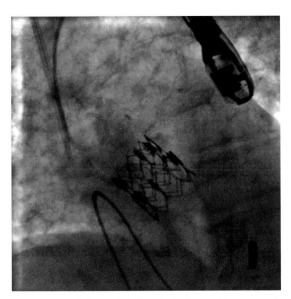

▲ 图 6-3　逆行瓣膜移位至左心室流出道后行瓣中瓣植入

患者，女，86 岁。患有慢性肾功能不全，因重度主动脉瓣狭窄转诊行经股动脉 TAVI。在 TOE 引导下经股动脉于主动脉瓣环低位植入 TAVI 瓣膜。植入后 26mm Sapien XT 瓣膜即移位至左心室流出道。TOE 显示原生瓣叶功能未受影响，且生物假体亦未对二尖瓣复合体造成影响。然后将一个 26mm Sapien XT 瓣膜高位放置于主动脉瓣环处，与第一个瓣膜部分重叠，获得了良好的血流动力学结果（图片由 Heath SL Adams 提供）

Lifesciences）具有较小的轮廓，可能向远端移位，它们无法重新回收，因此必须释放至主动脉内的某个位置[8]。

当发生顺行瓣膜移位时，保持 THV 在导丝上至关重要，以避免瓣膜倒转、心输出阻塞和循环衰竭。只要不阻塞主要的侧支，将栓塞的 THV 放置在升主动脉或降主动脉中是安全的。将 THV 放置在主动脉中后，一个重要的观察要点是，瓣叶在整个心脏周期中保持开放，对血流不造成影响[7]。此外，位于主动脉中的 THV 机械受力小于在瓣环处，在小样本人群中未发生迟发移位或瓣膜支架断裂[7]。必须谨慎的是，在主动脉中放置 THV 可能造成主动脉夹层[7]，理论上增加脑卒中

或远端血栓栓塞的风险。当在主动脉中放置倒转的 THV 是唯一的选择时，将血管内支架置入 THV 可作为一种补救选择[7]。

对于发生瓣膜移位的球扩式 THV，首选方式是将瓣膜成形球囊置于瓣膜支架远端，扩充并将 THV 拉回到可接受的位置（前提是导丝位置保持且血流动力学稳定）（图 6-4）[8]。如果该方法不可行，替代措施包括使用圈套器或活检钳来协助异位放置（图 6-2）。对于发生瓣膜移位且脱离导丝的自展 THV，由于瓣膜支架尺寸大，可能无法在降主动脉或腹主动脉中进行放置。自展 THV 支架顶部的耳片可为活检钳或圈套器提供锚点，以辅助向远端取出（图 6-2 和图 6-5）[8]。

在主动脉中放置栓塞的 THV 的最有效位置尚不清楚。然而，笔者的策略是尽可能在降主动脉或腹主动脉远端安全放置，而不损伤侧支血管或造成主动脉壁损伤。DSA 和介入放射科同事的参与可以在必要时提供有用的支持。

结论

瓣膜移位在当前的 TAVI 应用中是一种罕见但可能致命的事件。对于 THV 术者来说，重要的是要了解瓣膜移位的危险因素，并通过细致的心脏团队评估来预防这一并发症。在不太可能发生瓣膜移位的情况下，精心构建和排练的"救治"策略，包括复苏、第二个 THV 植入和使用经血管腔内取回工具套件，对于最大限度地降低瓣膜移位发生率和死亡率至关重要。

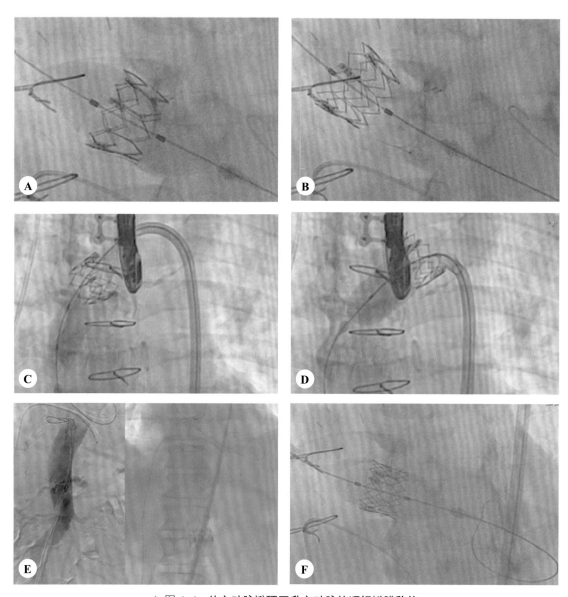

▲ 图 6-4　从主动脉瓣环至升主动脉的顺行瓣膜移位

患者，女，77 岁。曾于 4 年前接受 25mm Trifecta（St Jude，Abbott Vascular）SAVR，因严重的生物瓣衰败伴瓣膜反流而转诊进行瓣中瓣 TAVI。考虑到要进行瓣中瓣植入和基于 CT 尺寸测量结果，计划通过经股动脉入路植入 26mm Sapien XT 瓣膜。在快速心室起搏下高位释放后（A），THV 栓塞至升主动脉，但仍停留在硬导丝上，因此没有倒转（B）。通过在瓣膜支架远端扩充球囊并将其拉回腹主动脉（C 和 D）的方式，将 THV 从升主动脉取回。在 DSA 协助下避开主要分支血管将其放置（E）。更换新的鞘管后，将另一个 26mm Sapien XT 瓣膜放置在先前的外科瓣膜支架水平上（F），结果令人满意。患者出院时未出现并发症（图片由澳大利亚昆士兰州查尔斯王子医院心脏内科的 Karl Poon 博士提供）

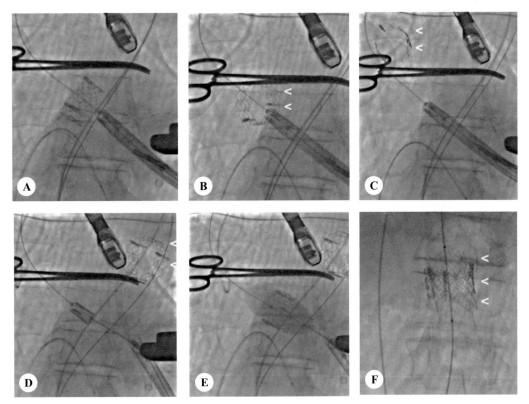

▲ 图 6–5　经心尖 TAVI 期间的顺行瓣膜移位，瓣膜从导丝 "脱落"

患者，88 岁，因重度症状性主动脉瓣狭窄和缺血性心肌病转诊进行 TAVI。心脏团队评估后考虑由于外周血管疾病而无法经股动脉入路，决定采用经心尖入路。第一个 26mm Edwards Sapien XT THV 植入后，有严重的瓣周漏。拟经心尖位置将瓣膜重新装载上导丝，但在推进球囊时，术者没有意识到导丝位于瓣周空间而非瓣膜内（A）。瓣膜从导丝 "脱落" 到降主动脉（B 至 D，白箭头）。第二个大号的 THV 放置在主动脉位置，以稳定血流动力学（E）。然后用活检钳取回第一个瓣膜，放置在降主动脉中，并应用血管支架固定 THV 框架（F，白箭头）（图片由 Heath SL Adams 提供）

致谢

感谢澳大利亚昆士兰州查尔斯王子医院心脏内科的 Karl Poon 博士提供图 6-4 的病史和图像。

参考文献

[1] Kappetein, A.P., Head, S.J., Genereux, P. et al. (2012). Updated standardized endpoint definitions for transcatheter aortic valve implantation: the Valve Academic Research Consortium-2 consensus document. *J. Am. Coll. Cardiol.* 60: 1438–1454.

[2] Khatri, P.J., Webb, J.G., Rodes-Cabau, J. et al. (2013). Adverse effects associated with transcatheter aortic valve implantation: a meta-analysis of contemporary studies. *Ann. Intern. Med.* 158: 35–46.

[3] Makkar, R.R., Jilaihawi, H., Chakravarty, T. et al. (2013). Determinants and outcomes of acute transcatheter valve-in-valve therapy or embolization: a study of multiple valve implants in the U.S. PARTNER trial (placement of AoRTic TraNs-cathetER valve trial Edwards SAPIEN trans-catheter heart valve). *J. Am. Coll. Cardiol.* 62: 418–430.

[4] Holmes, D.R., Nishimura, R.A., Grover, F.L. et al. (2015). Annual outcomes with transcatheter valve therapy: from the STS/ACC TVT registry. *J. Am. Coll. Cardiol.* 66: 2813–2823.

[5] Yoon, S.H., Whisenant, B.K., Bleizifffer, S. et al. (2019). Outcomes of transcatheter mitral valve replacement for degenerated bioprostheses, failed annuloplasty rings, and mitral annular calcification. *Eur. Heart J.* 40: 441–451.

[6] McElhinnery, D.B., Cabalka, A.K., Aboulhosn, J.A. et al. (2016). Transcatheter tricuspid valve-in-valve implantation for the treatment of dysfunctional surgical bioprosthetic valves: an international multicentre registry study. *Circulation* 133: 1582–1593.

[7] Tay, E.L., Gurvitch, R., Wijeysinghe, N. et al. (2011). Outcome of patients after transcatheter aortic valve embolization. *J. Am. Coll. Cardiol. Intv.* 4: 228–234.

[8] Alkhouli, M., Sievert, H., and Rihal, C.S. (2019). Device embolization in structural heart interventions incidence, outcomes, and retrieval techniques. *J. Am. Coll. Cardiol. Intv.* 12 (2): 113–126.

[9] Dwyer, H.A., Matthews, P.B., Azadani, A. et al. (2009). Migration forces of transcatheter aortic valves in patients with noncalcific aortic insufficiency. *J. Thorac. Cardiovasc. Surg.* 138: 1227–1233.

[10] Prakash, R., Crouch, G., Joseph, M.X. et al. (2014). Very late ventricular displacement of transcatheter aortic valve resulting in severe paravalvular regurgitation. *J. Am. Coll. Cardiol. Intv.* 7 (2): e13–e15.

[11] Nobre Menezes, M., Canas da Silva, P., Nobre, A. et al. (2017). Subacute retrograde TAVI migration successful treated with a valve-valve procedure. *Rev. Esp. Cardiol. (Engl. Ed.)* 70 (6): 508–510.

[12] Otalvaro, L., Damluji, A., Alfonso, C.E. et al. (2015). Management of transcatheter aortic valve embolization into the left ventricle 2015. *J. Card. Surg.* 30: 360–363.

[13] Dumonteil, N., Marcheix, B., Grunenwald, F. et al. (2013). Left ventricular embolization of an aortic balloon-expandable bioprosthesis: balloon capture and reimpaction as an alternative to emergent conversion to open-heart surgery. *J. Am. Coll. Cardiol. Intv.* 6: 308–310.

[14] Giannini, F., Montorfano, M., Romano, V. et al. (2016). Valve embolization with a second-generation fully-retrievable and repositionable transcatheter aortic valve. *Int. J. Cardiol.* 223: 867–869.

[15] Kim, W.K., Möllmann, H., Liebetrau, C. et al. (2018). The ACURATE neo transcatheter heart valve. A comprehensive analysis of predictors of procedural outcome. *JACC Cardiovasc. Interv.* 11 (17): 1721–1729.

[16] Reichenspurner, H., Schaefer, A., Schäfer, U. et al. (2017). Self-expanding transcatheter aortic valve system for symptomatic high-risk patients with severe aortic stenosis. *J. Am. Coll. Cardiol.* 70: 3127–3136.

[17] Mas-Perio, S., Vasa-Nicotera, M., Weiler, H. et al. (2017). Thirty-day outcomes in 100 consecutive patients undergoing transfemoral aortic valve replacement with the portico valve on an all-comer basis. *J. Invasive Cardiol.* 29 (12): 431–436.

[18] Hellhammer, K., Piayda, K., Afzal et al. (2018). The latest evolution of the Medtronic CoreValve system in the era of transcatheter aortic valve replacement: matched comparison of the Evolut PRO and Evolut R. *JACC Cardiovasc. Intenv.* 11 (22): 2314–2322.

[19] Bapat, V. (2014). Valve-in-valve apps: why and how they were developed and how to use them. *EuroIntervention* 10 (Suppl U): U44–U51.

第7章　瓣周漏
Paravalvular Leaks

Joris Ooms　Zouhair Rahhab　Nicolas M. Van Mieghem　著

姚怡君　陈　飞　译　　何　森　校

一、临床意义

随着 TAVI 的适应证从外科手术高风险患者转向低风险患者，最大限度地减少并发症，尤其是瓣周漏（paravalvular leakage，PVL），变得越来越重要。

在 TAVI 出现的最初 10 年，瓣周漏（不同于主动脉瓣反流）是一个相当常见的问题，重度瓣周漏的平均发生率为 1.6%，中度瓣周漏为 10.5%，轻度瓣周漏为 45.9%[1]。然而，轻度、中度和重度瓣周漏的发生率在不同的研究及 TAVI 器械间差异很大[1, 2]。

随着评估工具的改进和新一代 THV 的出现，目前临床上的中重度瓣周漏发生率降至 3% 左右[3]。

TAVI 术后轻度以上的瓣周漏与死亡率独立相关。一项大型 Meta 分析（超过 15 000 例患者）显示，轻度以上瓣周漏的 TAVI 患者 1 年全因死亡率增加了 2 倍以上（HR=2.12；95%CI 1.79～2.51；$P < 0.00001$）[4]。因此，仔细的术前规划、术中瓣周漏评估和治疗是控制和减少瓣周漏的关键。

二、预防

多项研究确定了 TAVI 术后瓣周漏发生的解剖学、术中和术后危险因素。

（一）解剖学因素

1. 瓣环尺寸和形状

对原生瓣环和 LVOT 进行恰当的测量，对于防止患者与人工瓣膜不匹配和瓣周漏的发生至关重要。在目前的临床实践中，MDCT 是术前瓣环测量的标准[5]。超声心动图检查通常低估了瓣环尺寸，导致瓣膜尺寸选择过小和瓣周漏的发生[6]。

Wilson 等的研究显示，MDCT 测得的瓣环尺寸和植入瓣膜尺寸之间的差异，可以预测 TAVI 术后中度或重度瓣周漏的发生[7]，这表明根据准确的 MDCT 测量值选择 THV 尺寸可有效预防瓣周漏。原生瓣环偏心率本身并不能预测瓣周漏，然而过度的瓣环钙化及其不对称的分布却可以。对于非常大尺寸的瓣环，可用的 THV 需要过度扩张，瓣环的偏心率可能与瓣周漏相关[8]。

2. 瓣叶和左心室流出道钙化

为确保 THV 在主动脉根部的锚定，原生主动脉瓣上需要有一定的钙化。一项在使用自展 THV 进行 TAVI 的患者研究通过 Agatston 钙化评分对主动脉根部钙化进行分级，发现较低的评分（＜2359AU）是瓣膜移位的独立预测因子（OR=3.1；95%CI 1.09～8.84）[9]。

然而，严重的钙化和分布不对称可能阻碍 THV 在瓣环壁上的适当定位，从而导致瓣周漏及植入后需要球囊扩张（图 7-1 和图 7-2)[1]。最近，人们的注意力已经转向通过 MDCT 对原生主动脉瓣钙化体积进行量化评估。结果显示，在检测阈值为 850HU（Houndsfield unit）时，钙化体积≥235mm³ 与瓣周漏相关。此外，使用 MDCT 定量测得的 LVOT 钙化可独立预测瓣周漏（OR=9.5；95%CI 4.1～22.3）[10]。

3. 二叶式主动脉瓣

二叶式主动脉瓣（bicuspid aortic valve，BAV）表型在人群中的发生率为 0.5%～2%，具有瓣膜衰败加速的特点。评估二叶式主

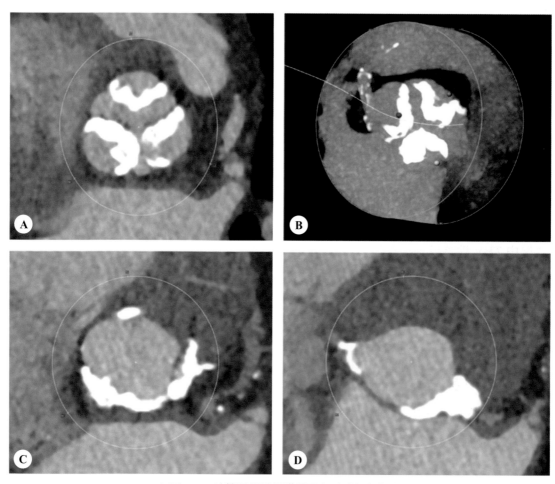

▲ 图 7-1　计算机断层扫描显示主动脉根部钙化

A. 三叶式主动脉瓣的严重钙化；B. 同一重度钙化主动脉瓣的最大密度投影视图显示了多个层面上瓣膜钙化的程度；C. 主动脉瓣环严重钙化且分布不对称；D. 不对称的左心室流出道钙化是 TAVI 瓣周漏的危险因素（图片由 Joris Ooms、Zouhair Rahhab 和 Nicolas M. Van Mieghem 提供）

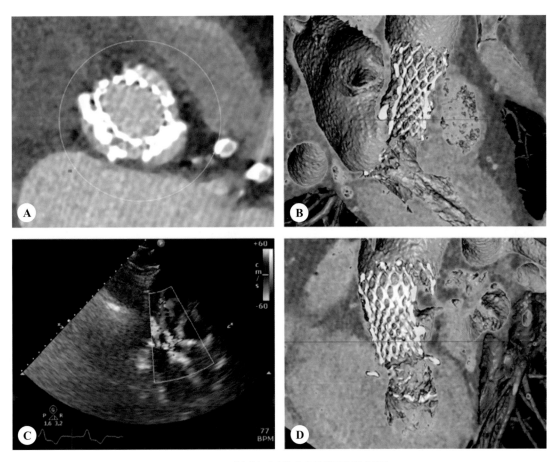

▲ 图 7-2　扩张不足的自展瓣导致瓣周漏

A.26mm 自展瓣 Evolut PRO 在主动脉瓣环高度植入的 CT 图像。要注意的是，它是椭圆形的，没有完全定位。B 和 D. 同一患者的三维重建 CT 图像显示了垂直于瓣膜的视图；C. 中度至重度瓣周漏的心尖三腔心视图（图片由 Joris Ooms、Zouhair Rahhab 和 Nicolas M. Van Mieghem 提供）

动脉瓣中 THV 性能的前瞻性研究正在进行中，如 BIVOLUT X 研究（ClinicalTrials.gov：NCT03495050）。小规模的接受 TAVI 治疗的二叶式主动脉瓣患者队列显示轻度以上 PVL 瓣周漏的发生率超过 18.1%[11]，远高于非二叶式主动脉瓣患者的瓣周漏发生率。这似乎并不归因于瓣环的解剖形状（相比非二叶式主动脉瓣患者，瓣环更非椭圆形且更大），而是由于在二叶式主动脉瓣患者中更为常见的严重且不对称分布的钙化所导致的不完全密封。加入了密封编织物的新型 THV 设计似乎极大地减少了瓣周漏的发生[12]。

4. 主动脉角度

"横位"主动脉指主动脉瓣环和横向平面之间的大角度，这可能导致瓣周漏。在使用自展瓣的 TAVI 患者中评估其瓣环成角（annulus angle，AA；瓣环成角是指 MDCT 上主动脉瓣环平面和水平面之间的夹角）时，术前 MDCT 测得较大的角度是瓣周漏发生率增加的独立预测因子（轻度以上瓣周漏的 OR=2.76；95%CI 1.15～6.6；P=0.02）。除瓣周漏外，瓣环成角的增加导致成功率降低，球囊后扩的需要增加，以及瓣膜栓塞发生率增加。使用球扩瓣时，未观察到此类风险[1, 13]。

（二）术中因素

1. 瓣膜类型

与球扩瓣相比，自展瓣发生轻度以上瓣周漏的风险更高（16% vs. 9.1%；P=0.005）[1]。球扩瓣可能主导主动脉根部使生物瓣呈圆形，而自展瓣则被原生的解剖结构主导，在植入后具有更高的椭圆形倾向。这是由于自展瓣的径向支撑力较低。

对于自展瓣，主动脉角度是瓣周漏的危险因素，但对于球扩瓣则不是。一种可能的解释是，具有更长支架的自展瓣位于更大角度的瓣环成角时可能导致更加不对称的瓣膜定位（图 7-2）。

现有器械的迭代包含了有助于减少瓣周漏的特征（例如，可完全回收的 THV 或密封织物），从而减少轻度以上瓣周漏的发生率。

新一代 THV 的瓣周漏发生率见表 7-1。值得注意的是，表 7-1 包括了目前有较大患者队列（>1000 例）的 THV。其他新一代瓣膜包括 NVT Allegra、Centera、Evolut PRO、Portico、JenaValve 和 VenusA。

2. 植入深度

获得合适的植入深度是预防瓣周漏的关键。在一项纳入了 123 例使用球扩瓣（Sapien、Sapien XT）的 TAVI 患者研究中，术后 MDCT 显示，植入较浅（支架进入 LVOT 的深度<2mm）与瓣周漏独立相关[15]。将 THV 植入 LVOT 太深则会暴露瓣膜支架的未覆膜部分并促进瓣周漏的发生。

（三）术后因素

人工瓣膜心内膜炎

外科文献中有大量证据显示，心内膜炎浸润瓣周组织并造成瓣周漏。在一项超过 20 000 名 TAVI 患者的注册研究中，人工瓣膜心内膜炎（prosthetic valve endocarditis，PVE）发病率为每人每年 1.7%（95%CI 1.4%～2.0%），与 SAVR 后 PVE 的发病率没有差异。TAVI 后 PVE 的死亡率很高，1 年相关死亡率为 66%。PVE 患者中有 15.1% 被观察到新发的中度至重度主动脉瓣反流[16]。

三、监测

瓣周漏评估是 TAVI 流程中的重要组成部分。瓣周漏是主动脉瓣反流最常见的原因，尽管中心型跨瓣主动脉瓣反流也可能发生并需要解决[17]。有多种方式可以用来识别和量化主动脉瓣反流（图 7-3）。

表 7-1 新一代经导管主动脉瓣膜与瓣周漏

	Acurate（Boston Scientific）	Evolut R（Metronic）	Lotus	Sapien 3
中度以上瓣周漏	0.0%～5.3%	3.7%～7.5%	0.2%～0.7%	0.5%～2.7%
患者人数	1314	1603	3007	5423
报道数	5	4	11	11

Allegra、Centera、Evolut PRO、Portico、JenaValve、VenusA 由于患者队列规模较小而没有进行报道（改编自 Transcatheter aortic valve replacement with new-generation devices: a systematic review and meta-analysis. Barbanti et al. Int. J. Cardiol. 2017[14].）

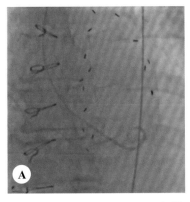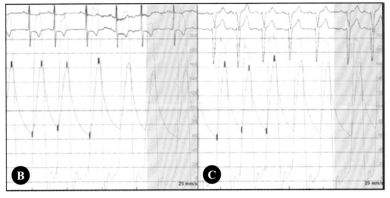

▲ 图 7-3　使用主动脉瓣反流指数的血流动力学评估

A. 位于左心室和升主动脉的双腔导管的透视图像；B. 在 TAVI 术前同时测量左心室（蓝色）和升主动脉（绿色）压力，注意较大的跨瓣压差；C. 在 TAVI 术后同时测量左心室和升主动脉压力（图片由 Joris Ooms、Zouhair Rahhab 和 Nicolas M. Van Mieghem 提供）

1. 主动脉根部造影

可在 TAVI 术后直接用主动脉根部造影作为主动脉瓣反流的筛查工具。通常使用 Sellers 视觉分级量表进行粗略量化，将潜在的主动脉瓣反流分为如下等级。

- 0 级：无主动脉瓣反流。
- 1 级：舒张期有少量对比剂进入左心室，未填充整个心腔，并在每个心搏周期中被清除。
- 2 级：在舒张期，反流的对比剂充满了整个左心室，但密度低于升主动脉。
- 3 级：在舒张期，反流的对比剂充满了整个左心室，密度与升主动脉相同。
- 4 级：在舒张期，反流的对比剂充满了整个左心室，密度比升主动脉更高。

主动脉根部造影的优点与不足如下。

- 优点：可及性强，快捷。不受胸部解剖形态异常或胸腔内金属植入物的干扰。
- 不足：伴随着不同观察者之间高变异性的主观评估；无法区别跨瓣中央反流与瓣周漏；额外增加的对比剂暴露。

2. 视频密度测量法

分析主动脉根部血管造影的专用软件被应用于主动脉瓣反流的半自动定量分析，以减少观察者之间和观察者内部的变异性。视频密度测量法基于舒张期左心室对比剂密度和分布的时间依赖性变化。这些变化被计算成密度曲线。该方法需要一个左心室、升主动脉和降主动脉之间没有重叠的投影，在感兴趣区也没有不透射的结构。

LVOT 量化主动脉瓣反流指数（LVOT quantified aortic regurgitation index，LVOT-ARI）比较了 LVOT 和升主动脉之间的对比剂密度模式，范围为 0~4.0（4.0 量化为重度主动脉瓣反流，>0.17 为轻度以上主动脉瓣反流）[18]。

视频密度测量法的优点与不足如下。

- 优点：观察者之间的相关性高；提供 AR 分级的连续指数。
- 不足：对特定造影视图的要求；依赖于造影的质量；瓣膜中央反流与瓣周反流没有区别；需要对图像进行额外处理。

3. 血流动力学评估——主动脉瓣反流指数

在 TAVI 术前和术后直接同时测量左心室和主动脉压力可以计算主动脉瓣反流指数（aortic regurgitation index，ARi）（表 7-2 和图 7-3）。该指数有助于识别具有血流动力学相关性的瓣周漏。单独使用 TAVI 术后 ARi 特异性较低，因此建议计算 ARi 比值（术后 ARi/ 术前 ARi），这考虑了 TAVI 术前的血流动力学状态。术后 ARi<25，且 ARi 比值<0.6，与中度以上瓣周漏和 1 年死亡率增加相关[19]。然而，心率可以极大地改变舒张期血流动力学状态，导致 ARi 可靠性下降。因此，建议使用心率调整的 ARi（表 7-2）。心率调整的 ARi 临界值为 25（<25 表示显著瓣周漏），与未经心率调整的 ARi 或单独使用 TEE 相比，其 1 年死亡率的判别能力更强[20]。

ARi 的优点与不足如下。

- 优点：通过压力测量进行实时、体内、特定的瓣周漏分类评估。

- 不足：单独的术后 ARi 的特异性相对较低，导致较高的显著瓣周漏假阳性；有许多混杂因素（如心率、二尖瓣反流或左心室功能差）；无法区别跨瓣中央反流与瓣周反流。

4. 超声心动图

超声心动图有识别和监测瓣周漏的标准方法，是评估瓣周漏的首选方式。彩色多普勒允许对瓣周漏的存在和严重程度进行定位和半量化（图 7-2 和图 7-4）。脉冲和连续波多普勒测量用于量化反流体积、反流分数和反流面积。

在以往的指南和共识中，使用了 3 级超声学分级方案（轻度、中度、重度）（表 7-3）[17]。为了解决分级方案之间的差异，并更好地将超声参数与临床术语联系起来，一种 5 级分类方案被设计出来[21]（表 7-4）。

经胸超声心动图（transthoracic echocardiography，TTE）可及性较好，被广泛应用于 TAVI 临床实践中。然而，TTE（尤其是胸骨旁短轴）对瓣周漏的低估及人工瓣膜和原生主动脉根部钙化产生的伪影是一个重要限制因素。导致 TTE 上瓣周漏被低估的其他因素包括 TAVI 患者的体形、既往胸部手术史和伴随的肺部疾病（"超声波视窗差"）。此外，多个反流束可能使瓣周漏定量复杂化。因此，采用多个视图和参数评估反流束及反流颈至关重要。

如果 TTE 影像不理想，经食管超声心动

表 7-2　血流动力学评估——主动脉瓣反流指数

	显著瓣周漏的临界值
主动脉瓣反流指数	<25，且主动脉瓣反流指数比值[a]<0.6
心率调整的主动脉瓣反流指数（主动脉舒张压力－左心室舒张末期压力）/心率 ×80	<25

a. 主动脉瓣反流指数比值技术后主动脉瓣反流指数 / 术前主动脉瓣反流指数计算（改编自 Pre-Procedural Hemodynamic Status Improves the Discriminatory Value of the Aortic Regurgitation Index in Patients Undergoing Transcatheter Aortic Valve Replacement, Sinning et al. [19]. Heart-rate adjustment of transcatheter hemodynamics improves the prognostic evaluation of paravalvular regurgitation after transcatheter aortic valve implantation, Jilaihawi et al [20]. ）

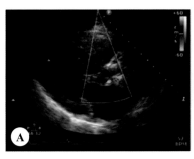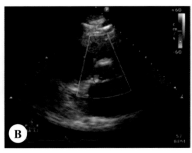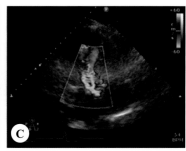

▲ 图 7-4　TAVI 术后第一天的经胸超声心动图显示瓣周漏

A. 使用 26mm 的 Evolut PRO 行 TAVI 术后的第一天，彩色多普勒胸骨旁长轴视图显示轻度瓣周漏；B. 同
一患者的彩色多普勒胸骨旁短轴视图显示轻至中度瓣周漏；C. 同一患者的彩色多普勒心尖三腔心视图显
示重度瓣周漏（图片由 Joris Ooms、Zouhair Rahhab 和 Nicolas M. Van Mieghem 提供）

表 7-3　人工主动脉瓣反流的超声心动图评估（3 级分类）

	轻 度	中 度	重 度
半定量参数			
降主动脉舒张期血液反流 –PW	无或舒张早期短暂出现	适中	明显，全舒张期
人工瓣膜瓣周漏的圆周范围 [a]	＜10%	10%～29%	≥30%
定量参数 [b]			
反流体积（ml/ 搏）	＜30	30～59	≥60
反流分数	＜30%	30%～49%	≥50%
EROA（cm²）	0.10	0.10～0.29	≥0.30

PW. 脉冲波多普勒；EROA. 有效反流口面积
a. 与定量多普勒相比，未经充分验证，可能高估严重程度
b. 对于 LVOT＞2.5cm，显著狭窄的标准为＜0.20
改编自 Updated standardized endpoint definitions for transcatheter aortic valve implantation: the Valve Academic
Research Consortium-2 consensus document, Kappetein et al [19].

图（transesophageal echocardiography，TEE）
可改善瓣周漏评估。然而，术前 TEE 通常需
要镇静，这对老年人群的住院时间和谵妄发
病率有影响。

　　超声心动图的优点与不足如下。

- 优点：可及性强；瓣周漏评估的标准方
  法；定位瓣周漏的位置。

- 不足：低估瓣周漏严重程度；在"回声
  反射性差"的患者中，获得最佳图像具
  有挑战性。

5. 心脏磁共振

　　心脏磁共振（cardiac magnetic resonance，
CMR）使用 THV 正上方升主动脉的相位 –
对比血流速度成像对瓣周漏进行直接定量，
可获取顺行和逆行的主动脉血流，用于计算
反流分数（regurgitant fraction，RF）。这可以
完全量化反流体积，而不会受到瓣膜类型、
反流束数量或偏心率的干扰。此外，钙化不
会影响其整体表现。区分轻度和中度以上瓣
周漏的临界值是 RF 为 14%。

表 7-4 人工主动脉瓣瓣周漏严重程度的评估（5级分类）

	微 量	轻 度	轻中度	中 度	中重度	重 度
结构参数						
缝合环移动	正常	正常	正常/异常	正常/异常	异常	异常
左心室径线	正常	正常	正常	正常/轻度扩张	异常/中度扩张	中度/重度扩张
半定量参数						
较多的反流束来源 [a]	无	无	无	有	有	有
多个反流束 [a]	可能有	可能有	常有	常有	有	有
近端血流汇聚可见 [a]	无	无	无	可能有	常有	常有
反流颈宽度 [a]（mm）	-	<2	2~4	4~5	5~6	≥6
反流束起源处的宽度 [a]（%，与 LVOT 直径比较）	<5	5~15	15~30	30~45	45~60	≥60
反流束密度 [b]	不完整或模糊	不完整或模糊	不定	致密	致密	致密
PHT [b,c]（ms）	>500	>500	200~500	200~500	200~500	<200
降主动脉舒张期血液反流 [c,d]	无	无或舒张早期短暂出现	适中	适中	全舒张期（舒张末期速度>20cm/s 且<30cm/s）	全舒张期（舒张末期速度≥30cm/s）
PVL 圆周范围 [a,c]	无法定量	<5	5~10	10~20	20~30	≥30
定量参数						
RVol（ml/搏）	<10	<15	15~30	30~45	45~60	≥60
反流分数（%）	<15	<15	15~30	30~40	40~50	≥50
EROA（mm²）	<5	<5	5~10	10~20	20~30	≥30
CMR 图像						
反流分数（%）	<15	<15	15~30	30~40	40~50	≥50

CMR. 心脏磁共振；EROA. 有效反流口面积；LVOT. 左心室流出道；PHT. 压力减半时间；PW. 脉冲波多普勒；RVol. 反流体积

a. 彩色多普勒

b. 连续波多普勒

c. 适用于慢性瓣周漏，但在手术期间或手术后早期不太可靠

d. 脉冲波多普勒

改编自 Clinical Trial Principles and Endpoint Definitions for Paravalvular Leaks in Surgical Prosthesis: An Expert Statement, Ruiz et al[18].

与 CMR 相比，在大多数情况下 TTE 低估了中度瓣周漏，并将其归类为轻度。在重度瓣周漏中，两种模式之间的一致性更高。值得注意的是，评估中包括了冠状动脉舒张流量，这导致了轻微的高估。

CMR 的优点与不足如下。

- 优点：反流体积的完全定量；不受钙化或人工瓣膜伪影的影响；与 TTE 相比，观察者之间和观察者内部的变异性较低。

- 不足：评估中包括了冠状动脉舒张流量；易受心律失常和运动伪影的影响；在导管室不可用和运筹管理方面的挑战；患者相关的顾虑，如幽闭恐惧症。

6. 生物标志物

高分子量（high molecular-weight，HMW）血管性血友病因子（von Willebrand factor，VWF）的多聚体是止血的必需蛋白质，并可受结构性心脏病的影响。显著的瓣周漏或主动脉瓣狭窄的血流湍流会对高分子量多聚体造成剪切应力，从而导致结构变形。这种变形产生蛋白水解酶的裂解活性，导致功能下降和高分子量多聚体的丢失，这被称为高分子量多聚体缺陷。通过 TAVI，高分子量多聚体水平在瓣膜植入后几分钟内正常化。然而，如果存在瓣周漏，高分子量多聚体水平会仍然较低。因此，测量高分子量多聚体缺陷有助于识别术后瓣周漏[22]。

围术期测量高分子量多聚体比值和 VWF 胶原结合活性与 VWF 抗原的比值是获得高分子量多聚体缺陷的直接定量方法。此外，二磷酸腺苷闭合时间（closure time with adenosine diphosphate，CT-ADP）是止血功能的一种测量方法，并对高分子量多聚体缺陷高度敏感，可作为高分子量多聚体缺陷的替代物用于即时检验。

高分子量多聚体缺陷与瓣周漏的存在与否相关（高分子量多聚体比值为 0.8：阴性预测值为 98.4%；CT-ADP 为 180s：阴性预测值为 98.4%），并与 1 年死亡率相关（高分子量多聚体比值<0.8 和 CT-ADP>180s 均与死亡率增加相关）[22]。

生物标志物的优点与不足如下。

- 优点：可及性强；绝对值。

- 不足：无法区分主动脉瓣反流的严重程度和类型；未标准化；混杂因素未知。

四、治疗

可回收经导管心脏瓣膜

多种自展瓣可以在部分或完全释放时重新回收入鞘。这样可以及时纠正部分释放后观察到的错误定位和瓣周漏。然而，评估部分展开的瓣膜其最终可能出现的瓣周漏具有挑战性，瓣周漏仍然是具有部分可回收特性的 THV 设计中的一个问题[1]。Lotus THV 是唯一完全可回收的器械，并且是第一个做到类似于 SAVR 那样几乎没有显著瓣周漏的器械[23]。

1. 圈套器

当 THV 植入 LVOT 太深时可以尝试圈套技术。一个或最好两个圈套器用于捕获 THV 的主动脉缘。然后，通过逐渐拉动 THV 支架使其向主动脉移动（图 7-5）。必须注意不要使 THV 过度脱位导致栓塞。如果 THV 边缘指向主动脉壁，该操作则有主动脉夹层的风险。

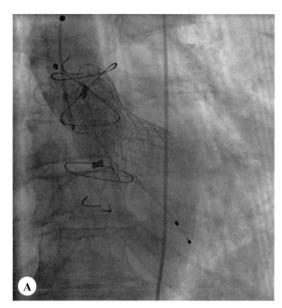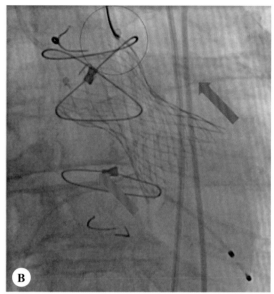

▲ 图 7-5　圈套自膨式经导管心脏瓣膜

A. 植入过深的 34mm Evolut R，左心室尾部有反流束混影（Sellers 2 级）。B. 一个圈套导管被推进并捕获了 个弯钩（红圈）。因此，导丝被轻轻地拉动以使瓣膜稍微向上位移

2. 后扩

后扩是一种相对简单的技术。球囊尺寸可以基于术前多切面计算机断层扫描（multi-slice computed tomography，MSCT）获得的尺寸。经验是选择与平均根部直径或周长计算直径相等的瓣膜尺寸，以避免过度的球囊尺寸导致的主动脉破裂风险。主动脉根部内额外的器械操作可能与更多的碎片脱落及脑栓塞有关，伴有更高的神经系统事件风险[24]。此外，LVOT 平面传导系统的牵拉和创伤可能导致传导异常和需要安装起搏器。这也可能导致主动脉根部破裂[25]。

可以想象，后扩的益处大于风险，因此在有轻度以上瓣周漏的情况下，建议进行后扩。

3. 瓣中瓣植入

当 THV 植入过深或过高时，有时最好的解决方案是植入第二个 THV（图 7-6）。根据具体的情况，可以选择相同设计或不同设计的瓣膜。对于存在冠状动脉阻塞风险的情况（例如，较小的窦管接合部、冠状动脉开口前方有密封织物等），可能需要先圈套住第一个 THV 并将其放置在降主动脉或腹主动脉中。第二个 THV 的使用与起搏器风险较高相关，但长期结果似乎是可以接受的。

4. 经皮封堵

当瓣周漏周长已确定且相对较小时，瓣周漏封堵可能是一个有效的选择。封堵器的选择和尺寸仍然是随意的，尽管额外的术后 MSCT 和（或）三维 TTE 可以提供帮助。一项纳入了 58 例 TAVI 术后行经皮封堵瓣周漏患者的系统评价提示其成功率高（总成功率为 83.6%）。对于 SEV 其成功率为 100%（16/16），BEV 的成功率为 77.8%（34/45），且无手术相关的死亡。有无既往 SAVR/ 瓣中瓣植入的患者之间其成功率没有差异。在该队列中，报道的死亡率为 27.3%，但未提及

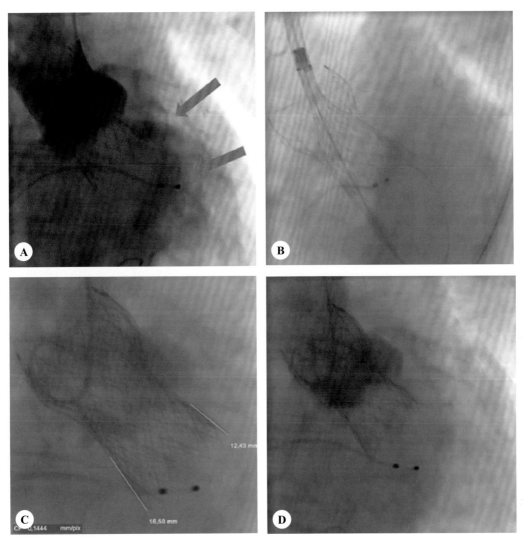

▲ 图 7-6　瓣中瓣植入

A. 自展 Evolut R 29mm 瓣膜植入左心室太深，导致重度瓣周漏（红箭）；B. 瓣中瓣植入 Evolut R 29mm 瓣膜；C. 瓣中瓣植入后的结果，测量了 2 个瓣膜向左心室突出的程度；D. 第二次植入后的造影显示残余反流极少

平均随访时间。除高死亡率外，其他严重风险包括术后器械 / 瓣膜栓塞、转外科手术和术后溶血[26]。

5. 外科手术

外科手术补救在具有高手术风险的 TAVI 患者中尚不明确。除了这种局限性之外，从长远来看应该考虑开胸手术这一选择以达到最佳预后，在手术风险较低的患者中可能更是如此。

此外，需要提及的是，TAVI 患者的紧急

开胸手术是一项高风险手术，30 天死亡率为 67.1%，与不需要紧急心脏手术的患者相比，其死亡率增加了 9 倍[27]。

结论

随着术前 CT 规划、新型 THV 器械和术中多模态影像瓣周漏评估的实施，临床上显著的 TAVI 术后瓣周漏可能会是罕见的事件。

参考文献

[1] Athappan, G., Patvardhan, E., Tuzcu, E.M. et al. (2013). Incidence, predictors, and outcomes of aortic regurgitation after transcatheter aortic valve replacement: meta-analysis and systematic review of literature. *J. Am. Coll. Cardiol.* 61: 1585–1595.

[2] Genereux, P., Head, S.J., Hahn, R. et al. (2013). Paravalvular leak after transcatheter aortic valve replacement: the new Achilles' heel? A comprehensive review of the literature. *J. Am. Coll. Cardiol.* 61: 1125–1136.

[3] Athappan, G., Gajulapalli, R.D., Tuzcu, M.E. et al. (2016). A systematic review on the safety of second-generation transcatheter aortic valves. *EuroIntervention* 11: 1034–1043.

[4] Takagi, H., Umemoto, T., and Group A (2016). Impact of paravalvular aortic regurgitation after transcatheter aortic valve implantation on survival. *Int. J. Cardiol.* 221: 46–51.

[5] Pontone, G., Andreini, D., Bartorelli, A.L. et al. (2012). Aortic annulus area assessment by multidetector computed tomography for predicting paravalvular regurgitation in patients undergoing balloon-expandable transcatheter aortic valve implantation: a comparison with transthoracic and transesophageal echocardiography. *Am. Heart J.* 164: 576–584.

[6] Ng, A.C., Delgado, V., van der Kley, F. et al. (2010). Comparison of aortic root dimensions and geometries before and after transcatheter aortic valve implantation by 2– and 3–dimensional transesophageal echocardiography and multislice computed tomography. *Circ. Cardiovasc. Imaging* 3: 94–102.

[7] Willson, A.B., Webb, J.G., Labounty, T.M. et al. (2012). 3–dimensional aortic annular assessment by multidetector computed tomography predicts moderate or severe paravalvular regurgitation after transcatheter aortic valve replacement: a multicenter retrospective analysis. *J. Am. Coll. Cardiol.* 59: 1287–1294.

[8] Tang, G.H.L., Zaid, S., George, I. et al. (2018). Impact of aortic root anatomy and geometry on paravalvular leak in transcatheter aortic valve replacement with extremely large annuli using the Edwards SAPIEN 3 valve. *JACC Cardiovasc. Interv.* 11: 1377–1387.

[9] Van Mieghem, N.M., Schultz, C.J., van der Boon, R.M. et al. (2012). Incidence, timing, and predictors of valve dislodgment during TAVI with the Medtronic Corevalve System. *Catheter. Cardiovasc. Interv.* 79: 726–732.

[10] Hansson, N.C., Leipsic, J., Pugliese, F. et al. (2018). Aortic valve and left ventricular outflow tract calcium volume and distribution in transcatheter aortic valve replacement: influence on the risk of significant paravalvular regurgitation. *J. Cardiovasc. Comput. Tomogr.* 12: 290–297.

[11] Jilaihawi, H., Chen, M., Webb, J. et al. (2016). A bicuspid aortic valve imaging classification for the TAVR era. *JACC Cardiovasc. Imaging* 9: 1145–1158.

[12] Perlman, G.Y., Blanke, P., Dvir, D. et al. (2016). Bicuspid aortic valve stenosis: favorable early outcomes with a next-generation transcatheter heart valve in a multicenter study. *JACC Cardiovasc. Interv.* 9: 817 824.

[13] Abramowitz, Y., Maeno, Y., Chakravarty, T. et al. (2016). Aortic angulation attenuates procedural success following selfexpandable but not balloon-expandable TAVR. *JACC Cardiovasc. Imaging* 9: 964–972.

[14] Barbanti, M., Buccheri, S., Rodés-Cabau, J. et al. (2017). Transcatheter aortic valve replacement with new-generation devices: a systematic review and meta-analysis. *Int. J. Cardiol.* 245: 83–89.

[15] Katsanos, S., Ewe, S.H., Debonnaire, P. et al. (2013). Multidetector row computed tomography parameters associated with paravalvular regurgitation after transcatheter aortic valve implantation. *Am. J. Cardiol.* 112: 1800–1806.

[16] Amat-Santos, I.J., Messika-Zeitoun, D., Eltchaninoff, H. et al. (2015). Infective endocarditis after transcatheter aortic valve implantation: results from a large multicenter registry. *Circulation* 131: 1566–1574.

[17] Kappetein, A.P., Head, S.J., Genereux, P. et al. (2012). Updated standardized endpoint definitions for transcatheter aortic valve implantation: the Valve Academic Research Consortium-2 consensus document. *Eur. Heart J.* 33: 2403–2418.

[18] Schultz, C.J., Slots, T.L., Yong, G. et al. (2014). An objective and reproducible method for quantification of aortic regurgitation after TAVI. *EuroIntervention* 10: 355–363.

[19] Sinning, J.M., Stundl, A., Pingel, S. et al. (2016). Pre-procedural hemodynamic status improves the

discriminatory value of the aortic regurgitation index in patients undergoing transcatheter aortic valve replacement. *JACC Cardiovasc. Interv.* 9: 700–711.

[20] Jilaihawi, H., Chakravarty, T., Shiota, T. et al. (2015). Heart-rate adjustment of transcatheter haemodynamics improves the prognostic evaluation of paravalvular regurgitation after transcatheter aortic valve implantation. *EuroIntervention* 11: 456–464.

[21] Ruiz, C.E., Hahn, R.T., Berrebi, A. et al. (2017). Clinical trial principles and endpoint definitions for paravalvular leaks in surgical prosthesis: an expert statement. *J. Am. Coll. Cardiol.* 69: 2067–2087.

[22] Van Belle, E., Rauch, A., Vincent, F. et al. (2016). Von Willebrand factor multimers during transcatheter aortic-valve replacement. *N. Engl. J. Med.* 375: 335–344.

[23] Van Mieghem, N.M., Wohrle, J., Hildick- Smith, D. et al. (2019). Use of a repositionable and fully retrievable aortic valve in routine clinical practice: The RESPOND Study and RESPOND Extension Cohort. *JACC Cardiovasc. Interv.* 12: 38–49.

[24] Samim, M., Hendrikse, J., van der Worp, H.B. et al. (2015). Silent ischemic brain lesions after transcatheter aortic valve replacement: lesion distribution and predictors. *Clin. Res. Cardiol.* 104: 430–438.

[25] Watanabe, Y., Hayashida, K., Lefevre, T. et al. (2015). Is postdilatation useful after implantation of the Edwards valve? *Catheter. Cardiovasc. Interv.* 85: 667–676.

[26] Ando, T., Takagi, H., and Group A (2016). Percutaneous closure of paravalvular regurgitation after transcatheter aortic valve implantation: a systematic review. *Clin. Cardiol.* 39: 608–614.

[27] Eggebrecht, H., Schmermund, A., Kahlert, P. et al. (2013). Emergent cardiac surgery during transcatheter aortic valve implantation (TAVI): a weighted metaanalysis of 9,251 patients from 46 studies. *EuroIntervention* 8: 1072–1080.

第 8 章 传导阻滞
Conduction Disturbances

Itsik Ben-Dor　Ron Waksman　著

何婧婧　李怡坚　译　　何　森　校

在过去的 10 年中，TAVI 已迅速发展成为一种可重复性好、安全且有效的手术方法，相关并发症亦显著减少。然而，TAVI 术后传导阻滞及其所带来的永久起搏器植入（permanent pacemaker implantation，PPI）的问题仍亟待解决。与外科主动脉瓣置换术相比，TAVI 中新发房室传导阻滞（atrioventricular block，AVB）和束支传导阻滞的发生率更高。本章将回顾 TAVI 术后传导阻滞的发生机制、发生率、预测因素及其临床意义。

一、发生机制

主动脉瓣在解剖上邻近传导系统。房室结位于主动脉瓣下区域和 LVOT 的室间隔膜部。从机制上说，心脏的传导阻滞可能源于 TAVI 人工瓣膜支架对房室束或房室结的直接压迫。TAVI 对周围组织的机械损伤可能导致室间隔区水肿、血肿和坏死。TAVI 术后最常见的传导阻滞是左束支传导阻滞（left bundle branch block，LBBB）和完全性 AVB，后者则需要永久起搏器植入。

二、发生率

TAVI 术后新发 LBBB 的发病率约为 25%（4%～60%），不同文献的数据存在一定差异。相比球膨瓣（Edwards Lifesciences LLC，Irvine，CA），自膨胀 CoreValve 系统（Medtronic Inc.，Minneapolis，MN）的新发 LBBB 更为频繁。使用新一代 Edwards Sapien 3 瓣膜的研究中，新发 LBBB 的发生率为 22%[1]。

具有 PPI 指征的高度 AVB 的发生率约为 17%（2%～51%）[2]。Siontis 等[3] 统计了共计 11 210 名患者的 41 项研究中，PPI 发生率为 17%，植入 Sapien XT 瓣膜的患者 PPI 发生率为 6%，植入 CoreValve 的患者 PPI 发生率为 28%。数项研究证实，Medtronic CoreValve 系列瓣膜和 Lotus 瓣膜（Boston Scientific）的传导阻滞和新发 PPI 的发生率明显高于 Edwards Sapien 系列瓣膜。Khatri 等[4] 的一项大型 Meta 分析纳入了 49 项研究，共计 16 063 名患者，PPI 发生率为 13.1%，在植入 Sapien XT 和 CoreValve 瓣膜的患者中发生率分别为 5% 和 25.2%。图 8-1 显示了新一代 TAVI 系统的新发 PPI 发生率。

新一代瓣膜的普及并没有带来 PPI 发生

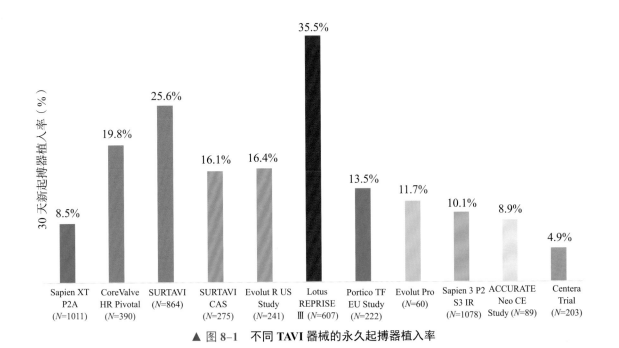

▲ 图 8-1 不同 TAVI 器械的永久起搏器植入率

率 的 降 低。 与 Sapien XT 相 比, Sapien 3 瓣膜的 PPI 发生率有所增加,这很可能是由外裙边设计导致的。多中心的注册研究结果显示, Edwards Sapien 3 瓣 膜 的 PPI 发 生 率 > 10%(11%～14%)[5, 6](图 8-2)。然而,最近一项基于低危人群的研究显示,使用 Sapien 3 瓣膜的 PPI 发生率较低,为 6.5%[1]。新一代 Evolut R 瓣膜具有可回收和重新定位功能, PPI 发生率较 CoreValve 降低,但在一项主要使用了 Evolut R 的低危人群研究中,PPI 发生率仍高达 17.4%[7]。Evolut Pro 的 PPI 发生率更低,为 11%[8]。另一款 TAVI 新一代瓣膜 Lotus 采取机械膨胀的方式释放,其 PPI 发生率高达 41.7%[9]。基于 Lotus 改进的 Edge 瓣膜显示 PPI 风险较低(图 8-2),该瓣膜采用了名为深度防护装置,以限制瓣膜植入深度,并缩短瓣膜释放过程中"自上而下"的机械膨胀过程(而不是"自下而上"的可能损伤室间隔的机械膨胀)。Portico 瓣膜(St. Jude Medical, St. Paul,

Minnesota)采用自膨胀镍钛合金支架,可安全回收并重新定位,PPI 发生率最高达 17.1%[10]。新型 Centera 自膨胀经导管心脏瓣膜系统 (Edwards Lifesciences, CA, USA)的 PPI 发生率较低,为 4.9%[11]。最后,ACCURATE Neo 自膨胀瓣膜在 CE 认证上市后的前 1000 名患者中 PPI 发生率相对较低(8.2%)[12],其最近发表的 PPI 发生率为 12.8%[8]。

三、预测因素

永久起搏器植入的预测因素

表 8-1 总结了 TAVI 术后与 PPI 相关的主要患者和手术因素。数个因素与 PPI 的风险相关,包括患者基线特征,如年龄、男性、一度 AVB、右束支传导阻滞(right bundle branch block, RBBB)、LBBB、LVOT 大小及钙化体积和分布。Hamdan 等[13]报道室间隔膜部长度与 AVB 风险成反比。基于计算机断

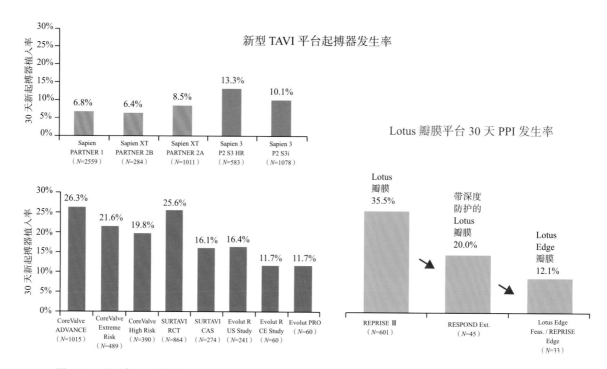

▲ 图 8-2　采用新一代瓣膜（Edwards Sapien 3、Medtronic Evolut R、Lotus Edge）的 TAVI 术后新起搏器植入率

引自 Mack，2019[1]

表 8-1　TAVI 术后永久起搏器植入的预测因素

临床因素	解剖因素	手术和术者相关因素
基线存在的右束支传导阻滞 a	主动脉瓣、左心室流出道和二尖瓣瓣环钙化	瓣膜植入深度
男性	室间隔厚度	自展瓣
年龄＞75 岁	瓷化主动脉	瓣膜的径向支撑力
其他已存在的传导阻滞：一度房室传导阻滞、左前分支传导阻滞	室间隔膜部高度	经皮腔内球囊主动脉瓣成形术
基线 QRS 间期	小左心室流出道	瓣环或左心室流出道的过膨胀 / 牵拉

a. 最重要的预测因素

层扫描测量的室间隔膜部长度是预测 TAVI 术后 AVB 和 PPI 可能性最有力的单一术前预测因素。Toutouzas 等[14] 认为，较小的 LVOT/ 瓣环比可能会加剧室间隔处的张力和水肿，从而诱发潜在的传导障碍。在其研究中，低 LVOT/瓣环比（＜0.89）是 PPI 的强有力指标。植入深度是与手术相关的预测因子，植入越深，新发传导阻滞的风险越高。De Torres Alba 等[15] 报道的 PPI 发生率为 22.1%，使用 Sapien 3 瓣膜高位植入后，PPI 发生率降至 12.3%。同样，当 Medtronic CoreValve 系统植入深度＞6mm 时，PPI 发生率为 21.4%；而在最佳

深度（瓣环下方 6mm 以内）植入时，PPI 发生率更低，为 13.3%[16]。已知其他因素，如后扩张、过膨胀所致的在小瓣环中植入较大尺寸瓣膜，以及生物瓣膜器械的类型，与 TAVI 后较高的 PPI 发生率相关[17, 18]。基线存在的 RBBB 是 TAVI 术后完全性 AVB 的最强预测因素[19]。

四、新发左束支传导阻滞的预测因素

表 8-2 总结了与 TAVI 术后新发 LBBB 相关的主要患者和手术因素。TAVI 术后新发 LBBB 的临床危险因素包括术前传导阻滞，尤其是基线 QRS 间期（Q 波、R 波和 S 波）延长[20]、女性、既往行冠状动脉搭桥术、糖尿病和主动脉瓣大量钙化。多篇报道一致认为引起 LBBB 相关的手术因素是 LVOT 内的瓣膜植入深度。Urena 等[20] 报道，人工瓣膜在心室植入的深度每增加 1mm，发生持续性新发 LBBB 的优势比就会增加 1.37。LVOT 过度扩张，如球囊预扩张或在较小 LVOT 中植入大瓣膜，会增加 TAVI 术后 LBBB 的风险。

表 8-2　新发左束支传导阻滞的预测因素

- 术前传导阻滞，尤其是 QRS 间期延长
- 女性
- 主动脉瓣大量钙化
- 植入深度
- 糖尿病
- 既往行冠状动脉搭桥术
- 自展瓣
- 自体瓣环过度扩张

临床意义

TAVI 所致的新发 LBBB 或新发 PPI 是否

与不良预后相关，目前仍存在争议。2014 年，PARTNER（Placement of Aortic Transcatheter Valve）研究[21] 报道称，新发 LBBB 与一年全因或心源性死亡，或再入院的风险增加无关，但与射血分数未能改善及 6 个月至 1 年时左心室射血分数（left ventricular ejection fraction，LVEF）较低有关。PARTNER 研究[22] 基于同一数据比较了无 PPI、既往 PPI、新发 PPI 和新发 LBBB 但未行 PPI 的患者，发现在 1 年时，既往 PPI、新发 PPI 和新发 LBBB/ 无 PPI 的患者全因死亡率、复合死亡率或再住院率均高于无 PPI 的患者。

一项 Meta 分析[23] 报道了共计 4049 名患者中 TAVI 术后新发 LBBB 所带来的影响。新发 LBBB 患者的 PPI 发生率较高。然而，尚未有数据显示其中期预后出现不良影响。在对 7032 名患者(11 项研究)的 Meta 分析[24] 中，新发 LBBB 会增加 TAVI 术后 1 年内心源性死亡和新发 PPI 的风险。在这项 Meta 分析中，TAVI 术后新发 PPI 不仅与全因死亡率无关，且在 TAVI 术后 1 年有防止心源性死亡的趋势，这可能是由于起搏对 TAVI 术后逐渐进展至完全性 AVB 及 TAVI 术后发生的心源性猝死具有保护作用。新发 LBBB，尤其是当 QRS ＞ 160ms 时，在瓣膜对传导系统的持续压迫下，LBBB 可能进展为高度 AVB，从而增加心源性猝死的风险[25]。PPI 对 TAVI 后死亡率的负面影响在一项纳入 9785 名受试者的大样本研究中得到了证实[26]。经多因素调整后，作者发现 TAVI 患者中 PPI 增加了 TAVI 术后 1 年时 31% 的死亡风险和 33% 的死亡或心力衰竭入院的复合事件风险。Jørgensen 等[27] 报道了一项单中心、前瞻性、观察性

研究，评估了接受 TAVI 治疗的主动脉瓣狭窄患者中位随访约 2.5 年的全因死亡率和心力衰竭住院情况。30.3% 的患者出现新发 LBBB，16.2% 的患者出现新发 PPI。新发 LBBB 与早期和晚期全因死亡率增加相关，而新发 PPI 仅与晚期全因死亡率相关。此外，新发 LBBB 和新发 PPI 都增加了心力衰竭住院的风险。Takahashi 等[28] 回顾性分析了 1621 例连续纳入的 TAVI 患者，其中 269 例（16.4%）在同一次住院期间接受了 PPI。在 13 个月的随访期内，52.8% 的患者出现起搏器依赖，与使用自膨胀瓣膜（OR=5.85，95%CI 1.36～25.2）和领域驱动设计（domain-driven design，DDD）模式的起搏器程序设定（OR=3.63，95%CI 1.12～11.7）有关。临床上，DDD 模式起搏患者的心力衰竭住院率较高，LVEF 降低，全因死亡率有上升趋势。现普遍认为，长期右心室起搏可致起搏器诱发的心肌病和心力衰竭。现有许多程序可以减少心室起搏，但这不在本章讨论范围之内。总之，PPI 在出现新发传导异常时似乎是有益的，可能对早期心源性猝死有保护作用。然而，与无传导异常的患者相比，新发 LBBB 和新发 PPI 患者的心力衰竭住院风险增加和随访时 LVEF 降低，可能是这些患者晚期死亡风险增加的促进因素。

五、电生理相关研究的作用和 TAVI 术后传导阻滞的管理

TAVI 术后传导阻滞可能会自发缓解。Urena 等[29] 分析了一个接受了球扩瓣 TAVI 的患者队列，共 202 例患者基线不存在传导障碍或 PPI 病史，结果显示，在住院期间出现 LBBB 的 61 名患者（30.2%）中，85.2% 恢复了正常的传导功能（59% 在出院前恢复，中位出院时长为 7 天，26.2% 在长期随访时恢复），说明大多数新发 LBBB 是暂时性的，不需要 PPI。相当一部分患者（约 45%）恢复了自身的房室传导，这可由起搏器随访检测到[30]。Ramazzina 等[31] 的研究中，第 12 个月随访时 17 名接受预防性 PPI 治疗新发 LBBB 伴或不伴一度 AVB 的患者中，患者的起搏率均≤1%，相比之下，使用 PPI 治疗高度 AVB 的患者中，83% 的患者表现出起搏器依赖，这表明起搏器依赖与否可能取决于起搏器植入的初始适应证。Piazza 等[32] 的研究表明，在 1 年内，大多数患者的起搏时间超过 10%。Kostopoulou 等[33] 的研究中，随访数据显示起搏依赖在术后 1 个月后显著降低，因 LBBB 而进行 PPI 的患者心室起搏率最低[31]。

侵入性电生理研究（electrophysiology study，EPS）可以通过识别不需要长期起搏的患者来降低 PPI 发生率。Rogers 等[34] 报道，117 名（19.1%）患者起搏指征明确而需要新 PPI，95 名（15.5%）患者接受了 EPS。在接受 EPS 的患者中，28 名（29.5%）需要 PPI，67 名（70.5%）未行 PPI。EPS 减少了 70% 的 PPI。在新发传导阻滞的 TAVI 患者中，EPS 是一种安全的策略，可以识别需要 PPI 和避免 PPI 的患者。关于 TAVI 术后 PPI 的 EPS 适应证，目前尚无明确共识。Rivard 等[35] 报道，新发 LBBB 的患者在接受 EPS 后提示 HV 间期≥65ms，应接受 PPI。基线 LBBB 患者应在 TAVI 前后接受 EPS，如果 HV 间期变化超过 13ms，则应接受 PPI。Shin 等[36] 证明

基线 HV 间期延长≥54ms 与完全性心脏传导阻滞的发生率较高有关。Kostopoulou 等[33] 前瞻性地评估了 45 名使用 CoreValve TAVI 治疗的患者，这些患者被随机分为 EPS 组和心电监护组。14 名患者（31%）出现新的 LBBB，10 名患者（22%）在 1 个月内需要 PPI，均由于术后完全性 AVB。单因素分析显示，基线 HV 间期可预测完全性传导阻滞，而 HV 间期 >70ms 是 PPI 的预测因素。在第 1 个月随访中，接受起搏器的 10 名患者（25%）中只有 4 名持续存在起搏器依赖，基线 HV 间期 >70ms 的 3 名患者中有 2 名表现为起搏器依赖。

Mangieri 等[37] 报道，TAVI 48h 后出现需要 PPI 的高度传导阻滞的情况很常见，发生率为 8.8%；基线 RBBB 和 TAVI 术后 PR 间期延长是需要 PPI 的迟发（>48h）传导障碍的独立预测因素。类似地，据 Jørgensen 等[38] 报道，7.5% 的患者在离开手术室到术后 30 天之间出现"迟发"高度传导阻滞。在 TAVI 术后即刻心电图（electrocardiogram，ECG）中发现，RBBB、结性心律、窦性节律和 PR 间期 >240ms 的患者，或 LBBB 和 QRS 间期 >150ms 的患者，或 LBBB 和 QRS 间期 >140ms 的心房颤动患者，发生迟发高度传导障碍的风险较高。

在 MARE 研究[39] 中，TAVI 术后 LBBB 患者使用植入式心电监护仪，近 1/2 的患者在 1 年随访显示心律失常事件负担较高，并改变了超过 1/3 的患者的治疗方案。1/5 的患者出现显著缓慢性心律失常，其中近 1/2 患者需要 PPI。另有 1/5 的患者出现显著的快速心律失常。在 30 天和 12 个月的随访中，上述患者中分别有 20% 和 22% LBBB 完全消失。

TAVI 术后 PPI 的主要原因与完全性或高度 AVB 的发生有关。目前还没有公认的推荐或指南来定义 TAVI 术后 PPI 的适应证。在缺乏共识指南的情况下，新发高度 AVB 和新发 LBBB 的管理因中心而异。

2018 年美国心脏病学会 / 美国心脏协会 / 心律学会关于缓慢性心律失常和心脏传导阻滞的评估和管理指南[40] 给出了以下建议：① Ⅰ B 级，对于 TAVI 术后出现新发 AVB 并伴有症状或血流动力学不稳定且无法缓解的患者，建议在出院前进行 PPI；② Ⅱ A 级，在 TAVI 术后出现新发持续性 LBBB 的患者中，密切监测缓慢性心律失常是合理的；③ Ⅱ B 级，在 TAVI 术后出现新发持续性 LBBB 的患者中，可以考虑 PPI。欧洲心脏病学会指南[41] 建议在首次手术后等待 5～7 天后再进行 PPI。然而，这将推迟患者下床活动和出院时间，并增加因固定临时起搏器卧床相关的并发症和死亡风险。Auffret 等[42] 建议，所有 TAVI 患者出院前进行连续心电图监测；术前具有 Ⅰ/Ⅱ 级 PPI 指征的患者于 TAVI 当天行 PPI；新发 LBBB 患者，临时起搏器需留置 24h，新发高度 AVB 患者，临时起搏器可留置 48h；如果新发 LBBB 在 TAVI 后持续 48h 且 QRS 间期 >160ms，需行 PPI；其他情况考虑循环记录仪 /EPS 和（或）30 天心电图监测；如果高度 AVB 在 TAVI 后 48h 持续或在出院前复发，需行 PPI。图 8-3 总结了 TAVI 后 LBBB 的管理建议，图 8-4 总结了高度 AVB 的管理策略。TAVI 术后无危险因素且无传导异常的患者可在手术结束时拔除临时起搏器。有多种危险因素和发生围术期高度 AVB 的患者通常在术后 2 天内进行 PPI。

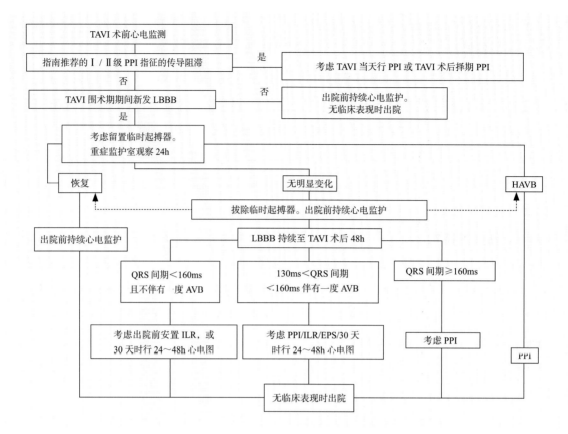

▲ 图 8-3　TAVI 术后 LBBB 的管理策略

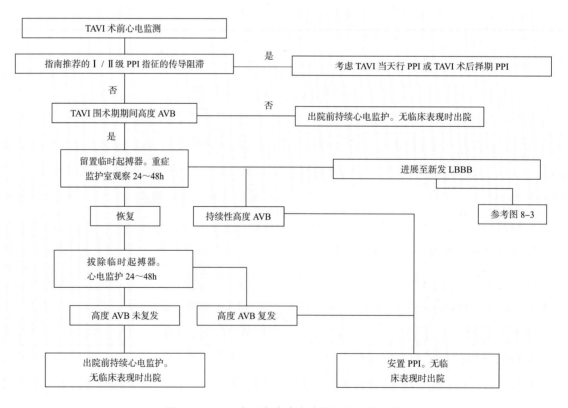

▲ 图 8-4　TAVI 术后高度房室传导阻滞的管理策略

存在新发持续性 LBBB 不建议早期（TAVI 术后 24～48h 内）出院，在这些情况下，因早期进展为高度 AVB 的风险增加，至少 48～72h 的持续心电监测可能更为合适。如上所述，大多数新发 LBBB 可自发缓解；因此，这些情况下对临时起搏器进行 24h 监测或早期 EPS 或许较为合理。应特别注意新发 LBBB 合并 QRS 持续时间延长（特别是 >160ms），这与总体死亡率和心源性猝死的风险增加有关[21, 25, 29]。对于高度 AVB，观察期应为 24～48h，尤其是在术中发生高度 AVB 的情况下，患者在发病 24h 后恢复的可能性较小。

结论

TAVI 术后的传导阻滞和 PPI 很常见，并影响着患者的生活质量和预后。传导阻滞与左心室失同步相关，影响左心室功能恢复，并导致较高的再住院率。传导阻滞的主要风险因素包括基线 RBBB、自膨胀瓣膜的使用及 LVOT 内瓣膜植入的深度。出院时持续性 LBBB 对左心室功能有不良影响，随访期间进展为高度 AVB 并需要 PPI 的风险亦更高。在缺乏相关共识指南的情况下，新发高度 AVB 和新发 LBBB 的管理因机构而异。

参考文献

[1] Mack, M.J., Leon, M.B., Thourani, V.H. et al. (2019). Transcatheter aortic-valve replacement with a balloon-expandable valve in low-risk patients. *N. Engl. J. Med.* https://doi.org/ 10.1056/NEJMoa1814052.

[2] Barbanti, M., Gulino, S., Costa, G., and Tamburino, C. (2017). Pathophysiology, incidence and predictors of conduction disturbances during transcatheter aortic valve implantation. *Expert Rev. Med. Devices* 14 (2): 135–147.

[3] Siontis, G.C., Jüni, P., Pilgrim, T. et al. (2014). Predictors of permanent pacemaker implantation in patients with severe aortic stenosis undergoing TAVI: a meta-analysis. *J. Am. Coll. Cardiol.* 64 (2): 129–140.

[4] Khatri, P.J., Webb, J.G., Rodés-Cabau, J. et al. (2013). Adverse effects associated with transcatheter aortic valve implantation: a meta-analysis of contemporary studies. *Ann. Intern. Med.* 158 (1): 35–46.

[5] Kodali, S., Thourani, V.H., White, J. et al. (2016). Early clinical and echocardiographic outcomes after SAPIEN 3 transcatheter aortic valve replacement in inoperable, high-risk and intermediate-risk patients with aortic stenosis. *Eur. Heart J.* 37 (28): 2252–2262.

[6] Wendler, O., Schymik, G., Treede, H. et al. (2017). SOURCE 3 registry: design and 30–day results of the European Postapproval Registry of the latest generation of the SAPIEN 3 transcatheter heart valve. *Circulation* 135 (12): 1123–1132.

[7] Popma, J.J., Deeb, G.M., Yakubov, S.J. et al. (2019). Transcatheter aortic-valve replacement with a self-expanding valve in low-risk patients. *N. Engl. J. Med.* https://doi. org/10.1056/NEJMoa1816885.

[8] Pagnesi, M., Kim, W.K., Conradi, L. et al. (2019). Transcatheter aortic valve replacement with next-generation self-expanding devices: a multicenter, retrospective, propensitymatched comparison of Evolut PRO Versus Acurate neo transcatheter heart valves. *JACC Cardiovasc. Interv.* 12 (5): 433–443.

[9] Reardon, M.J., Feldman, T.E., Meduri, C.U. et al. (2019). Two-year outcomes after transcatheter aortic valve replacement with mechanical vs self-expanding valves: the REPRISE III randomized clinical trial. *JAMA Cardiol.* https://doi.org/10.1001/ jamacardio.2019.0091.

[10] Søndergaard, L., Rodés-Cabau, J., Hans-Peter Linke, A. et al. (2018). Transcatheter aortic valve replacement with a repositionable self-expanding prosthesis: the PORTICO-I trial 1–year outcomes. *J. Am. Coll. Cardiol.* 72 (23) Pt A: 2859–2867.

[11] Brennan, P.F. and Spence, M.S. (2019). Self-expanding

CENTERA valve for the treatment of severe, symptomatic aortic stenosis. *Future Cardiol.* https:// doi. org/10.2217/fca-2018–0074.

[12] Kempfert, J., Holzhey, D., Hofmann, S. et al. (2015). First registry results from the newly approved ACURATE TA TAVI system. *Eur. J. Cardiothorac. Surg.* 48: 137–141.

[13] Hamdan, A., Guetta, V., Klempfner, R. et al. (2015). Inverse relationship between membranous septal length and the risk of atrioventricular block in patients undergoing transcatheter aortic valve implantation. *JACC Cardiovasc. Interv.* 8 (9): 1218–1228.

[14] Toutouzas, K., Synetos, A., Tousoulis, D. et al. (2014). Predictors for permanent pacemaker implantation after core valve implantation in patients without preexisting ECG conduction disturbances: the role of a new echocardiographic index. *Int. J. Cardiol.* 172 (3): 601–603.

[15] De Torres-Alba, F., Kaleschke, G., Diller, G.P. et al. (2016). Changes in the pacemaker rate after transition from Edwards SAPIEN XT to SAPIEN 3 transcatheter aortic valve implantation: the critical role of valve implantation height. *JACC Cardiovasc. Interv.* 9 (8): 805–813.

[16] Petronio, A.S., Sinning, J.M., Van Mieghem, N. et al. (2015). Optimal implantation depth and adherence to guidelines on permanent pacing to improve the results of transcatheter aortic valve replacement with the Medtronic CoreValve system: the CoreValve prospective, International, Post-Market ADVANCE-II Study. *JACC Cardiovasc. Interv.* 8 (6): 837–846.

[17] Vejpongsa, P., Zhang, X., Bhise, V. et al. (2018). Risk prediction model for permanent pacemaker implantation after transcatheter aortic valve replacement. *Struct. Heart* 2 (4): 328–335.

[18] Schroeter, T1., Linke, A., Haensig, M. et al. (2012). Predictors of permanent pacemaker implantation after Medtronic CoreValve bioprosthesis implantation. *Europace* 14: 1759–1763.

[19] Koos, R1., Mahnken, A.H., Aktug, O. et al. (2011). Electrocardiographic and imaging predictors for permanent pacemaker requirement after transcatheter aortic valve implantation. *J. Heart Valve Dis.* 20: 83–90.

[20] Urena, M., Webb, J.G., Cheema, A. et al. (2014). Impact of new-onset persistent left bundle branch block on late clinical outcomes in patients undergoing transcatheter aortic valve implantation with a balloon-expandable valve. *JACC Cardiovasc. Interv.* 7: 128–136.

[21] Nazif, T.M., Williams, M.R., Hahn, R.T. et al. (2014). Clinical implications of new-onset left bundle branch block after transcatheter aortic valve replacement: analysis of the PARTNER experience. *Eur. Heart J.* 35 (24): 1599–1607.

[22] Dizon, J.M., Nazif, T.M., Hess, P.L. et al. (2015). Chronic pacing and adverse outcomes after transcatheter aortic valve implantation. *Heart* 101 (20): 1665–1671.

[23] Ando, T. and Takagi, H. (2016). ALICE (All-Literature Investigation of Cardiovascular Evidence) Group. The prognostic impact of new-onset persistent left bundle branch block following transcatheter aortic valve implantation: a meta-analysis. *Clin. Cardiol.* 39 (9): 544–550.

[24] Regueiro, A., Abdul-Jawad Altisent, O., Del Trigo, M. et al. (2016). Impact of new-onset left bundle branch block and periprocedural permanent pacemaker implantation on clinical outcomes in patients undergoing transcatheter aortic valve replacement: a systematic review and meta-analysis. *Circ. Cardiovasc. Interv.* 9 (5): e003635.

[25] Urena, M., Webb, J.G., Eltchaninoff, H. et al. (2015). Late cardiac death in patients undergoing transcatheter aortic valve replacement: incidence and predictors of advanced heart failure and sudden cardiac death. *J. Am. Coll. Cardiol.* 65 (5): 437–448.

[26] Fadahunsi, O.O., Olowoyeye, A., Ukaigwe, A. et al. (2016). Incidence, predictors, and outcomes of permanent pacemaker implantation following transcatheter aortic valve replacement: analysis From the U.S. Society of Thoracic Surgeons/ American College of Cardiology TVT Registry. *JACC Cardiovasc. Interv.* 9 (21): 2189–2199.

[27] Jørgensen, T.H., De Backer, O., Gerds, T.A. et al. (2019). Mortality and heart failure hospitalization in patients with conduction abnormalities after transcatheter aortic valve replacement. *JACC Cardiovasc. Interv.* 12 (1): 52–61.

[28] Takahashi, M., Badenco, N., Monteau, J. et al. (2018). Impact of pacemaker mode in patients with atrioventricular conduction disturbance after trans-catheter aortic valve implantation. *Catheter. Cardiovasc. Interv.* 92 (7): 1380–1386.

[29] Urena, M., Mok, M., Serra, V. et al. (2012). Predictive factors and long-term clinical consequences of persistent left bundle branch block following transcatheter aortic valve implantation with a balloonexpandable valve. *J. Am. Coll. Cardiol.* 60 (18): 1743–1752.

[30] Marzahn, C., Koban, C., Seifert, M. et al. (2018). Conduction recovery and avoidance of permanent pacing after transcatheter aortic valve implantation. *J. Cardiol.* 71 (1): 101–108.

[31] Ramazzina, C., Knecht, S., Jeger, R. et al. (2014). Pacemaker implantation and need for ventricular pacing during follow-up after transcatheter aortic valve implantation. *Pacing Clin. Electrophysiol.* 37 (12): 1592–1601.

[32] Piazza, N., Nuis, R.J., Tzikas, A. et al. (2010). Persistent conduction abnormalities and requirements for pacemaking six months after transcatheter aortic valve implantation. *EuroIntervention* 6 (4): 475–484.

[33] Kostopoulou, A., Karyofillis, P., Livanis, E. et al. (2016). Permanent pacing after transcatheter aortic valve implantation of a CoreValve prosthesis as determined by electrocardiographic and electrophysiological predictors: a single-centre experience. *Europace* 18 (1): 131–137.

[34] Rogers, T., Devraj, M., Thomaides, A. et al. (2018). Utility of invasive electrophysiology studies in patients with severe aortic stenosis undergoing transcatheter aortic valve implantation. *Am. J. Cardiol.* 121 (11): 1351–1357.

[35] Rivard, L., Schram, G., Asgar, A. et al. (2015). Electrocardiographic and electrophysiological predictors of atrioventricular block after transcatheter aortic valve replacement. *Heart Rhythm* 12 (2): 321–329.

[36] Shin, D.I., Merx, M.W., Meyer, C. et al. (2015). Baseline HV-interval predicts complete AV-block secondary to transcatheter aortic valve implantation.

Acta Cardiol. 70 (5): 574–580.

[37] Mangieri, A., Lanzillo, G., Bertoldi, L. et al. (2018). Predictors of advanced conduction disturbances requiring a late (48 H) permanent pacemaker following transcatheter aortic valve replacement. *JACC Cardiovasc. Interv.* 11 (15): 1519–1526.

[38] Jørgensen, T.H., De Backer, O., Gerds, T.A. et al. (2018). Immediate post-procedural 12–Lead electrocardiography as predictor of late conduction defects after transcatheter aortic valve replacement. *JACC Cardiovasc. Interv.* 11 (15): 1509–1518.

[39] Rodés-Cabau, J., Urena, M., Nombela- Franco, L. et al. (2018). Arrhythmic burden as determined by ambulatory continuous cardiac monitoring in patients with newonset persistent left bundle branch block following transcatheter aortic valve replacement: the MARE study. *JACC Cardiovasc. Interv.* 11 (15): 1495–1505.

[40] Kusumoto, F.M., Schoenfeld, M.H., Barrett, C. et al. (2018). 2018 ACC/AHA/HRS guideline on the evaluation and management of patients with bradycardia and cardiac conduction delay: executive summary: a report of the American College of Cardiology/American Heart Association task force on clinical practice guidelines, and the Heart Rhythm Society. *Circulation* 140 (8): e333–e381.

[41] Brignole, M1., Auricchio, A., Baron- Esquivias, G. et al. (2013). ESC guidelines on cardiac pacing and cardiac resynchronization therapy: the Task Force on cardiac pacing and resynchronization therapy of the European Society of Cardiology (ESC). Developed in collaboration with the European Heart Rhythm Association (EHRA). *Eur. Heart J.* 34 (29): 2281–2329.

[42] Auffret, V., Puri, R., Urena, M. et al. (2017). Conduction disturbances after transcatheter aortic valve replacement: current status and future perspectives. *Circulation* 136 (11): 1049–1069.

第9章 瓣叶血栓形成
Leaflet Thrombosis

Sam Dawkins　Tarun Chakravarty　Raj Makkar　著

何婧婧　李怡坚　译　　李　侨　校

一、背景

瓣叶血栓形成是一个宽泛的概念，其中包含伴有瓣叶增厚的亚临床瓣叶血栓形成，伴或不伴跨瓣压差轻微增加的瓣叶活动度减退（图 9-1），压差显著升高的临床瓣膜血栓形成（图 9-2），以及心力衰竭或血栓栓塞事件。在一项 TAVI 的临床试验中亚临床瓣叶血栓形成被首次发现，研究方案中的术后四维计算机断层扫描（four-dimensional computed tomography，4D CT）使其呈现在世人面前[1]。部分患者中存在的亚临床瓣叶血栓形成的现象促生了进一步的研究，其中包括两个登记注册研究，即经导管和外科主动脉生物瓣血栓形成的评估及其抗凝治疗（Assessment of Transcatheter and Surgical Aortic Bioprosthetic Valve Thrombosis and Its Treatment with Anticoagulation，RESOLVE）研究，以及用 4D CT 评估亚临床主动脉瓣生物瓣膜血栓形成（Subclinical Aortic Valve Bioprosthesis Thrombosis Assessed with Four-Dimensional Computed Tomography，SAVORY）研究。

综合来自临床试验和两个注册研究的数据，瓣叶运动减少的发生率为 21.9%（187 名患者中有 39 名发生），且在外科和经导管主动脉瓣中均存在。在接受抗凝治疗（华法林和新型口服抗凝药同样有效）的患者中，瓣叶运动减少的发生率明显降低，但在接受双联抗血小板治疗的患者中，其发生率没有降低。研究发现，在瓣叶运动减少的患者中，平均跨瓣压差没有升高，这表明 TTE 在其诊断中作用有限。该研究还显示，在小部分接受定期影像随访的患者中，瓣叶运动减少在抗凝治疗后消失。目前，相关研究聚焦于此种现象的发生率、预测因素和临床意义。

二、诊断

瓣叶血栓常通过增强 CT 进行诊断。扫描方案因中心和扫描仪器的厂家而异；通常在整个 RR 间期（完全回顾性门控）采集图像，以便重建主动脉瓣叶的运动图像，从而准确评估瓣叶运动。此时不应使用调节剂量技术，由于该技术下成像的图像分辨率不足以诊断瓣叶运动减少。最大层厚应 <0.6mm。由于无须对外周血管进行成像，对比剂的用量与 TAVI 术前 CT 相比更少。心率应控制在每分钟 ≤70 次。扫描仪电压应为 120~140kV，

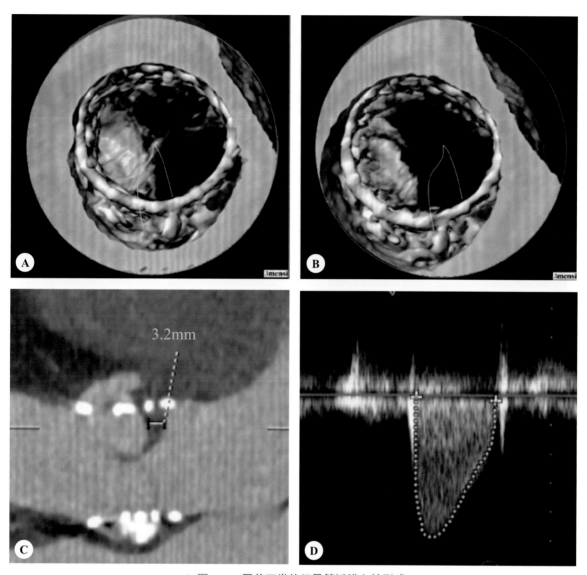

▲ 图 9-1 压差正常的经导管瓣膜血栓形成

患者接受了 23mm Sapien 3 瓣膜的经导管主动脉瓣植入术。术后 30 天时进行的计算机断层扫描显示，在舒张期（A）和收缩期（B），瓣叶运动明显受限，其中一个瓣叶呈现低密度增厚（C）。经胸超声心动图显示跨瓣压差为 14mmHg（D）（图片由 Sam Dawkins、Tarun Chakravarty 和 Raj Makkar 提供）

这会增加辐射剂量，但如果仅关注瓣叶血栓形成，扫描视野可仅限于生物瓣膜本身[2, 3]。
18F- 氟化物正电子发射断层扫描（positron emission tomography，PET）是另一种具有前景的影像方法，不仅可以检测低密度瓣叶增厚（hypoattenuated leaflet thickening，HALT），还可以预测瓣膜退化[4]。

在二维 CT 的横向和纵向上，可见主动脉瓣叶的升主动脉平面存在≥3mm 的低密度区域时，可诊断为低密度瓣叶增厚[5]。瓣叶增厚的 CT 评估需将瓣叶中部的长轴平面对齐，然后使用半定量分级系统评估瓣叶增厚，随着低密度区域从瓣叶底部沿着瓣叶边缘向瓣尖发展，严重程度逐级增加[2]。常根据位置、长度和总厚度描述瓣叶增厚。低密度瓣叶增厚面积也可以通过平面测量法获得。经

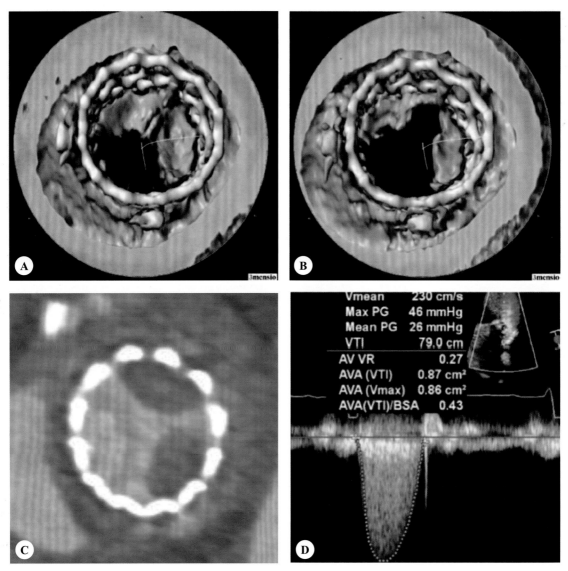

▲ 图 9-2　跨瓣压差增大的经导管瓣膜血栓形成

患者接受了瓣中瓣的经导管主动脉瓣植入术，在 25mm Mosaic 外科主动脉瓣生物瓣中植入了 23mm Sapien 3 瓣膜。术后 30 天时进行的计算机断层扫描显示，在舒张期（A）和收缩期（B）瓣叶运动明显受限，以及两个瓣叶存在低密度影（C）。经胸超声心动图显示跨瓣压差为 26mmHg（D）（图片由 Sam Dawkins、Tarun Chakravarty 和 Raj Makkar 提供）

TTE 检查提示主动脉瓣跨瓣压差升高的患者更容易出现低密度瓣叶增厚，但在血流动力学上通常无异常；在一项研究中，大多数瓣叶血栓形成患者的平均压差小于 20mmHg[6]。在另一队列研究中，在 26 名瓣叶血栓形成患者（占队列总人数的 9.1%）中，只有 1 名患者的跨瓣压差明显增加。在另一项研究中诊断为低密度瓣叶增厚的 128 名患者中，只有 1 名患者跨瓣压差增加[7]。因此，在大多数患者中，如果没有术后 CT 成像，低密度瓣叶增厚很可能无法诊断。

瓣叶运动可通过超声心动图或 CT 进行

评估。TTE 是最不敏感的，其次是 TEE，4D CT 敏感度最高，也是目前的金标准检查。动度划分为正常、轻度减少（以瓣膜支架到中心点距离为准，瓣叶开口减少＜50%）、中度减少（瓣叶运动减少 50%～70%）、严重减少（瓣叶运动减少＞70%）或不动[1]。

三、发生率

瓣膜瓣叶血栓形成的发生率取决于所使用的定义。亚临床瓣叶血栓形成（无临床症状，但有血栓形成的 CT 证据）比临床血栓形成（有临床症状且有血栓形成证据）更常见。在一项 Meta 分析中，亚临床瓣叶血栓形成的发生率为 1.36% / 月（16.32% / 年），而临床瓣叶血栓形成的发生率为 0.04% / 月（0.48%/年）[8]。在一些研究中，与 SAVR 瓣膜相比，TAVI 瓣膜的瓣叶血栓形成更为常见[9]。可能的原因为，与外科瓣膜相比，TAVI 瓣膜承受了更大的机械应力，如预装载和球囊扩张。由于自体瓣叶的持续存在，TAVI 瓣膜可能无法完全扩张。后扩张后，瓣叶可能受到额外的创伤，同时瓣叶可能会过度扩张。此外，植入的瓣膜尺寸可能相对瓣环径较大而存在较高的过膨胀率（或尺寸合适，但由于钙化而扩张不良），从而使得瓣膜支架膨胀不佳，瓣叶未完全展开。外科瓣膜更容易均匀展开，且标准外科操作下也不会存在较大的过膨胀率。此外，在许多试验中，SAVR 患者比 TAVI 患者更年轻、手术风险更低，这些患者基线差异也可能与瓣叶血栓形成有关。

四、预测因素

多因素分析证实数个瓣叶血栓形成的独立预测因素，包括瓣中瓣、使用大尺寸瓣膜（＞28mm）、球囊扩张式瓣膜、体重指数＞30kg/m² 和服用单一抗血小板药物的患者。已经服用口服抗凝药的患者发生瓣叶血栓形成的风险降低。与大瓣膜相比，小瓣膜跨瓣流速更快，瓣叶血栓形成的发生率更低，但出现生物瓣膜假体尺寸与患者体格不匹配的风险增加。在多项研究中，较大的瓣膜和较低的流速已被证明增加了瓣叶血栓形成的发生率[8, 10-12]。

五、临床意义

对于患者和医师来说，脑卒中是 TAVI 最致命的并发症之一。在手术过程中，从主动脉瓣、主动脉和其他部位脱落的碎片可能会导致栓塞，已有许多研究致力于降低这种风险。有学者猜想术后瓣膜瓣叶血栓形成可能会增加脑卒中的风险。尽管 Chakravarty 等的研究显示脑卒中风险在数值上更高，但不具有统计学意义（4.12/100 患者·年 vs. 1.92/100 患者·年，P=0.10）。然而，瓣叶血栓患者发生短暂性脑缺血发作的风险确有增加（4.18/100 患者·年 vs. 0.60/100 患者·年，P＜0.0005）[6]。多项研究表明脑卒中风险没有增加，但一些 Meta 分析显示，瓣叶血栓的存在与脑卒中风险增加有关[7-9, 13, 14]。低危试验（PARTNER 3 和 Evolut Low Risk）的影像学相关子研究报告仍待发表。

关于瓣膜瓣叶血栓形成的另一担忧在于，在血流动力学变化之前，其是否是瓣膜退化的早期迹象[4]。该领域的研究尚处于早期阶段，目前尚不清楚瓣膜瓣叶血栓形成是否是早期瓣膜退化的原因或结果。

六、管理

预防和治疗生物瓣叶血栓形成的最佳策略尚不清楚，各中心之间抗血小板和抗血栓治疗的方法也存在很大差异。基于血栓形成和出血风险的个体化策略可能最为合适。TAVI 患者往往比接受外科手术的患者更虚弱，出血风险更高，因此临床医师不倾向对所有 TAVI 术后的患者使用口服抗凝药。

与单联抗血小板治疗相比，双联抗血小板治疗增加了出血风险，但没有降低具有临床意义的血栓形成的风险[15]。对于发生瓣膜瓣叶血栓形成的患者，抗凝后瓣膜压差降低，复查 4D CT 显示血栓消失[6, 8]。口服抗凝药的患者必须进行足剂量抗凝治疗；使用未达治疗剂量的抗凝治疗会使瓣膜血栓形成的发生率增加[12]。在已经口服抗凝药的患者中，瓣膜瓣叶血栓形成非常罕见[6]。

对于因其他原因（如心房颤动）需要口服抗凝药治疗的患者，在瓣膜置换术后单独口服抗凝药治疗是否足够，以及添加单联或双联抗血小板治疗是否会带来任何额外益处，目前尚无共识。

目前正在进行多项试验，以确定 TAVI 后的最佳抗栓策略。GALILEO 试验在双联抗血小板治疗 3 个月后单用阿司匹林与阿司匹林和利伐沙班联用 3 个月后单用利伐沙班的比

较中，由于安全原因提前终止；具体细节尚待公布。ENVISAGE 和 ADAPT-TAVI 试验旨在评估 TAVI 患者服用依多沙班的安全性和有效性。ATLANTIS 研究试图比较维生素 K 抑制药与阿哌沙班，以及单联抗血小板治疗联合阿哌沙班与双联抗血小板治疗联合阿哌沙班对心房颤动患者的疗效。

结论

经导管或外科主动脉瓣置换术后瓣叶血栓形成并不罕见。由于所使用的定义、是否对每位患者进行 4D CT 及进行 4D CT 的时间不同，各试验之间的发病率存在差异。据报道，大多数瓣膜瓣叶血栓形成发生在植入后 3 个月内，但其中试验和注册设计因素起到一定作用。目前尚不清楚瓣叶血栓形成是否会发生在植入 3 个月后，以及 TAVI 和 SAVR 患者是否应该接受定期筛查。

目前，检测瓣叶血栓形成的首选成像方式是 4D CT。由于检测异常瓣叶运动需要回顾性门控，因此辐射剂量较大。TAVI 术后是否应常规进行这项检查尚待确定。TTE 的敏感度欠佳，虽然 TEE 更敏感，但侵入性检查的风险增加。

随着 TAVI 向低风险患者拓展，经导管瓣膜的耐久性变得至关重要，瓣叶血栓形成可能是瓣膜退化的早期机制[4]。然而，针对这一患者群体，重复检查带来的辐射暴露是研究者所担心的另一问题。特别是在老年患者中，相较瓣膜耐久性问题，对比剂所带来的负担则受到了更多关注。

虽然瓣叶血栓形成并不罕见，但通常没

有临床表现。Meta 分析表明，它与脑卒中风险增加有关，但这种影响尚未在单独的临床试验中发现。目前尚不清楚应该采取多大的筛查力度，以及发现后的治疗策略。只要可以耐受，口服抗凝药似乎可以有效地预防和治疗瓣叶血栓形成，降低升高的瓣膜压差并使其得到 CT 影像学上的缓解。目前的挑战是如何平衡不同患者群体 TAVI 术后栓塞和出血事件风险。

参考文献

[1] Makkar, R.R., Fontana, G., Jilaihawi, H. et al. (2015). Possible subclinical leaflet thrombosis in bioprosthetic aortic valves. *N. Engl. J. Med.* 373: 2015–2024.

[2] Blanke, P., Weir-McCall, J.R., Achenbach, S. et al. (2019). Computed tomography imaging in the context of transcatheter aortic valve implantation (TAVI)/ transcatheter aortic valve replacement (TAVI): an expert consensus document of the Society of Cardiovascular Computed Tomography. *J. Cardiovasc. Comput. Tomogr.* 13: 1–20.

[3] Jilaihawi, H., Asch, F.M., Manasse, E. et al. (2017). Systematic CT methodology for the evaluation of subclinical leaflet thrombosis. *JACC Cardiovasc. Imaging* 10: 461–470.

[4] Cartlidge, T.R.G., Doris, M.K., Sellers, S.L. et al. (2019). Detection and prediction of bioprosthetic aortic valve degeneration. *J. Am. Coll. Cardiol.* 73: 1107–1119.

[5] Yanagisawa, R., Hayashida, K., Yamada, Y. et al. (2017). Predictors, and mid-term outcomes of possible leaflet thrombosis after TAVI. *JACC Cardiovasc. Imaging* 10 (1): 1–11.

[6] Chakravarty, T., Søndergaard, L., Friedman, J. et al. (2017). Subclinical leaflet thrombosis in surgical and transcatheter bioprosthetic aortic valves: an observational study. *Lancet* 389: 2383–2392.

[7] Vollema, E.M., Kong, W.K.F., Katsanos, S. et al. (2017). Transcatheter aortic valve thrombosis: the relation between hypoattenuated leaflet thickening, abnormal valve haemodynamics, and stroke. *Eur. Heart J.* 38: 1207–1217.

[8] D'Ascenzo, F., Salizzoni, S., Saglietto, A. et al. (2019). Incidence, predictors and cerebrovascular consequences of leaflet thrombosis after transcatheter aortic valve implantation: a systematic review and meta-analysis. *Eur. J. Cardiothorac. Surg.* 56 (3): 488–494.

[9] Rashid, H.N., Gooley, R.P., Nerlekar, N. et al. (2018). Bioprosthetic aortic valve leaflet thrombosis detected by multidetector computed tomography is associated with adverse cerebrovascular events: a metaanalysis of observational studies. *EuroIntervention* 13: e1748–e1755.

[10] Hansson, N.C., Grove, E.L., Andersen, H.R. et al. (2016). Transcatheter aortic valve thrombosis: incidence, predisposing factors, and clinical implications. *J. Am. Coll. Cardiol.* 68: 2059–2069.

[11] Latib, A. and Testa, L. (2017). Assessing the risk of leaflet motion abnormality following transcatheter aortic valve implantation. *Interv. Cardiol. Rev.* 13.

[12] Tang, L., Lesser, J.R., Schneider, L.M. et al. (2019). Prospective evaluation for hypoattenuated leaflet thickening following transcatheter aortic valve implantation. *Am. J. Cardiol.* 123: 658–666.

[13] Yanagisawa, R., Tanaka, M., Yashima, F. et al. (2019). Early and late leaflet thrombosis after transcatheter aortic valve replacement. *Circ. Cardiovasc. Interv.* 12: e007349.

[14] Ruile, P., Minners, J., Breitbart, P. et al. (2018). Medium-term follow-up of early leaflet thrombosis after transcatheter aortic valve replacement. *JACC Cardiovasc. Interv.* 11: 1164–1171.

[15] Maes, F., Stabile, E., Ussia, G.P. et al. (2018). Meta-analysis comparing single versus dual antiplatelet therapy following transcatheter aortic valve implantation. *Am. J. Cardiol.* 122: 310–315.

第 10 章　出血事件

Bleeding

Francesco Radico　Raffaele Piccolo　Umberto Ianni　Sabina Gallina　Marco Zimarino　著

贾宇恒　李怡坚　译　　徐原宁　校

出血事件在 TAVI 的患者中是十分常见的，其中穿刺部位的血管并发症是最普遍的出血来源[1]。值得注意的是，越来越多的学者认为出血是近期和远期死亡的危险因素[2, 3]，因此，出血的预防和及时识别在 TAVI 患者的管理中非常重要。本章将回顾 TAVI 背景下的出血并发症，总结出血的定义，并概述 TAVI 患者出血的预防及管理。

一、临床意义

自 TAVI 时代的开始，人们很快就认识到，预防出血是提高手术安全性的关键所在。在临床研究中，出血也被认为是评估器械和抗栓治疗安全性的重要终点。但目前各研究对于出血的定义不尽相同。这种一致性的缺乏阻碍了不同技术和药物策略的可解释性和可比性。为了解决这一未被满足的临床需求，VARC 提供了一个标准化的定义[4]。这个定义部分源于出血学术研究联盟（Bleeding Academic Research Consortium，BARC）所提出的针对手术或经皮冠状动脉重建术的出血定义[5]，另外又加入了实验室指标（如血红蛋白下降程度），以及临床事件（需要输血或

手术、心脏压塞及不同程度、不同位置的出血）。需要注意的是，明确的出血来源是定义出血事件的一个关键先决条件。在没有确定或至少没有怀疑的失血来源的情况下，仅出现血红蛋白下降或需要输血是不满足诊断标准的。根据 VARC-2 的定义，出血事件被划分为危及生命（life-threatening bleeding，LTB）或致残性的出血、大出血和小出血（表 10-1）。

一项纳入 3500 多名患者的早期 Meta 分析显示，TAVI 术后所有出血事件的发生率达到 41%，其中危及生命和大出血事件发生率分别为 15.6% 和 22.3%。仅有一小部分纳入的研究记录了输血事件，其中有 46% 的患者输注了至少 1U 红细胞（red blood cell，RBC）[6]。近期研究所报道的出血率与早期研究相比大大降低，这可能与手术技术的进步有关，包括使用更小尺寸的动脉鞘管，更广泛地采用经股动脉（transfemoral，TF）入路来替代更有创的经心尖入路（transapical，TA）[7]。从病因上看，TAVI 术后贫血的原因可能包括血管或穿刺部位并发症、围术期失血或术后补液所致的血液稀释，但术后补液又是治疗左心室后负荷突然下降所

表 10-1 根据第 2 版瓣膜学术研究联盟
（VARC-2）共识定义的出血标准

危及生命或致残性的出血

- 致命的出血（BARC 5 型）
- 重要脏器的出血，如颅内出血、椎管内出血、眼内出血、需要心包穿刺的心包出血或伴有骨筋膜室综合征的肌内出血（BARC 3b 型或 3c 型）
- 导致低血容量性休克的出血、需要血管升压药或手术的严重低血压（BARC 3b 型）
- 有明确出血来源，并伴有血红蛋白下降>5g/dl，或需要输注>4U 全血或红细胞（BARC 3b 型）

大出血

- 有明确来源的出血并伴有以下任意一种情况：血红蛋白下降至少 3g/dl；需要输注 2～3U 全血或红细胞；导致住院；造成永久性损伤；需要手术。同时没有达到危及生命或致残性出血的标准

小出血（BARC 2 型或 3a 型）

- 任何值得临床注意但没有达到危及生命或大出血标准的出血

致动态流出道梗阻的常用措施[8]。因此，出血被普遍划分为穿刺部位出血和非穿刺部位相关的出血，前者主要与手术和技术因素相关，是 TAVI 术后最常见的早期并发症，其绝对发病率约为 15%。非穿刺部位相关的出血在术后早期，30 天内出现高峰，预估发病率低于 10%（图 10-1）。但随着时间的推移，在并发症、多因素事件和联合抗血栓治疗的影响下，其发病率逐渐上升[9]。尽管小出血与之后的死亡风险相关性较弱，但不论是穿刺部位还是非穿刺部位相关的大出血，对预后都有不良影响，后者导致死亡率增加为原来的 1.5 倍[6]。一个可能的解释是，非穿刺部位的出血往往是一个多因素事件，它涵盖了患者的风险状况及并发症，这个风险是纵向的，随着时间推移进一步影响远期预后。穿刺部位的出血则不同，它通常集中在术后的一段时间内[6]。斑块破裂、局部夹层、动脉瘤或假性动脉瘤形成，甚至动脉穿孔或断裂都是相对常见的出血原因，特别是在主动脉–髂动脉区和股动脉区（图 10-2），可表现为皮肤轻微发红乃至大量渗出，严重者有发展为腹膜后血肿的风险。穿刺相关血管损伤（ASARVI）的详细分类见表 10-2[10]。非穿刺部位相关的出血包括了多种病因，其中术后 30 天内发生的通常为消化道出血和心包出血[11]。迟发的出血通常与抗栓治疗有关，这是 TAVI 术后尚未解决的问题。

和所有经导管介入治疗一样，TAVI 使患者暴露在一个虽小但重要的风险下，即围术期血栓栓塞风险，包括脑卒中、系统性栓塞和心肌梗死。因此，美国和欧洲的指南都推荐，在 TAVI 术后使用阿司匹林和氯吡格雷进行 3～6 个月的双联抗血小板治疗，之后再终身服用阿司匹林。在欧洲的指南中，高出血风险的人群可考虑使用以阿司匹林为主的单联抗血小板治疗，而美国的指南推荐，低出血风险患者可考虑使用维生素 K 抑制药来降低瓣叶血栓（leaflet thrombosis，LT）的风险。两个指南都推荐对有其他口服抗凝指征的患者继续单独使用口服抗凝药治疗，如心房颤动患者。但由于缺乏评估不同抗栓方案的临床研究，这些推荐仍具有一定的局限性。并且对于抗血小板治疗方案的偏好是基于以下假设：TAVI 术后缺血事件主要是由血小板活化引起，而不是凝血酶介导的血栓形成。生物瓣膜的瓣叶血栓是决定抗栓策略需要重点考虑的另一个问题。正如最近一项纳入 18 个研究 11 124 名 TAVI 患者

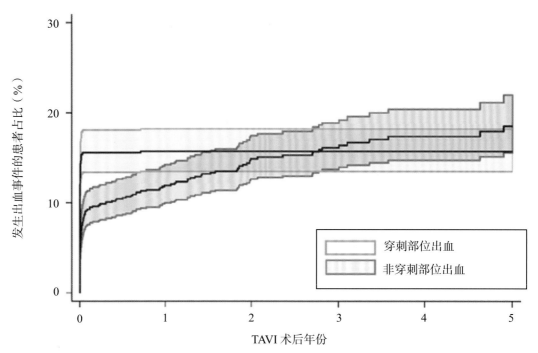

▲ 图 10-1　BERN-TAVI 注册研究（*n*=926）中 TAVI 患者在 5 年随访期间穿刺部位出血和非穿刺部位出血的发生率[6]

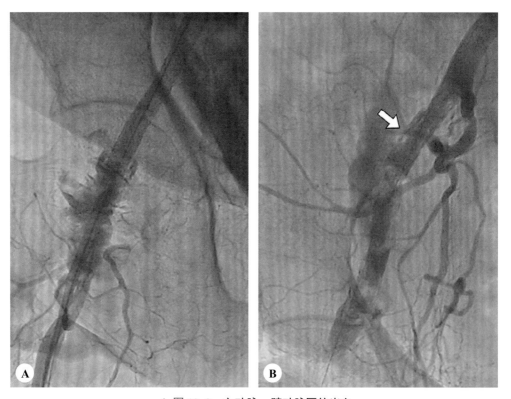

▲ 图 10-2　主动脉 - 髂动脉区的出血

在动脉鞘管推进通过右髂总动脉钙化斑后，出现右髂股动脉系统的广泛夹层和穿孔（A），是经股动脉入路 TAVI 的并发症。在进行支架植入后（B，白箭），选择性造影发现持续性出血，从股总动脉和髂外动脉向外蔓延，因此患者接受了髂股动脉搭桥术和腹膜后血肿清除术（图片由 Francesco Radico 提供）

表 10-2 瓣膜学术研究联盟关于穿刺部位或穿刺相关血管损伤（VARC-2-ASARVI）所致支架植入的分类

Ⅰ级	发红或轻微溢出
Ⅱ级	中量溢出（<5mm）
Ⅲ级	大量溢出（>5mm），包括血管穿孔/破裂
Ⅳ级	血管剥离或闭塞

的 Meta 分析所报道，瓣叶血栓的总发生率约为每年 16%，但只有一小部分是具有明确临床意义的（每年 0.48%）[12]。瓣叶血栓的形成似乎有一定的特异性，较大的瓣膜直径（≥28mm）、球扩瓣和瓣中瓣手术是其高危因素。瓣叶血栓的形成机制目前尚不清楚，但近期的观察表明，血栓更可能在瓣膜支架扩张不完全或瓣叶悬垂时形成，提示局部血流缓慢可能会创造一种利于血栓形成的高凝状态。其他相关的危险因素包括合并肿瘤、肥胖和单联抗血小板治疗。相反，口服抗凝治疗能显著降低瓣叶血栓的风险。因此，在瓣叶血栓高危患者的管理中加入增强 CT 可能是制订抗栓治疗的合理方法。事实上，最近 GALILEO 试验因服用利伐沙班所致的高风险而被提前终止。在所有 TAVI 患者中，随机分配到利伐沙班组的受试者比分配到阿司匹林组的受试者有着更高的全因死亡风险、血栓栓塞风险和大出血风险[13]。其他的试验[14, 15] 也正在进行中，期待这些试验能够阐明哪种抗栓方案能在减少血栓事件和可接受的出血风险之间达到最佳平衡（表 10-3）。

二、预防

目前的研究已发现了多个围术期出血的预测因素。对于手术入路，经股动脉入路是目前最广泛应用的入路方式。与其他入路相比，经股动脉入路在安全性和血管并发症的可控性方面都有最好的效果[3]。在经股动脉入路的 TAVI 中，可以采用外科手术（动脉切开和缝合）和经皮手术（动脉穿刺和缝合）方式，其中后者在大出血方面有着更高的安全性。经心尖的方式需要更具有挑战性的手术干预，通常需要通过微创开胸入路，将大尺寸的鞘管直接放置在左心室内，抵抗高血流压力放入人工瓣膜。因此，这种方式往往有着更高的大出血事件发生率。相应地，经心尖方式也被认为是危及生命、30 天及 1 年死亡率的独立预测因子[2, 16]。尽管经锁骨下入路很少在临床中应用，相应的研究也证明其是大出血事件的独立预测因子[7]。但是，选择经心尖入路和经锁骨下入路的患者往往有着更高的复杂性和虚弱指数，因此这也增加了这些替代入路的出血风险。

许多其他患者相关和手术相关的短期和长期出血预测因子也被发现，将在下面进行详述。

- 患者相关的因素。
  - 慢性肾脏病（chronic kidney disease，CKD）：主要与非穿刺部位出血相关[6]，被认为是大出血和危及生命出血的独立预测因子[3]，并影响中短期死亡率[16]。在那些具有里程碑意义的研究中，只有一小部分的 CKD 患者被纳入［PARTNER-1 试验中有 11% 的患者肾

表 10-3 非维生素 K 抑制药类口服抗凝药在经导管主动脉瓣植入术（TAVI）患者中的随机对照试验

试验	例数	心房颤动	试验组	对照组	结局	结果
GALILEO	1520	无	利伐沙班 10mg 1 次 / 天长期服用 + 阿司匹林 75mg 1 次 / 天（90 天）	阿司匹林 75mg 1 次 / 天长期服用 + 氯吡格雷 75mg 1 次 / 天（90 天）	主要疗效终点：全因死亡、卒中、系统性栓塞、心肌梗死、肺栓塞、深静脉栓塞、以及有症状的瓣膜血栓组成的复合终点	早期终止。初步分析显示，与双联抗血小板治疗相比，使用利伐沙班的患者有着更高的全因死亡率（6.8% vs 3.3%）和大出血率（4.2% vs. 2.4%），血栓栓塞率（11.4% vs. 8.8%）
ATLANTIS	1510	有	阿哌沙班 5mg/2.5mg 2 次 / 天（根据药物说明减量）	分层 1：口服抗凝药 分层 2：单联抗血小板治疗 / 双联抗血小板治疗	主要疗效终点：随访 1 年时间内全因死亡、心肌梗死、系统性栓塞或肺栓塞、心内或瓣膜血栓，以及大出血组成的复合终点；主要安全终点：危及生命的出血、致残或致死性出血，以及大出血组成的复合终点	进行中
ADAPT-TAVI	220	有	依多沙班 60mg 1 次 / 天（可减量）至少 6 个月	氯吡格雷 75mg 1 次 / 天 + 阿司匹林 75~100mg 1 次 / 天至少 6 个月	主要终点：6 个月内的瓣膜血栓；次要终点：死亡、心肌梗死、脑卒中、出血	进行中
ENVISAGE - TAVI AF	1400	有	依多沙班 60mg 1 次 / 天（可减量）± 抗血小板治疗	维生素 K 抑制药 ± 抗血小板治疗	主要疗效终点：全因死亡、心肌梗死、缺血性脑卒中、系统性栓塞、瓣膜血栓 主要安全终点：大出血	进行中

小球滤过率（glomerular filtration rate, GFR）<60ml/min][17]。最近一项对 STS/TVT 注册研究的分析显示，约 4% 的 TAVI 患者合并有需要透析的终末期肾病，而这与较高的死亡和大出血风险相关[18]。总的来说，与没有 CKD 的患者相比，合并有 CKD 的患者有着更多的并发症和更高的基线风险。从病理生理学角度来说，CKD 患者存在一种失衡的出血前状态。这是因为功能异常的肾脏释放 ATP 减少，5- 羟色胺储备缺乏，而这两者都是血小板发挥功能的基础[19]。另外，CKD 还可增加血管并发症的风险，这主要与 CKD 患者中常存在的广泛动脉钙化有关。

- 糖尿病（diabetes）：是另一个公认的穿刺部位血管并发症和出血的独立预测因子[16]。这是因为糖尿病患者易发生病理性血管重塑，导致动脉直径变小和弥漫的周围动脉病变[20]。

- 心房颤动（atrial fibrillation, AF）：与出血有着紧密的联系[11]，这主要与口服抗凝治疗有关。在校正了并发症的情况下，AF 和 TAVI 后口服抗凝药的暴露依然与远期死亡独立相关，并且 AF 对死亡的影响大于口服抗凝治疗[21]。

- 外周动脉疾病（peripheral artery disease, PAD）：与病理性血管重塑及管腔直径缩小相关，使患者更易发生血管并发症，由此又使穿刺部位相关的出血发生率增加，这被最近一项 Meta 分析所证实[22]。PAD 也被认为是红细胞输注的预测因子[23]。一项纳入 42 215 名 TAVI 患者的大型数据库研究发现，PAD 患者发生血管并发症的风险增高 2 倍（11.8% vs. 5.9%）[24]。

- 女性：是出血的一个独立预测因子，这在一项量化了穿刺部位出血的多因素分析研究中得到证实[6]。另外也有研究发现，女性与 TAVI 术后更大量的红细胞输注相关[23]。女性患者动脉口径较小，是血管并发症（包括出血和血管夹层）及后续局部小出血或大出血的易发因素。

- 术前贫血：贫血会由于 TAVI 术中不可避免的失血而快速加重[2, 22]。贫血由复杂的多因素机制引起，如慢性红细胞的丢失或造血功能不足，这在老年人群中是十分常见的。关于慢性贫血与死亡风险增加的相关性证据目前仍较难解释。尽管较低的基线血红蛋白水平与 1 年死亡率[2]的升高相关，但其他的混杂因素可能会影响这种相关性。

- 止血障碍：是 TAVI 人群中常见的状况，易诱发大出血。主动脉瓣狭窄使血流剪切力上升，这将导致 VWF 多聚体被金属蛋白酶 ADAMTS-13 水解，从而影响初期止血功能，增加出血的风险，特别是胃肠道出血[25]。CT-ADP 是导管室中广泛应用的一种实时检测方法，它对高分子多聚体缺陷高度敏感，能对获得性血管性血友病综合征诊断做出提示。最近的研究数据显示，CT-ADP 的延长（>180s）可能与 1 年死亡率[26]、瓣周漏、围术期危及生命的增加有关[27]。术后血小板减少是另一种会反复出现的并发症，伴有较高的出血率和死亡率。在接受 TAVI 治疗的患者中，几乎有 1/3 会出现这种情况，但大多数患者在出院时就会好转[28]。TAVI 术后时常出现一过性平均血小板体积（mean platelet volume，MPV）增加和血小板分布宽度（platelet distribution width，PDW）降低，这也会增加各种类型出血及大出血 / 危及生命出血的风险[29]。TAVI 术后早期（＜4天）的血小板减少一般与手术或术后早期的不良事件直接相关，如血管并发症、出血和多次输血等。相比之下，术后迟发（≥4 天）的血小板减少与术中不良事件一般无直接联系，而是与各种并发症，如肾衰竭、脓毒血症或弥散性血管内凝血（disseminated intravascular coagulation，DIC）有关。因此，TAVI 术后迟发的血小板减少可作为预后不良的标志[28]。

• 手术相关的因素。

- 鞘管尺寸：是术后出血的一个强预测因子[2, 3]，与血管入路并发症有着密切的关系。股动脉口径较小或股动脉鞘与股动脉的比值较高都预示着较高的不良事件发生率，包括死亡[30]。

- 瓣膜种类：可能间接地影响出血的发生。在 CENTER 研究中，使用新一代球扩瓣的患者比使用新一代自膨瓣的患者更频繁地发生住院期大出血或危及生命[31]。然而，这个数据似乎与所采用的鞘管大小有关，而鞘管的大小

又与血管并发症的风险相关[32]。为了证明这一点，新一代的 Sapien 3 瓣膜采用目前可提供的最小鞘管（14/16Fr）。这个问题可能是未来研究的对象。

- 瓣周漏：TAVI 术后的瓣周漏可通过异常湍流诱发获得性血管性血友病综合征（见上），从而导致中远期出血。

三、治疗

在 TAVI 术后对红细胞和血小板计数进行严格的监测是至关重要的，同时，也应该进行穿刺部位血管通路的局部检查和全身广泛而客观的检查，以确定潜在的失血源。至于血管并发症的处理，目前并没有标准化的方法，很大程度上取决于血管损伤的范围及术者的偏好和经验。治疗方式包括保守治疗（如人工压迫）、球囊闭塞、支架植入及外科血管修复。支架植入是急性血管并发症治疗的可靠选择，可快速而安全地处理穿刺部位的损伤（图 10-3）。但是，目前对于在"血管弯曲区域"放置覆膜支架还存在一定争议。支架断裂、后期的支架内再狭窄、支架内血栓和（或）支架衰败都是在血管曲度较大区域易发生的严重并发症。这种应急措施的长期数据还很缺乏，特别是在支架的通畅性或衰败方面。尽管如此，新一代镍钛合金自膨胀支架目前显示出了很有希望的结果[33, 34]。读者可以在专门的章（如第 1 章）了解到更详细的信息。

对于高风险患者应采取相应的出血预防策略，而几乎所有接受 TAVI 的患者都应被看作高出血风险患者。因此，根据患者的

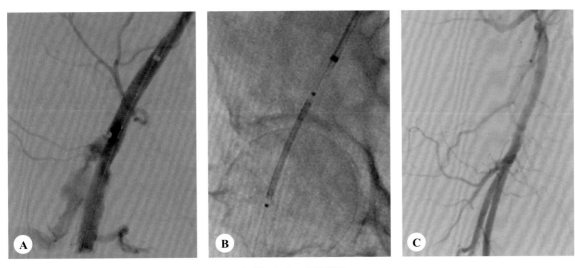

▲ 图 10-3　支架植入

通过右股动脉入路成功植入 26mm 的 CoreValve Evolut R 瓣膜后闭合装置失败（A）。将 8mm×37mm 的 BeGraft 放置于 300mm 的 BHW 导丝上（B）。最后完全覆盖穿孔（C）（图片由 Francesco Radico 和 Raffaele Piccolo 提供）

基线特征和并发症来选择最合适的手术才是至关重要的，这将影响到整个围术期的管理（图 10-4）。在未来，新装置的发展可能允许使用更小的鞘管。

　　成分血输注在某些情况下是能拯救生命的治疗方法，但是由于资源稀缺，需要捐献者进行捐献，因此必须谨慎使用。因为缺乏高质量的已发表研究数据，基于循证证据进行红细胞输注的决策具有挑战性。各研究中的结果可能不一致，指南的推荐也难以在临床实践中执行[35]。红细胞输注一般是经验性的，尽管目前对此仍有争议。一些研究证据表明，不管血红蛋白浓度多少、血红蛋白下降与否，红细胞输注都与更差的 TAVI 预后独立相关[36, 37]。目前有几种假设被提出来解释这个看似矛盾的发现。储存的红细胞发生了与其储存时间和方式直接相关的进行性的功能和结构改变，导致器官灌注减少。

红细胞变形性的下降和聚集性的增加阻碍了微血管血流，2，3- 二磷酸甘油酸（2，3-diphosphoglycerate，2，3-DPG）的消耗减少了氧气的输送，而促炎活性物质的集聚也会产生直接的毒性作用[38]。另外，有大量的报道显示，很大一部分患者在没有发现明确出血源的情况下就接受了红细胞输注，这部分患者可能术前存在贫血，或血红蛋白下降的原因尚不清楚[39]。因此，应该考虑推荐一个更保守的输注策略，也可以把心脏外科手术输血要求（Transfusion Requirements in Cardiac Surgery，TRICS）Ⅲ试验中的结果应用到 TAVI 中来。该试验表明，在接受心脏手术的患者中采取"限制性"输血策略（血红蛋白<7.5g/dl）在死亡、心肌梗死、脑卒中和需要透析的新发肾衰竭组成的复合终点上不劣于"自由式"输血策略（在血红蛋白<9.5g/dl时采取输血）[40]。

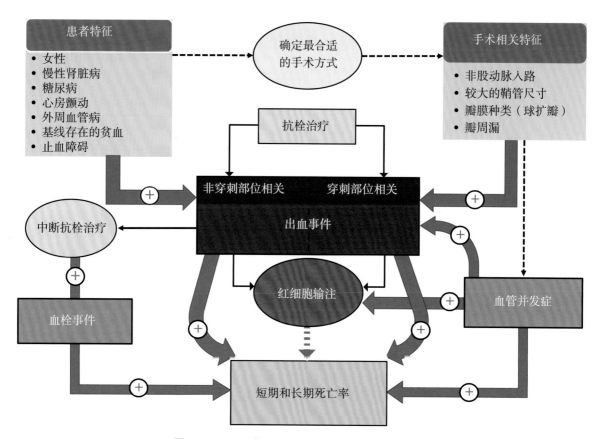

▲ 图 10-4　TAVI 相关出血和不良事件的独立预测因子

蓝箭（带有加号）表示确定的关系，黑虚箭表示可能的关系

参 考 文 献

[1] Genereux, P., Head, S.J., Van Mieghem, N.M. et al. (2012). Clinical outcomes after transcatheter aortic valve replacement using valve academic research consortium definitions: a weighted meta-analysis of 3,519 patients from 16 studies. *Journal of the American College of Cardiology* 59: 2317–2326.

[2] Borz, B., Durand, E., Godin, M. et al. (2013). Incidence, predictors and impact of bleeding after transcatheter aortic valve implantation using the balloon-expandable Edwards prosthesis. *Heart* 99: 860–865.

[3] Moretti, C., D'Amico, M., D'Ascenzo, F. et al. (2014). Impact on prognosis of periprocedural bleeding after TAVI: mid-term follow-up of a multicenter prospective study. *Journal of Interventional Cardiology* 27: 293–299.

[4] Kappetein, A.P., Head, S.J., Genereux, P. et al. (2012). Updated standardized endpoint definitions

for transcatheter aortic valve implantation: the Valve Academic Research Consortium-2 consensus document. *Journal of the American College of Cardiology* 60: 1438–1454.

[5] Mehran, R., Rao, S.V., Bhatt, D.L. et al. (2011). Standardized bleeding definitions for cardiovascular clinical trials: a consensus report from the bleeding academic research consortium. *Circulation* 123: 2736–2747.

[6] Piccolo, R., Pilgrim, T., Franzone, A. et al. (2017). Frequency, timing, and impact of access-site and non-access-site bleeding on mortality among patients undergoing transcatheter aortic valve replacement. *JACC. Cardiovascular Interventions* 10: 1436–1446.

[7] Kochman, J., Rymuza, B., Huczek, Z. et al. (2016). Incidence, predictors and impact of severe periprocedural bleeding according to VARC-2 criteria on

1-year clinical outcomes in patients after transcatheter aortic valve implantation. *International Heart Journal* 57: 35–40.

[8] Suh, W.M., Witzke, C.F., and Palacios, I.F. (2010). Suicide left ventricle following transcatheter aortic valve implantation. *Catheterization and Cardiovascular Interventions: Official Journal of the Society for Cardiac Angiography & Interventions* 76: 616–620.

[9] Franzone, A., Stortecky, S., Raber, L. et al. (2017). Effects of coronary artery disease in patients undergoing transcatheter aortic valve implantation: a study of age- and gender-matched cohorts. *International Journal of Cardiology* 243: 150–155.

[10] Sedaghat, A., Neumann, N., Schahab, N. et al. (2016). Routine endovascular treatment with a stent graft for access-site and access-related vascular injury in transfemoral transcatheter aortic valve implantation. *Circulation. Cardiovascular Interventions* 9 https://doi.org/10.1161/CIRCINTERVENTIONS. 116.003834.

[11] Genereux, P., Cohen, D.J., Mack, M. et al. (2014). Incidence, predictors, and prognostic impact of late bleeding complications after transcatheter aortic valve replacement. *Journal of the American College of Cardiology* 64: 2605–2615.

[12] D'Ascenzo, F., Salizzoni, S., Saglietto, A. et al. (2019). Incidence, predictors and cerebrovascular consequences of leaflet thrombosis after transcatheter aortic valve implantation: a systematic review and meta-analysis. *European Journal of Cardio- Thoracic Surgery* 56 (3): 488–494.

[13] Windecker, S., Tijssen, J., Giustino, G. et al. (2017). Trial design: rivaroxaban for the prevention of major cardiovascular events after transcatheter aortic valve replacement: rationale and design of the GALILEO study. *American Heart Journal* 184: 81–87.

[14] Collet, J.P., Berti, S., Cequier, A. et al. (2018). Oral anti-Xa anticoagulation after transaortic valve implantation for aortic stenosis: the randomized ATLANTIS trial. *American Heart Journal* 200: 44–50.

[15] Van Mieghem, N.M., Unverdorben, M., Valgimigli, M. et al. (2018). Edoxaban versus standard of care and their effects on clinical outcomes in patients having undergone transcatheter aortic valve implantation in atrial fibrillation-rationale and design of the ENVISAGE-TAVI AF trial. *American Heart Journal* 205: 63–69.

[16] Pilgrim, T., Kalesan, B., Wenaweser, P. et al. (2012). Predictors of clinical outcomes in patients with severe aortic stenosis undergoing TAVI: a multistate analysis. *Circulation. Cardiovascular Interventions* 5: 856–861.

[17] Leon, M.B., Smith, C.R., Mack, M. et al. (2010). Transcatheter aortic-valve implantation for aortic stenosis in patients who cannot undergo surgery. *The New England Journal of Medicine* 363: 1597–1607.

[18] Szerlip, M., Zajarias, A., Vemalapalli, S. et al. (2019). Transcatheter aortic valve replacement in patients with end-stage renal disease. *Journal of the American College of Cardiology* 73: 2806–2815.

[19] Soslau, G., Brodsky, I., Putatunda, B. et al. (1990). Selective reduction of serotonin storage and ATP release in chronic renal failure patients platelets. *American Journal of Hematology* 35: 171–178.

[20] Czerwinska-Jelonkiewicz, K., Witkowski, A., Dabrowski, M. et al. (2013). Antithrombotic therapy – predictor of early and long-term bleeding complications after transcatheter aortic valve implantation. *Archives of Medical Science. AMS* 9: 1062–1070.

[21] Overtchouk, P., Guedeney, P., Rouanet, S. et al. (2019). Long-term mortality and early valve dysfunction according to anticoagulation use: the FRANCE TAVI registry. *Journal of the American College of Cardiology* 73: 13–21.

[22] Wang, J., Yu, W., Jin, Q. et al. (2017). Risk factors for post-TAVI bleeding according to the VARC-2 bleeding definition and effect of the bleeding on short-term mortality: a meta-analysis. *The Canadian Journal of Cardiology* 33: 525–534.

[23] Tchetche, D., Van der Boon, R.M., Dumonteil, N. et al. (2012). Adverse impact of bleeding and transfusion on the outcome post-transcatheter aortic valve implantation: insights from the Pooled-RotterdAm-Milano- Toulouse In Collaboration Plus (PRAGMATIC Plus) initiative. *American Heart Journal* 164: 402–409.

[24] Darmoch, F., Alraies, M.C., Al-Khadra, Y. et al. (2019). Outcome of transcatheter aortic valve implantation in patients with peripheral vascular disease. *The American Journal of Cardiology* 124: 416–422.

[25] Blackshear, J.L., McRee, C.W., Safford, R.E. et al. (2016). von Willebrand factor abnormalities and Heyde syndrome in dysfunctional heart valve prostheses. *JAMA Cardiology* 1: 198–204.

[26] Van Belle, E., Rauch, A., Vincent, F. et al. (2016). Von Willebrand factor multimers during transcatheter aortic-valve replacement. *The New England Journal of Medicine* 375: 335–344.

[27] Kibler, M., Marchandot, B., Messas, N. et al. (2018). CT-ADP point-of-care assay predicts 30-day paravalvular aortic regurgitation and bleeding events following transcatheter aortic valve replacement. *Thrombosis and Haemostasis* 118: 893–905.

[28] Dvir, D., Genereux, P., Barbash, I.M. et al. (2014). Acquired thrombocytopenia after transcatheter aortic valve replacement: clinical correlates and association with outcomes. *European Heart Journal* 35: 2663–2671.

[29] Oury, C., Nchimi, A., Lancellotti, P., and Bergler-Klein, J. (2018). Can blood biomarkers help predicting outcome in transcatheter aortic valve implantation? *Frontiers in Cardiovascular Medicine* 5: 31.

[30] Hayashida, K., Lefevre, T., Chevalier, B. et al. (2011). Transfemoral aortic valve implantation new criteria to predict vascular complications. *JACC. Cardiovascular Interventions* 4: 851–885.

[31] Vlastra, W., Chandrasekhar, J., Munoz- Garcia, A.J. et al. (2019). Comparison of balloon-expandable vs. self-expandable valves in patients undergoing transfemoral transcatheter aortic valve implantation: from the CENTER-collaboration. *European Heart Journal* 40: 456–465.

[32] Hines, G.L., Jaspan, V., Kelly, B.J., and Calixte, R. (2016). Vascular complications associated with transfemoral aortic valve replacement. *The International Journal of Angiology* 25: 99–103.

[33] Sedaghat, A., Hansen, K.L., Schahab, N. et al. (2019). Long-term follow-up after stent graft placement for access-site and accessrelated vascular injury during TAVI – the Bonn-Copenhagen experience. *International Journal of Cardiology* 281: 42–46.

[34] Steinvil, A., Bernardo, N., Rogers, T. et al. (2017). Use of an ePTFE-covered nitinol self-expanding stent graft for the treatment off pre-closure device failure during transcatheter aortic valve replacement. *Cardiovascular Revascularization Medicine: Including Molecular Interventions* 18: 128–132.

[35] Mueller, M.M., Van Remoortel, H., Meybohm, P. et al. (2019). Patient blood management: recommendations from the 2018 Frankfurt consensus conference. *Journal of the American Medical Association* 321: 983–997.

[36] Zimarino, M.B.M., Dangas, G.D., Testa, L. et al. (2020). Early adverse impact of transfusion after transcatheter aortic valve replacement: a propensity-matched comparison from the TRITAVI registry. *Circulation. Cardiovascular Interventions* (in press).

[37] Konigstein, M., Havakuk, O., Arbel, Y. et al. (2016). Impact of hemoglobin drop, bleeding events, and red blood cell transfusions on long-term mortality in patients undergoing transaortic valve implantation. *The Canadian Journal of Cardiology* 32: 1239 e9–1239 e14.

[38] Sinning, J.M., Scheer, A.C., Adenauer, V. et al. (2012). Systemic inflammatory response syndrome predicts increased mortality in patients after transcatheter aortic valve implantation. *European Heart Journal* 33: 1459–1468.

[39] Gurvitch, R., Toggweiler, S., Willson, A.B. et al. (2011). Outcomes and complications of transcatheter aortic valve replacement using a balloon expandable valve according to the valve academic research consortium (VARC) guidelines. *EuroIntervention: Journal of EuroPCR in Collaboration with the Working Group on Interventional Cardiology of the European Society of Cardiology* 7: 41–48.

[40] Mazer, C.D., Whitlock, R.P., Fergusson, D.A. et al. (2017). Investigators T and perioperative anesthesia clinical trials G. restrictive or liberal red-cell transfusion for cardiac surgery. *The New England Journal of Medicine* 377: 2133–2144.

第 11 章　肾功能不全
Renal Dysfunction

Francesco Saia　Gabriele Ghetti　Nevio Taglieri　著
贾宇恒　李奕明　译　　李　侨　校

一、临床意义

肾功能不全和主动脉瓣狭窄常同时存在，且两者的严重程度之间有着密切的关系。严重的主动脉瓣狭窄可引起慢性肾灌注不足，导致终末器官损害，也可引起慢性左心室负荷过重、左心室充盈压过高、体循环淤血及肾血流量下降，导致 Ⅱ 型心肾综合征[1]。另外，肾功能不全又会加速主动脉瓣叶和瓣环的营养不良性钙化，使患者发生严重主动脉瓣狭窄的平均时间提前 10~20 年。相应的，终末期肾病的患者主动脉瓣狭窄患病率更高、进展更快。而较低的估算的肾小球滤过率（estimated glomerular filtration rate，eGFR）也与主动脉钙化的严重程度直接相关[2]。

值得提出的是，主动脉瓣狭窄的纠正伴可能的心输出量改善，可使肾血浆流量和滤过分数上升，肾充血减少，进而改善肾功能[3]。

老年患者慢性肾脏病（chronic kidney disease，CKD）患病率较高，这可能会促使他们选择经导管治疗而非 SAVR。这是因为肾功能不全对于心脏外科手术的短期和长期预后都有着显著的不利影响[4]。一些研究发现，TAVI 术后的急性肾损伤（acute kidney injury，

AKI）发生率低于 SAVR[5]。在英国注册研究中，17.8% 的患者在 TAVI 术后出现肾功能的改善（GFR 升高 >25%）[6]。然而，CKD 和 TAVI 患者的不良预后也存在很强的相关性，表现为肌酐清除率和死亡率之间的梯度负相关[7]。此外，TAVI 术后的急性肾损伤风险也不可忽视。很大一部分准备接受 TAVI 的患者术前合并有 CKD，而围术期的一系列因素都可能使肾功能恶化（图 11-1），包括对比剂肾毒性、血管内操作大导管引起的微栓塞、术中肾灌注不足，以及发生并发症等。有研究报道，在接受 TAVI 治疗的患者中，CKD 的患病率 >60%。TAVI 术后的急性肾损伤（各研究定义不一）发病率为 8%~57%，其中 0%~21% 的患者需要肾脏替代治疗。基线肾功能受损的患者往往有更高的风险。尽管定义不同，AKI 的发生始终与 TAVI 术后的不良预后相关，使短期和长期死亡率增加到 2~6 倍[5, 8]。因此，预防和正确处理这种并发症对于优化 TAVI 患者的预后有着重要的意义。

在不同研究中发现的与急性肾损伤相关的主要独立危险因素包括 CKD[7]、基线贫血[6]、红细胞输注[9]、非股动脉入路（特别是经心尖入路）[10]、LVEF 降低[11]、糖尿病[11]、

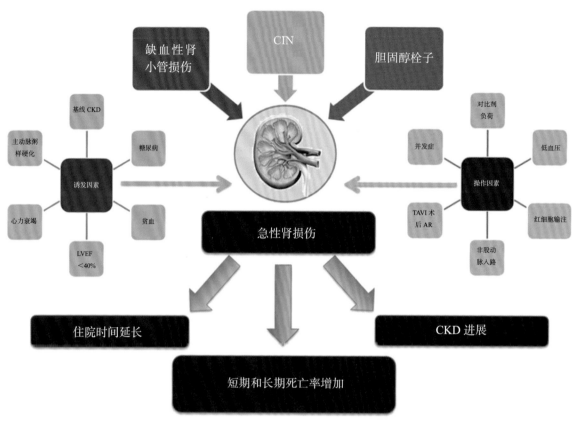

▲ 图 11-1　经导管主动脉瓣植入术（TAVI）期间急性肾损伤（AKI）的危险因素和发生机制

CKD. 慢性肾脏病；CIN. 对比剂肾毒性；LVEF. 左心室射血分数

EuroSCORE 或 STS 评分较高[1]、术后主动脉瓣反流[12]、使用肾毒性药物〔如非甾体抗炎药（non-steroidal anti-inflammatory drug，NSAID）〕、高血糖、肾上腺动脉粥样硬化负担[13]。

二、预防

积极预防是避免 TAVI 术后急性肾损伤发生的最有效措施，应在包括术前、术中和术后的全阶段管理中采取行动（图 11-2）。

1. 术前阶段

(1) TAVI 术前准备：建议在手术前进行心电门控 CT 血管扫描，以测量主动脉瓣环大小、瓣环和瓣叶的钙化程度、冠状动脉高度、主动脉根部和髂 - 股动脉轴。同样，一般也对所有患者进行冠状动脉造影筛查。结合第三代宽阵 CT 扫描仪的 TAVI 术前低对比剂剂量 CT 影像方案（包括冠状动脉），近来有研究验证了其可行性与准确性[14]。为了降低急性对比剂负荷，血管 CT 和 TAVI 手术的间隔时长至少在 1 周以上。

(2) 对比剂肾毒性（contrast-induced nephropathy，CIN）预防方案：既往研究表明，对于接受需要碘对比剂操作的肾脏并发症高危患者，只有补液才能降低其围术期死亡、透析或持续肾功能下降的风险[15]。用生理盐水来优化患者的容量负荷可以使血浆扩容，

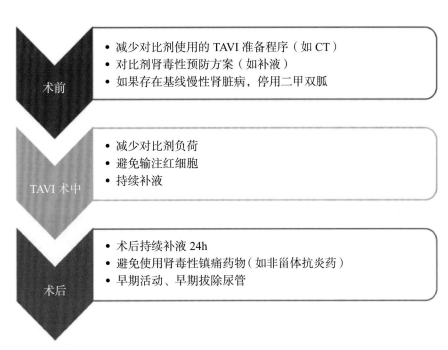

术前
- 减少对比剂使用的 TAVI 准备程序（如 CT）
- 对比剂肾毒性预防方案（如补液）
- 如果存在基线慢性肾脏病，停用二甲双胍

TAVI 术中
- 减少对比剂负荷
- 避免输注红细胞
- 持续补液

术后
- 术后持续补液 24h
- 避免使用肾毒性镇痛药物（如非甾体抗炎药）
- 早期活动、早期拔除尿管

▲ 图 11-2　TAVI 围术期预防急性肾损伤的主要措施

抑制肾素 – 血管紧张素 – 醛固酮系统，从而预防肾血管收缩和 CIN。建议在 TAVI 术前 1～12h（12h 最佳）开始以 1～3ml/（kg·h）的速度静脉滴注 0.9% 氯化钠（154mmol/L），术中速度为 1～1.5ml/（kg·h），术后 2～12h 内速度为 1～3ml/（kg·h）。充血性心力衰竭风险较高的患者（如左心室功能异常、心力衰竭）可降低输注速度。RenalGuard 系统（RenalGuard Solutions，Inc.，Milford，MA）是一个很有前景的设备，它可以根据利尿药诱导的尿量进行精确的补液。在高危 TAVI 患者中，利用呋塞米治疗与 RenalGuard 系统匹配的补液可以有效降低急性肾损伤的发生率[16]。目前已有针对该系统的前瞻性研究，包括输注生理盐水和相应剂量的利尿药以达到≥300ml/h 的最佳尿量。该系统还需要进一步的研究。关于碳酸氢钠和（或）N– 乙酰半胱氨酸输注的研究结果尚不一致，目前不予推荐。

（3）合并有 CKD 的患者应在术前 48h 停用二甲双胍。二甲双胍可使肾损伤患者发生严重的乳酸性酸中毒，因此，对于 GFR＜60ml/（min·1.73m²）的患者应考虑停用二甲双胍。

2. TAVI 手术操作

（1）TAVI 术中最重要的 AKI 预防措施就是减少对比剂剂量。TAVI 术中造影通常用于寻找主动脉窦三个最低点组成的平面，以描绘出作为瓣膜正确放置位置的虚拟基底环（virtual basal ring，VBR）；也被用于在瓣膜释放前和释放时确认瓣膜的正确位置，在瓣膜植入后评估是否存在残留主动脉瓣反流，以及在移除瓣膜输送系统和导管鞘后评估髂 – 股动脉血管和出血情况。上述所有步骤都是有替代方法的，并应在急性肾损伤高危患者中考虑使用（图 11-3）。例如，在专用软件的协助下，通过 CT 血管造影预测透视投影；术中运用多个猪尾导管或高级成像技术，如 EchoNavigator（Philips，NL），来寻

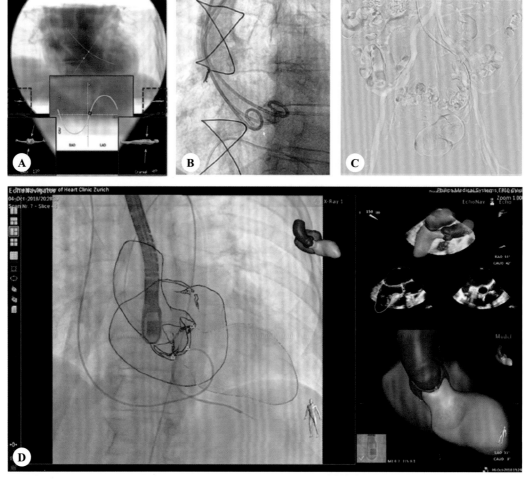

▲ 图 11-3　在 TAVI 术中降低对比剂负荷的方法

A. 运用 3mensio 软件（Pie Medical，Maastricht，NL）通过 CT 血管造影预测经导管主动脉瓣植入的透视角度。方框内放大了 3 个瓣叶对称排列（左：无冠状窦；中：右冠状窦，右：左冠状窦）时血管投影的角度。中间的方框内的正弦曲线是所有可能垂直于瓣环平面的投影角度。B. 运用三个猪尾导管来确定 3 个冠状窦及虚拟基底环；C. 运用 CO_2 血管造影来评估止血效果、排除 TAVI 引导鞘拔出后的血管并发症。CO_2 能取代一部分血液，在数字减影成像中呈负对比度。与碘对比剂不同，CO_2 完全没有肾毒性。D. 在 TAVI 术中运用 Echo-Navigator（Philips，Einthoven，NL）融合成像来识别心脏结构并释放瓣膜，无须使用对比剂（图片由 Francesco Saia、Gabriele Ghetti 和 Nevio Taglieri 提供）

找虚拟基底环；通过分析血流动力学和超声心动图来评估即刻的结果；使用不需要对比剂的方法来评估髂 – 股动脉轴，如 CO_2 血管造影[17]。目前已有报道完全不需要对比剂的 TAVI 手术。

（2）对比剂的选择。对比剂的相对肾毒性通常与其类型、渗透性、分子结构和黏稠性有关[18]。尽管目前研究已明确提示应避免使用高渗对比剂（实际上已不在临床中使用），但关于低渗性和等渗性对比剂的区别仍有争议。有一些证据表明，等渗性对比剂（碘克沙醇）可能会降低风险。然而，许多其他研究发现碘克沙醇和低渗性对比剂之间没有差异。因此在对比剂的最佳选择上尚无明确的结论。

（3）除非十分必要，避免输注红细胞。在

TRITAVI 试验中，Zimarino 等发现 TAVI 患者输注红细胞是死亡的独立预测因素，这似乎很大程度上是由急性肾损伤介导的，并且这个效应在没有严格输血指征（例如，没有严重的血管并发症、没有大出血、最低血红蛋白＞9.5mg/dl）的患者中尤为明显。

(4) 其他降低 AKI 风险的术中措施包括在主动脉内小心操作导管，缩短低灌注时间（较短的快速起搏时间、避免心输出量过低），持续补液（如上述）。

3. 术后阶段

(1) 术后持续补液 24h。

(2) 避免使用肾毒性药物（NSAID）进行镇痛。

(3) 早期活动，如有导尿管应早期拔除。

三、监测

介入治疗后，一般通过监测血清肌酐的变化来检测急性肾损伤的发生。目前不同的研究中尚使用着不同的急性肾损伤定义。为了使 TAVI 人群及 TAVI 研究中的急性肾损伤定义标准化，瓣膜学术研究联盟 –2（Valve Academic Research Consortium-2，VARC-2）指南推荐使用急性肾损伤网络（Acute Kidney Injury Network，AKIN）系统进行定义（表 11–1）。

在使用对比剂后何时进行血清肌酐的化验也是具有争议的。尽管在术后 12h 进行早期肌酐测定可以有效预测急性肾损伤，但一般推荐评估时间延长至术后 48h 至术后 7 天。

近几年来，一些可以预测急性肾损伤的发生并促进患者早期出院的替代诊断试验被

表 11–1　VARC-2 急性肾损伤分类 [a]

1 期

- 血清肌酐升高到 150%～199%（升高到基线的 1.5～1.99 倍）
- 血清肌酐升高≥0.3mg/dl（≥26.4mmol/L）
- 尿量<0.5ml/（kg·h）超过 6h 但小于 12h

2 期

- 血清肌酐升高到 200%～299%（升高到基线的 2.0～2.99 倍）
- 尿量<0.5ml/（kg·h）超过 12h 但小于 24h

3 期

- 血清肌酐升高≥300%（升高到基线的 3 倍以上）
- 血清肌酐≥4.0mg/dl（≥354mmol/L）伴急性升高至少 0.5mg/dl（44mmol/L）
- 尿量<0.3ml/(kg·h)超过 24h
- 无尿≥12h
- 接受肾脏替代治疗的患者

a. 术后 7 天内评估

提出。例如，有研究表明血清胱抑素 C 水平也是急性肾损伤的早期标志[19]。在暴露于对比剂 24h 后，血清胱抑素 C 浓度升高≥10%被认为是早期识别对比剂急性肾损伤高危人群的最佳临界值（阴性预测值 =100%；阳性预测值 =39.1%）。其他如中性粒细胞明胶酶相关脂质运载蛋白（neutrophil gelatinase-associated lipocalin，NGAL）、肾损伤分子 –1（kidney injury molecule-1，KIM-1）和白介素 –18（interleukin-18，IL-18）等是在心脏外科手术后预测急性肾损伤的生物标志物，但在 TAVI 患者中预测价值较差。最后，初步数据显示，基于多普勒的肾抵抗指数（renal resistance index，RRI）检测可能能够在 TAVI 术后的临床早期关键阶段提示急性肾损伤，且该指标相比于肌酐和血清胱抑素 C 能更早地预测出急性肾损伤的发生[20]。

总而言之，目前有一些具有前景的急性肾损伤早期检测方法，但此类方法还没被严格证实，没有被广泛接受，目前临床上应用也较少。因此，目前诊断和监测急性肾损伤的最佳方法是每天连续检测肌酐，持续48～72h。如采用早期出院方案，应充分考虑患者术后24h内血清肌酐的变化，并在出院后7天内进行相应的实验室检查。

四、治疗

目前仍没有针对急性肾损伤的特异性治疗。稳定血流动力学参数和维持正常的体液和电解质平衡是最关键的措施，在某些必要情况下可采用肾脏替代治疗。同时需要邀请肾脏科医师进行会诊。

参考文献

[1] Azarbal, A., Leadholm, K.L., Ashikaga, T. et al. (2018). Frequency and prognostic significance of acute kidney recovery ın patients who underwent transcatheter aortic valve implantation. *Am. J. Cardiol.* 121: 634–641.

[2] Guerraty, M.A., Chai, B., Hsu, J.Y. et al. (2015). Relation of aortic valve calcium to chronic kidney disease (from the Chronic Renal Insufficiency Cohort Study). *Am. J. Cardiol.* 115: 1281–1286.

[3] Voigtlander, L., Schewel, J., Martin, J. et al. (2015). Impact of kidney function on mortality after transcatheter valve implantation in patients with severe aortic valvular stenosis. *Int. J. Cardiol.* 178: 275–281.

[4] Siontis, G.C., Praz, F., Pilgrim, T. et al. (2016). Transcatheter aortic valve implantation vs. surgical aortic valve replacement for treatment of severe aortic stenosis: a metaanalysis of randomized trials. *Eur. Heart J.* 37: 3503–3512.

[5] Bagur, R., Webb, J.G., Nietlispach, F. et al. (2010). Acute kidney injury following transcatheter aortic valve implantation: predictive factors, prognostic value, and comparison with surgical aortic valve replacement. *Eur. Heart J.* 31: 865–874.

[6] Azarbal, A., Malenka, D.J., Huang, Y.L. et al. (2019). Recovery of kidney dysfunction after transcatheter aortic valve implantation (from the Northern New England Cardiovascular Disease Study Group). *Am. J. Cardiol.* 123: 426–433.

[7] Ferro, C.J., Chue, C.D., de Belder, M.A. et al. (2015). Impact of renal function on survival after transcatheter aortic valve implantation (TAVI): an analysis of the UK TAVI registry. *Heart* 101: 546–552.

[8] Saia, F., Latib, A., Ciuca, C. et al. (2014). Causes and timing of death during longterm follow-up after transcatheter aortic valve replacement. *Am. Heart J.* 168: 798–806.

[9] Zimarino, M., Barbanti, M., Dangas, G.D. et al. (2020). Early adverse impact of transfusion after Transcatheter aortic valve replacement: a propensity-matched comparison from the TRITAVI registry. *Circ. Cardiovasc. Interv.* (in press).

[10] Saia, F., Ciuca, C., Taglieri, N. et al. (2013). Acute kidney injury following transcatheter aortic valve implantation: incidence, predictors and clinical outcome. *Int. J. Cardiol.* 168: 1034–1040.

[11] Liao, Y.B., Deng, X.X., Meng, Y. et al. (2017). Predictors and outcome of acute kidney injury after transcatheter aortic valve implantation: a systematic review and meta-analysis. *EuroIntervention* 12: 2067–2074.

[12] Possner, M., Vontobel, J., Nguyen-Kim, T.D. et al. (2016). Prognostic value of aortic regurgitation after TAVI in patients with chronic kidney disease. *Int. J. Cardiol.* 221: 180–187.

[13] Shishikura, D., Kataoka, Y., Pisaniello, A.D. et al. (2018). The extent of aortic atherosclerosis predicts the occurrence, severity, and recovery of acute kidney injury after transcatheter aortic valve replacement. *Circ. Cardiovasc. Interv.* 11: e006367.

[14] Annoni, A.D., Andreini, D., Pontone, G. et al. (2018). CT angiography prior to TAVI procedure using third-

generation scanner with wide volume coverage: feasibility, renal safety and diagnostic accuracy for coronary tree. *Br. J. Radiol.* 91: 20180196.

[15] Weisbord, S.D., Gallagher, M., Jneid, H. et al. (2018). Outcomes after angiography with sodium bicarbonate and acetylcysteine. *N. Engl. J. Med.* 378: 603–614.

[16] Barbanti, M., Gulino, S., Capranzano, P. et al. (2015). Acute kidney injury with the RenalGuard system in patients undergoing transcatheter aortic valve replacement: the PROTECT-TAVI trial (PROphylactic effecT of furosEmide-induCed diuresis with matched isotonic intravenous hydraTion in transcatheter aortic valve implantation). *JACC Cardiovasc. Interv.* 8: 1595–1604.

[17] Fujihara, M., Kawasaki, D., Shintani, Y. et al. (2015). Endovascular therapy by CO_2 angiography to prevent contrast-induced nephropathy in patients with chronic kidney disease: a prospective multicenter trial of CO_2 angiography registry. *Catheter. Cardiovasc. Interv.* 85: 870–877.

[18] Ozkok, S. and Ozkok, A. (2017). Contrastinduced acute kidney injury: a review of practical points. *World J. Nephrol.* 6: 86–99.

[19] Briguori, C., Visconti, G., Rivera, N.V. et al. (2010). Cystatin C and contrast-induced acute kidney injury. *Circulation* 121: 2117–2122.

[20] Sinning, J.M., Adenauer, V., Scheer, A.C. et al. (2014). Doppler-based renal resistance index for the detection of acute kidney injury and the non-invasive evaluation of paravalvular aortic regurgitation after transcatheter aortic valve implantation. *EuroIntervention* 9: 1309–1316.

下篇　特殊并发症

Specific Complications

第 12 章　二叶瓣
Bicuspid Valve

Anna Franzone　Eugenio Stabile　Plinio Cirillo　Giovanni Esposito　著

何婧婧　李奕明　译　　李　侨　校

一、临床意义

二叶式主动脉瓣（BAV）最早由达·芬奇描述为一种易发展为狭窄或反流的非典型瓣膜[1]，是最常见的先天性心脏缺陷，普通人群患病率为 0.5%～2%，男性比女性更易患病（3∶1）[2]。二叶式主动脉瓣可导致不同的临床后果；其可表现为偶然发现的听诊或超声心动图异常[3]，有时可导致严重并发症，如主动脉夹层或细菌性心内膜炎[4]。有临床意义的二叶式主动脉瓣狭窄平均发生年龄为 60 岁，而二叶式主动脉瓣反流的峰值发生年龄平均为 30 岁。总的来说，二叶式主动脉瓣相关的主动脉瓣疾病是 70 岁以下患者最常见的主动脉瓣疾病手术指征[5]。此外，据报道，80 岁以上患者手术切除的瓣膜中至少有 1/5 是二叶瓣；有趣的是，仅 2/3 的患者可通过术前超声心动图确定为二叶式主动脉瓣形态[6]。从表型来看，二叶式主动脉瓣是一种瓣膜发育障碍，其通常与主动脉发育障碍共存，并导致“瓣膜 - 主动脉病”。高达 50% 的二叶式主动脉瓣患者出现升主动脉扩张；通常累及血管的胸腔（升主动脉）部分（60%～70% 的病例）；整个升主动脉亦可能受到影响，包括主动脉窦和管状部分[7]。基因决定的分子机制是瓣膜和主动脉疾病共存的原因。其中，纤维蛋白和细胞外基质的其他成分的改变是目前报道的最常见的缺陷。在二叶式主动脉瓣的家族聚集性病例中也发现了基因异常，临床研究亦报道二叶式主动脉瓣患者的一级亲属中二叶式主动脉瓣的患病率为 9%[8]。

二叶式主动脉瓣狭窄的发生基于活跃炎症过程所介导的瓣叶钙化。其干预指征与三叶式主动脉瓣（tricuspid aortic valve，TAV）狭窄患者相同。然而，二叶式主动脉瓣狭窄仍然被认为是 TAVI 的相对禁忌证[9]。尽管首例人体植入是在二叶式主动脉瓣患者进行的，但这种特殊的解剖条件仍被列为比较 TAVI 与 SAVR 的随机临床研究的排除标准之一，即使在低风险患者中也是如此。椭圆形瓣环和不对称瓣叶钙化可能导致瓣膜定位不准和扩张不足，从而损害血流动力学和耐久性。此外，常常共存的主动脉病变增加了并发症的风险，如夹层或破裂（图 12-1）。

目前，TAVI 人群中二叶式主动脉瓣的患病率为 2%～33%，在亚洲人群中报道的比例最高。表 12-1 报道了迄今为止接受 TAVI 治疗的二叶式主动脉瓣患者的主要临床特征和临

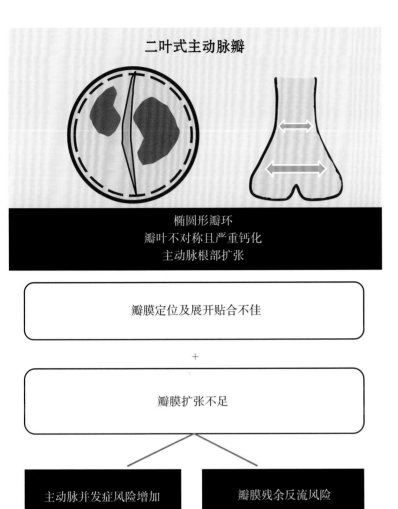

二叶式主动脉瓣

椭圆形瓣环
瓣叶不对称且严重钙化
主动脉根部扩张

瓣膜定位及展开贴合不佳

+

瓣膜扩张不足

主动脉并发症风险增加　　瓣膜残余反流风险

◀ 图 12-1　二叶式主动脉瓣的解剖特点，以及经导管主动脉瓣植入术的技术挑战和潜在并发症

床结果。2014 年，Mylotte 等报道了包含 139 名二叶式主动脉瓣患者的首个病例系列报道，研究者使用第一代球囊扩张（$n=48$）或自扩张（$n=91$）经导管心脏瓣膜（transcatheter heart valve，THV）进行 TAVI 治疗。在术后 30 天时，79.1% 的患者达到了器械安全性、成功性和有效性终点；手术死亡率为 3.6%，其中 THV 栓塞占 2.2%，转外科开胸手术占 2.2%；1 年死亡率为 17.5%[5]。在 Perlman 等的研究中，使用新一代 Edwards Sapien 3 瓣膜（Edwards Lifesciences，Irvine，California）对 51 例二叶式主动脉瓣患者进行 TAVI 治疗。30 天随访期，出现 2 例死亡（3.9%），2 例主要血管并发症

和 12 例永久性起搏器植入（23.5%）；没有瓣膜栓塞或第二个瓣膜植入[16]。自 2013 年以来，二叶瓣 TAVI 注册研究纳入了 301 名患者，其中 199 名（71.1%）接受了初代瓣膜 Sapien XT（Edwards Lifesciences，Irvine，California）和 CoreValve（Medtronic CoreValve；Medtronic，Minneapolis，Minnesota）植入，102 名（29.9%）接受了新一代瓣膜 Sapien 3 和 Lotus（Boston Scientific Corporation，Marlborough，Massachusetts）植入。总体而言，30 天的全因死亡率为 4.3%，1 年的全因死亡率为 14.4%；新一代瓣膜未见中度或重度瓣周漏，与早期瓣膜相比其发生率显著降低[17]。对 561 例二

表 12-1　TAVI 应用于二叶式主动脉瓣患者的主要研究

研究（出版年份）	患者例数	瓣膜类型（%）	残余瓣周反流（%）	30 天死亡率（%）	瓣膜栓塞（%）	第二瓣植入（%）	中转外科（%）
Wijesinghe 等 [10]（2010）	11	Edwards Sapien 瓣膜	18.1	18.1	0	0	9.0
Himbert 等 [11]（2012）	15	Medtronic CoreValve	13.3	0	0	0	0
Hayashida 等 [12]（2013）	21	Edwards（52.4）CoreValve（47.6）	19	4.8	0	0	0
Kochman 等 [13]（2014）	28	Edwards（18）CoreValve（82）	32	4	4	0	4
Bauer 等 [14]（2014）	38	Edwards（32）CoreValve（68）	25	11	-	-	0
Yousef 等 [15]（2015）	108	Edwards（56.4）CoreValve（43.6）	38.8	8.3	-	-	-
Mylotte 等 [5]（2014）	139	Edwards（34.51）CoreValve（65.5）	33	5	2.2	3.6	2.2
Perlman 等 [16]（2016）	51	Edwards Sapien 3	0	3.9	0	0	0
Yoon 等 [17]（2016）	301	Sapien XT/ CoreValve（88.1）Sapien 3/ Lotus（33.9）	4.3	5.6	-	4.7	2.9

叶式主动脉瓣和 4546 例三叶式主动脉瓣患者进行倾向性评分匹配分析，结果显示，使用初代（Sapien XT/CoreValve）或新一代（Sapien 3/Lotus/Evolut R）瓣膜进行 TAVI 中，二叶式主动脉瓣患者较三叶式主动脉瓣患者转外科开胸手术的比例更高，而器械成功率更低；早期 THV 的使用与较高的并发症发生率相关，而新型 THV 在二叶式主动脉瓣和三叶式主动脉瓣患者中的表现相当（图 12-2）[18]。一项包含 13 个观察性研究，共纳入了 758 名患者的 Meta 分析表明，二叶式主动脉瓣与 TAVI 的死亡率上升及其他主要事件（如脑卒中、危及生命的出血、血管并发症或瓣膜功能障碍）的风险并无联系；然而，与三叶式

主动脉瓣队列相比，二叶式主动脉瓣患者术后 30 天的瓣周漏（12.2% vs. 8.5%）和新起搏器植入（17.9% vs. 6.6%）的发生率增加 [19]。在最近的 STS/ACC TVT 注册研究报告中（由 Leon 于 2019 年 3 月汇报），将 2726 例二叶式主动脉瓣患者与 79 096 例三叶式主动脉瓣患者使用 Sapien 3 球膨瓣进行 TAVI 的结果进行了比较。基线特征方面，二叶式主动脉瓣在年轻和低风险的患者中更常见。两组在 30 天和 1 年的存活率以及血流动力学（跨瓣压差、主动脉瓣口面积和瓣周漏）和生活质量指标的改善相似；然而，与三叶式主动脉瓣相比，二叶式主动脉瓣中 TAVI 所致主动脉根部损伤和转为开胸手术的风险增加，围术期

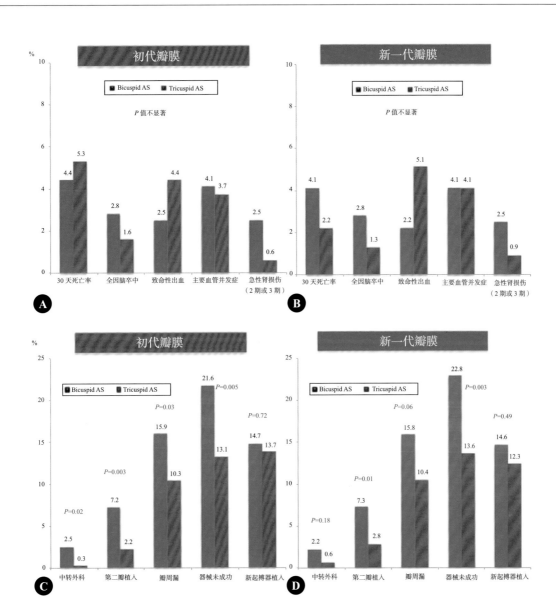

▲ 图 12-2　使用初代（Sapien XT/CoreValve）或新一代（Sapien 3/Lotus/Evolut R）瓣膜行经导管主动脉瓣植入术的 **561** 例二叶式主动脉瓣和 **4546** 例三叶式主动脉瓣患者的倾向评分匹配分析

A. 使用初代瓣膜行 TAVI 后 30 天的临床结果；B. 使用新一代瓣膜行 TAVI 后 30 天的临床结果；C. 使用初代瓣膜行 TAVI 后的手术并发症；D. 使用新一代瓣膜行 TAVI 后的手术并发症。Bicuspid AS. 二叶式主动脉瓣狭窄；Tricuspid AS. 三叶式主动脉瓣狭窄（引自 Yoon，2017[18]）

和 30 天脑卒中的发生率更高。

二、预防

在二叶式主动脉瓣患者中进行 TAVI 时，掌握解剖结构是将并发症风险降至最低的第一步。"二叶瓣"一词被认为是一个误称，因为一些二叶瓣实际上有三个瓣窦；故而有学者认为"双瓣叶"一词更准确。通常，二叶式主动脉瓣的特征是存在两个大小不等的小叶，其中较大的小叶有一个对合缘融合所致的中央嵴。自 20 世纪 70 年代以来，出现了数种分类系统：Sabet 等根据瓣窦大小确定了 3 种可能的表型[20]；Roberts 等根据瓣窦和嵴的相对位置描述了 6 种可能的表型[21]；Angelini 等提出了基于法式窦和小叶数量的分型标准[22]。Sievers 和 Schmidtke 的二叶式主动脉瓣解剖分类是最常用的分类，这种方法考虑了瓣窦的数量、嵴的存在，以及嵴和瓣窦的空间位置和对称性（图 12-3 和图 12-4）[23]。其确定了 3 个主要类别：①0 型，"单纯"二叶式主动脉瓣，有 2 个对等的瓣窦，没有嵴，瓣窦游离缘呈横向排列（7%）；②1 型，有一个发育完全的无冠状窦，两个发育完全的对合缘和一个嵴（88%）；③2 型，有两个嵴和 3 个瓣窦（5%）。同样的，0 型基于瓣窦的空间位置、1 型和 2 型基于嵴的空间位置可进一步划分亚型。在 TAVI 时代，有学者提出了一种简化的分类（图 12-5）：三对合缘型，其中 1 个对合缘在 2 个瓣窦之间完全融合，通常被称为"功能性"或"获得性"二叶式主动脉瓣；双对合缘有

嵴型，两个瓣窦由纤维或钙化嵴在不同高度融合；双对合缘无嵴型，有 2 个完全融合的瓣窦，只有 2 个对合缘，没有嵴[24]。每个主要二叶式主动脉瓣类型可根据瓣叶方向确定两个亚型。此分类考虑了瓣环平面和瓣膜对合缘平面的人工瓣膜和主动脉瓣复合体的交互作用，有利于指导手术规划。

以下是二叶式主动脉瓣患者中可能影响 TAVI 结局的主要解剖特征：①椭圆形瓣环；②主动脉根部和升主动脉增宽；③主动脉瓣复合体不对称和过度钙化。总的来说，这些因素可能会影响瓣膜的定位、贴壁性和支架扩张。

大量证据证实，基于 MDCT 的 THV 测径在最小化并发症风险中起到关键作用。在之前提到的 Mylotte 等研究中，术前 THV 测径与较低的植入后主动脉瓣反流≥2 级的发生率相关[5]。

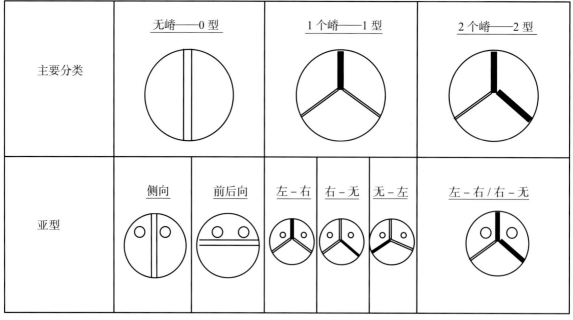

▲ 图 12-3　Sievers 和 Schmidtke 的二叶式主动脉瓣解剖分类

改编自 Sievers，2007[23]

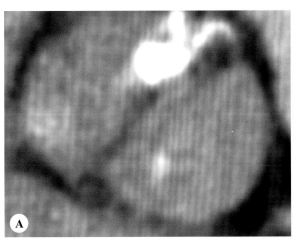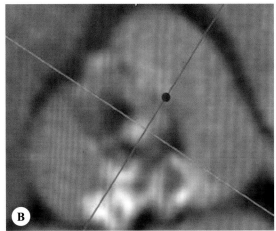

▲ 图 12-4　二叶式主动脉瓣 0 型（A）和 1 型（B）示例

图片由 Giovanni Esposito 提供

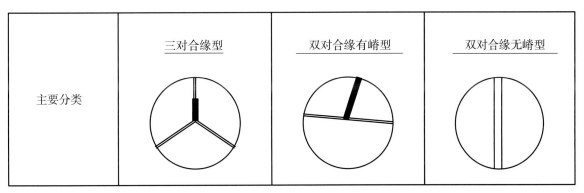

▲ 图 12-5　*Jilaihawi* 的二叶式主动脉瓣解剖分型

三、监测

首先，需确定二叶式主动脉瓣的解剖结构和类型：三对合缘、双对合缘，有无嵴。在老年患者中，区分有嵴的二叶式主动脉瓣和重度钙化的三叶式主动脉瓣非常困难。当存在 3 个主动脉窦（二叶式主动脉瓣 1 型或 2 型）时，可按照三叶式主动脉瓣的常规方法，即通过确定 3 个主动脉窦的附着点测量瓣环。相反，当主动脉瓣只有 2 个瓣窦和 2 个对合缘（二叶式主动脉瓣 0 型）时，在标定 2 个主动脉瓣窦的附着点后，第三个点由平行于器械放置区域的正交平面确定。可

在主动脉瓣环的短轴平面上测量最小和最大直径、横截面积和周长。嵴的存在与否是手术规划的关键因素，因为其纤维结构可能会影响人工瓣膜的扩张。特别是在 Jilaihawi 等的系列研究中，钙化嵴的存在与器械向无冠状窦的后向扩张有关，并邻近房室结[24]。这可以解释为何二叶式主动脉瓣较三叶式主动脉瓣存在更高的 TAVI 术后永久性起搏器植入率。

此外，嵴的存在改变了器械锚定区域的位置，经典的虚拟基底环被所谓的"嵴-虚拟环"所取代，后者是主动脉-心室复合体的最窄部位。这对器械测径有重要影响，因

为瓣环测径可能会导致瓣膜尺寸过大，从而导致支架变形和瓣周漏。然而，基于嵴水平的测径不如瓣环测径标准化：在某些情况下，建议考虑最小直径和最大直径之间的平均值；在其他情况下，可考虑对合缘间距离和嵴前距离之间的平均值。目前瓣膜型号选择主要依据"传统"瓣环测量或结合环上测径的对合缘 – 对合缘测量法（图 12-6），其中环上测径被认为是最佳方法。

相反，在没有嵴的双对合缘亚型中，主动脉 – 心室复合体的最小尺寸通常出现在瓣环水平。在三对合缘二叶式主动脉瓣中，瓣膜的扩张反应表现受嵴位置的影响，嵴位置越高，倾向表现为双对合缘亚型，而嵴位置越低，倾向表现为三叶式主动脉瓣。

MDCT 可以提供有关主动脉根部和升主动脉特征的基本信息。尤其是二叶式主动脉瓣患者中水平主动脉（定义为垂直于主动脉环的平面与水平参考平面之间的角度小于30°）更为常见，这可能会对选取合适的瓣膜释放的造影投射体位造成挑战。此外，二叶式主动脉瓣可能与冠状动脉的异常起源有关；因此，应确定冠状动脉开口相对于瓣环的位置和高度，以将冠状动脉阻塞的风险降至最低。

四、治疗

二叶式主动脉瓣中行 TAVI 需要调整技术策略，以降低显著瓣周漏、永久性起搏器植入和主动脉根部损伤的风险。一些提示和技巧包括：①将瓣膜定位在更靠头位（高位植入），以将假体包裹在钙化的瓣叶中，而不是真正的瓣环中；然而，这种方法可能会导致不完全贴壁和瓣周漏；②避免瓣膜尺寸过大，过大的尺寸增加人工瓣膜向主动脉侧或心室侧移位的风险；③通常建议行球囊预扩张，因其可有助于支架的扩张，并有助于确定其着陆区；具体来说，在预扩张期间使用尺寸较小的球囊进行造影，有助于在情况不明时更好地确定瓣膜的尺寸；④可能需要后扩张以确保更好的支架扩张，然而这种操作伴有主动脉夹层的高风险，尤其是在没有嵴的二叶式主动脉瓣中，应仅限用于瓣膜扩张非常不对称、严重残余反流、残余压差大的情况。关于器械选择，首选新一代器

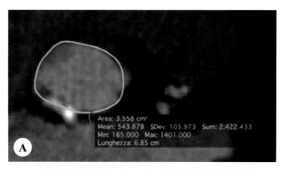

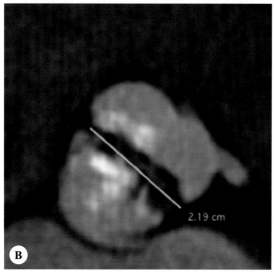

▲ 图 12-6　二叶式主动脉瓣中的瓣环（A）和对合缘 – 对合缘（B）测量

图片由 Giovanni Esposito 提供

械，因为它们的裙边或袖口设计可改善瓣周漏，而不存在主动脉根部损伤的相关风险。到目前为止，球扩瓣和自展瓣之间没有显著差异，故而在选择合适的装置时应考虑其他因素。例如，在伴有升主动脉扩张的二叶式主动脉瓣中，最好避免使用瓣架长的自展瓣；在低冠状动脉高度的情况下，球扩瓣更安全。

　　以下总结了目前对二叶式主动脉瓣中TAVI 的基本认识。

- 一些解剖特征可能会对二叶式主动脉瓣患者行 TAVI 的安全性和耐久性提出挑战。
- 在年轻患者中，伴存的主动脉病变可能是一个重要问题。
- 影像在优化瓣膜尺寸选择中发挥着关键作用。
- 新一代 THV 与早期的 THV 相比，具有更少的瓣周漏发生率和更高的设备成功率。

参考文献

[1] Michelena, H.I., Prakash, S.K., Della Corte, A. et al. (2014). Bicuspid aortic valve: identifying knowledge gaps and rising to the challenge from the International Bicuspid Aortic Valve Consortium (BAVCon). *Circulation* 129: 2691–2704.

[2] Vohra, H.A., Whistance, R.N., De Kerchove, L. et al. (2013). Valve-preserving surgery on the bicuspid aortic valve. *Eur. J. Cardiothorac. Surg.* 43: 888–898.

[3] Michelena, H.I., Desjardins, V.A., Avierinos, J.F. et al. (2008). Natural history of asymptomatic patients with normally functioning or minimally dysfunctional bicuspid aortic valve in the community. *Circulation* 117: 2776–2784.

[4] Michelena, H.I., Khanna, A.D., Mahoney, D. et al. (2011). Incidence of aortic complications in patients with bicuspid aortic valves. *JAMA* 306: 1104–1112.

[5] Mylotte, D., Lefevre, T., Sondergaard, L. et al. (2014). Transcatheter aortic valve replacement in bicuspid aortic valve disease. *J. Am. Coll. Cardiol.* 64: 2330–2339.

[6] Roberts, W.C., Janning, K.G., Ko, J.M. et al. (2012). Frequency of congenitally bicuspid aortic valves in patients >/=80 years of age undergoing aortic valve replacement for aortic stenosis (with or without aortic regurgitation) and implications for transcatheter aortic valve implantation. *Am. J. Cardiol.* 109: 1632–1636.

[7] Schaefer, B.M., Lewin, M.B., Stout, K.K. et al. (2008). The bicuspid aortic valve: an integrated phenotypic classification of leaflet morphology and aortic root shape. *Heart* 94: 1634–1638.

[8] Siu, S.C. and Silversides, C.K. (2010). Bicuspid aortic valve disease. *J. Am. Coll. Cardiol.* 55: 2789–2800.

[9] Baumgartner, H., Falk, V., Bax, J.J. et al. (2017). 2017 ESC/EACTS Guidelines for the management of valvular heart disease. *Eur. Heart J.* 38: 2739–2791.

[10] Wijesinghe, N., Ye, J., Rodés-Cabau, J. et al. (2010). Transcatheter aortic valve implantation in patients with bicuspid aortic valve stenosis. *JACC Cardiovasc. Interv.* 3: 1122–1125.

[11] Himbert, D., Pontnau, F., Messika-Zeitoun, D. et al. (2012). Feasibility and outcomes of transcatheter aortic valve implantation in high-risk patients with stenotic bicuspid aortic valves. *Am. J. Cardiol.* 110 (6): 877–883.

[12] Hayashida, K., Bouvier, E., Lefèvre, T. et al. (2013). Transcatheter aortic valve implantation for patients with severe bicuspid aortic valve stenosis. *Circ. Cardiovasc. Interv.* 6 (3): 284–291.

[13] Kochman, J., Huczek, Z., Scisło, P. et al. (2014). Comparison of one- and 12–month outcomes of transcatheter aortic valve replacement in patients with severely stenotic bicuspid versus tricuspid aortic valves (results from a multicenter registry). *Am. J. Cardiol.* 114 (5): 757–762.

[14] Bauer, T., Linke, A., Sievert, H. et al. (2014). Comparison of the effectiveness of transcatheter aortic valve implantation in patients with stenotic bicuspid

versus tricuspid aortic valves (from the German TAVI Registry). *Am. J. Cardiol.* 113 (3): 518–521.

[15] Yousef, A., Simard, T., Webb, J. et al. (2015). Transcatheter aortic valve implantation in patients with bicuspid aortic valve: a patient level multi-center analysis. *Int. J. Cardiol.* 189: 282–288.

[16] Perlman, G.Y., Blanke, P., Dvir, D. et al. (2016). Bicuspid aortic valve stenosis: favorable early outcomes with a nextgeneration transcatheter heart valve in a multicenter study. *JACC Cardiovasc. Interv.* 9: 817–824.

[17] Yoon, S.H., Lefevre, T., Ahn, J.M. et al. (2016). Transcatheter aortic valve replacement with early- and new-generation devices in bicuspid aortic valve stenosis. *J. Am. Coll. Cardiol.* 68: 1195–1205.

[18] Yoon, S.H., Bleiziffer, S., De Backer, O. et al. (2017). Outcomes in transcatheter aortic valve replacement for bicuspid versus tricuspid aortic valve stenosis. *J. Am. Coll. Cardiol.* 69: 2579–2589.

[19] Reddy, G., Wang, Z., Nishimura, R.A. et al. (2018). Transcatheter aortic valve replacement for stenotic bicuspid aortic valves: systematic review and meta-analyses of observational studies. *Catheter. Cardiovasc. Interv.* 91: 975–983.

[20] Sabet, H.Y., Edwards, W.D., Tazelaar, H.D., and Daly, R.C. (1999). Congenitally bicuspid aortic valves: a surgical pathology study of 542.cases (1991 through 1996) and a literature review of 2,715 additional cases. *Mayo Clin. Proc.* 74: 14–26.

[21] Roberts, W.C. (1970). The congenitally bicuspid aortic valve. A study of 85 autopsy cases. *Am. J. Cardiol.* 26: 72–83.

[22] Angelini, A., Ho, S.Y., Anderson, R.H. et al. (1989). The morphology of the normal aortic valve as compared with the aortic valve having two leaflets. *J. Thorac. Cardiovasc. Surg.* 98: 362–367.

[23] Sievers, H.H. and Schmidtke, C. (2007). A classification system for the bicuspid aortic valve from 304 surgical specimens. *J. Thorac. Cardiovasc. Surg.* 133: 1226–1233.

[24] Jilaihawl, H., Chen, M., Webb, J. et al. (2016). A bicuspid aortic valve imaging classification for the TAVR era. *JACC Cardiovasc. Imaging* 9: 1145–1158.

第 13 章　退化的主动脉生物瓣膜
Degenerated Aortic Bioprosthesis

Tania Rodríguez-Gabella　Carlos Cortés　Alberto San Román　Ignacio J. Amat-Santos　著
曹忠泽　江可欣　李奕明　译　　李　侨　校

一、背景

21 世纪的前 10 年是主动脉瓣疾病治疗方法发生重大转变的时代。相较于机械瓣膜，主动脉生物瓣膜的使用量有相当程度地增加[1]。手术目标人群的老龄化、对瓣膜置换术后避免全身抗凝治疗的需求以及主动脉生物瓣膜血流动力学性能的改善，都是生物瓣膜逐渐受到青睐的潜在原因。因此，2017 年 ACC/AHA 指南的重点更新已经将生物瓣膜的适用人群扩展到更年轻的患者[2]。

另外，TAVI 已成为中高手术风险主动脉瓣重度狭窄患者的有效选择[3, 4]。此外，最近在低手术风险的患者中进行的随机试验表明，TAVI 和 SAVR 的结果相似[5, 6]。主动脉瓣置换术的首要目标是为主动脉瓣疾病提供一种有效和持久的治疗方法，理想情况下，瓣膜的耐久时间应长于患者的预期寿命。因此，瓣膜的耐久性已成为当前主动脉瓣置换术领域关注的一个重要问题。

二、结构性瓣膜退变的定义

生物组织易发生结构性瓣膜退变（structural valve degeneration，SVD），这是一个渐进的过程，最终导致继发于狭窄和（或）反流的瓣膜功能障碍[7]（图 13-1）。

还有其他不属于 SVD 但可导致生物瓣膜衰败（bioprosvalve failure，BVF）的瓣膜病变。其发病机制与 SVD 不同，应与 SVD 相区分，包括血栓形成、心内膜炎、瓣膜 - 患者不匹配（prosthesis-patient mismatch，PPM）、器械错位和瓣周反流。

虽然 SVD 可能是导致生物瓣膜功能障碍的主要原因，但其仍缺少标准定义。在过去，SVD 将导致患者再次接受外科手术，但由于较多患者因外科手术高风险而失去了再次手术的机会[8]，此外，患者也可能因 SVD 以外的其他病因接受了再次介入干预，此类仅通过外科手术统计的方法明显低估了 SVD 的真实发生率。

在外科领域，2008 年《心脏瓣膜干预后发病率和死亡率报告指南》（*Guidelines for Reporting Morbidity and Mortality After Cardiac Valve Intervention*）通过再次手术、尸检或临床调查结果，将 SVD 定义为涉及手术瓣膜的功能障碍或恶化（不包括感染和血栓形成）[9]。然而，该定义未能通过超声心动图对人工瓣

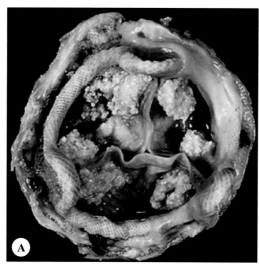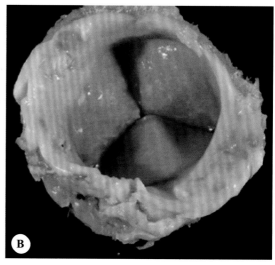

▲ 图 13-1　生物瓣膜退化示例

A. 猪生物瓣膜。瓣叶表面大量钙化结节导致主动脉瓣严重狭窄。B. 生物心包瓣膜。血管翳过度生长（图片由 Tania Rodríguez-Gabella、Carlos Cortés、Alberto San Román 和 Ignacio J. Amat-Santos 提供）

膜的形态和功能进行系统评估，后者能够更准确地揭示 SVD 的真实患病率。Sénage 等最早根据超声心动图标准提出了生物瓣膜 SVD 的定义[8]，内容包括主动脉瓣跨瓣压差增大至平均梯度≥30mmHg，有效瓣口面积（effective orifice area，EOA）降至≤1cm²，或主动脉瓣中心反流≥3 级。Bourguignon 等也将外科主动脉生物瓣膜的 SVD 定义为严重的主动脉瓣狭窄（平均跨瓣压差梯度＞40mmHg）或严重的 AR（有效反流口面积＞0.30cm²，反流束流颈直径＞0.60cm）[10]。Mahjoub 等提出，SVD 应定义为平均跨瓣压差增加≥20mmHg，同时 EOA 降低和（或）瓣膜内反流至少进展 1 级[11]。

在 TAVI 领域中，最新的定义都提到了两个主要方面：SVD 在不同阶段表现为形态和血流动力学随时间的渐进变化。评估时应注意将 TAVI 植入后（出院前或瓣膜植入后 30 天内）的超声心动图作为基线并与随访时的超声心动图影像进行比较。Rodriguez-Gabella

等提出了基于两个阶段的定义：可能的（或称亚临床）SVD 和临床 SVD[7]。可能的（亚临床）SVD 的定义是：①平均跨瓣压差增加＞10mmHg 伴 EOA 降低＞0.3cm² 和（或）多普勒速度指数降低＞0.08；②伴或不伴新发的不低于轻度的或已存在且至少增加 1 级的瓣膜内反流，程度不高于中度；③与 TAVI 术后 1～3 个月超声心动图的基线评估相比，生物瓣膜瓣叶的形态（增厚、钙化、连枷状、盘状）和活动性（减少、撕脱）发生变化。超声心动图的亚临床变化应提醒临床医师生物瓣膜内部可能的结构变化，需要进行额外的影像学检查和更密切的随访。临床 SVD 的定义为：平均跨瓣压差增加＞20mmHg 伴 EOA 下降＞0.6cm² 和（或）多普勒速度指数下降＞0.15，并达到现行指南定义的主动脉瓣严重狭窄的标准；和（或）新发或至少增加 1 级的达到中重度主动脉瓣反流的瓣膜中心反流的标准。

与此同时，来自欧洲经皮心血管介入

治疗协会的一份共识声明，在综合考虑形态学、影响瓣膜完整性的结构异常、瓣膜结构、瓣膜功能和支撑结构退化等因素后，提出了 SVD 中度和重度血流动力学障碍的分层定义[12]。Dvir/Bourguignon 等也提出 SVD 可分为 5 个阶段，描述了一种与原生瓣膜病理学改变相似的连续变化过程。表 13-1 显示了最近的分层 SVD 定义[13]。

三、结构性瓣膜退变的诊断

（一）超声心动图

TTE 是评估外科和经导管治疗两种心脏瓣膜结构和功能的重要手段（图 13-2）。瓣膜植入术后，利用超声心动图进行基线评估

可用于指导对比后续 TTE 随访结果。主动脉瓣植入术后的基线 TTE 应包括对瓣膜结构（瓣叶形态、厚度和活动度）的综合成像，并进行全多普勒评估，并测量前向流速、峰值 / 平均压差、主动脉瓣 EOA 和瓣膜反流（跨瓣和瓣周）等指标。

指南强烈推荐在 TAVI 术后通过超声心动图进行严密随访，即在瓣膜植入术后每年进行一次超声心动图评估[15]。相反，只在有临床症状或体征改变提示瓣膜功能障碍时，才建议对外科心脏瓣膜进行 TTE 评估，而 ESC 和 AHA/ACC 指南分别推荐仅在术后 5 年或 10 年后才开始进行每年的 TTE 评估。未来的指南建议可能会平衡两种生物心脏瓣膜随访方案间的差异。

表 13-1　最新的分层结构性瓣膜退变定义

研　究	类别及其特征				
	中度 SVD		**重度** SVD		
Capodanno D 等[12]（2017）	• 平均跨瓣压差≥20mmHg 且<40mmHg • 平均跨瓣压差较基线改变≥10mmHg 且<20mmHg • 中度瓣膜内反流，与基线相比有新发反流或反流加重（>1+/4+）		• 平均跨瓣压差≥40mmHg • 平均跨瓣压差较基线改变≥20mmHg • 严重的瓣膜内反流，与基线相比有新发反流或反流加重（>2+/4+）		
Rodriguez-Gabella T 等[14]（2018）	**亚临床** SVD		**临床** SVD		
	• 平均跨瓣压差增加>10mmHg，同时 EOA 减少>0.3cm²（较基线），且未导致严重主动脉瓣狭窄 • 根据当前指南，不低于轻度的瓣膜内新发反流或已有瓣膜内反流至少增加 1 级（所致反流级别≤中度）		• 平均跨瓣压差增加>20mmHg，同时 EOA 减少>0.6cm²（较基线），导致严重主动脉瓣狭窄 • 新发或至少增加 1 级的瓣膜内反流导致中重度主动脉瓣反流		
Dvir D 等[13]（2018）	0 级	1 级	2S 级	2R 级	2RS 级	3 级
	无即刻植入后改变	瓣叶形态学异常但无明显血流动力学改变	中度狭窄	中度反流	中度狭窄伴中度反流	重度狭窄伴或不伴重度反流

SVD. 结构性瓣膜退变

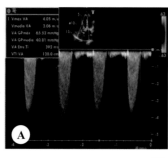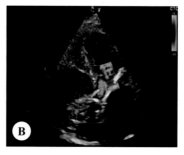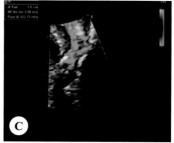

▲ 图 13-2　一例退变的 Mitroflow 瓣膜 TTE 影像

A. TTE 多普勒显示重度主动脉瓣狭窄，峰值流速 4.05m/s，峰值跨瓣压差 65.53mmHg，平均跨瓣压差 40.81mmHg；B 和 C. 显示重度主动脉瓣反流（图片由 Tania Rodríguez-Gabella、Carlos Cortés、Alberto San Román 和 Ignacio J. Amat-Santos 提供）

TEE 有较高的分辨率，是一种非常有用的成像技术，可作为 TTE 的有效补充。TEE 在评估主动脉瓣功能不全和鉴别瓣膜内及瓣周反流方面仍有重要作用。

（二）计算机断层扫描

CT 的使用规避了 TTE 和 TEE 的技术限制，并实现了瓣膜形态和生物瓣膜运动显像。CT 检测瓣膜血栓形成（特别是在早期阶段）和血管翳具有优势。瓣膜血栓的发生，即使在亚临床和（或）抗凝药物治疗成功后，仍可能引发炎症、瓣叶纤维钙化重塑，并加速结构性瓣膜退变的进展[7]。特异性 CT 测量指标包括支架网扩张指数及偏心指数、有低密度瓣叶增厚影的瓣膜数、瓣叶增厚程度、运动度减少程度和钙化程度[12]。

四、生物瓣膜的耐久度

外科生物瓣

除了 SVD 缺乏标准化定义外，患者的基线特征、围术期技术和随访环节等因素的广泛差异性，使得比较外科生物瓣膜耐久性较

为困难。因为此类研究主要是针对不同瓣膜品牌的观察性研究，而不是比较或随机研究。

SAVR 术后的前十年中，外科生物瓣膜的性能令人满意，大多数研究表明，10 年内未发生 SVD 的患者比例为 85%[16-19]。David 等进行的一项研究显示，1134 名患者（其中超过 50% 患者＜70 岁）接受了 Hancock Ⅱ 型生物瓣膜植入[20]，10 年未发生 SVD 的患者比例高达 97.6%。然而一些特定的瓣膜品牌在 10 年随访期内有着非常高的 SVD 率。例如，仅在瓣膜植入 5 年后，Mitroflow 主动脉瓣心包生物瓣膜（12A/LX）的 SVD 发生率就达到 8.4%。窦部加速硬化和钙化所致狭窄是造成 Mitroflow 瓣膜过早发生 SVD 的主要形式[8]。

最近，一项连续纳入患者并进行了 10 年随访的基于超声心动图变化的大型临床研究对 SVD 进行评估[14]。此研究中，SAVR 患者术后的血流动力学表现令人满意，临床 SVD 发生率较低（6.6%）。然而，其中 10% 的患者符合超声心动图定义的亚临床 SVD 的标准。由于 SVD 从亚临床向临床进展的时间的相关资料较少，亚临床 SVD 同样值得重视。

在 20 年的随访中，关于外科生物瓣

膜耐久性的数据有限且结论并不一致。例如，两项研究分别报道了应用 Carpentier-Edwards Perimount 心包生物瓣膜（Edwards Lifesciences，Irvine，California）20 年以来的经验。Forcillo 等[21] 发现 67% 的患者无须再次手术，而 Bourguignon 等的（基于超声心动图的 SVD 定义）研究[10] 发现同类患者的无 SVD 发生率则低至 37%。不同研究之间 SVD 发生率的巨大差异反映了 SVD 定义的重要性。

综上所述，SVD 在 SAVR 术后的前 10 年发生率较低，但此后发生率逐渐增加。

生物瓣膜退化的相关因素

SAVR 术后发生 SVD 的主要相关影响因素可分为三类：与患者直接相关的因素；心血管危险因素 / 并发症；与瓣膜相关的因素[7, 22-24]（表 13-2）。大多数研究认为，在与患者直接相关的因素中，瓣膜植入时的年龄是影响生物瓣膜耐久性的最关键因素之一。年龄越小，瓣膜结构恶化越快，该现象可能与免疫过程有关。较大的体重指数也与 SVD 加速进展有关，这可能由于此类患者伴有较大的血流动力学负担及其对于瓣膜狭窄或反流影响耐受性较低。

心血管危险因素在一些研究中被确定为 SVD 的预测因子，如吸烟、高血压、代谢综合征、糖尿病和血脂异常。瓣膜退化和动脉粥样硬化具有相似的预测因子，提示脂质介导机制可能具有加速 SVD 进展的作用。然而，当前数据就他汀类药物治疗对 SVD 发展是否有益这一问题尚无定论。

一些并发症也与 SVD 有关。在肾功能不全的患者中，瓣膜退化的进展速度会更快。继发性甲状旁腺功能亢进和潜在的钙代谢改

表 13-2　与生物瓣膜（手术和经导管）退化相关的因素

患者相关因素	• 更小的年龄 • 更高的体重指数
并发症条件因素	• 高血压 • 高血脂 • 糖尿病 • 代谢综合征 • 吸烟 • 肾功能不全 • 继发性甲状旁腺功能亢进
瓣膜相关因素	• 瓣膜尺寸小 • 瓣膜 – 患者不匹配
特定的 TAVI 相关因素	• 压制工艺 • 瓣叶扩张不对称 • 瓣叶接合欠佳 • 瓣膜支架扩张不全 • 鞘管和输送导管尺寸过小

变可能是增加这类患者 SVD 风险的机制。

一些与瓣膜类型和血流动力学有关的因素也和 SVD 进展有关。一些研究表明，与猪瓣膜相比，心包瓣膜显示出更好的血流动力学性能。然而，这种血流动力学改善是否与 SVD 的低发生率相关仍存在争议。小的瓣膜尺寸和 PPM 由于自身机械应力的增加，导致异常的高跨瓣压差，可能会增加 SVD 的发生率。左心室肥厚的持续存在也与瓣膜退变有关，而该现象可以用左心室肥厚合并 PPM 或系统性高血压来解释。

五、经导管生物瓣膜

因为 TAVI 还是一项新兴技术，故评估经导管生物瓣膜耐久性是一项富有挑战性的任务。经导管生物瓣膜在 2007 年和 2011 年分

别获得 CE 认证和美国食品药品管理局（Food and Drug Administration，FDA）的批准后，便在全球范围内得到推广。目前，TAVI 投入应用后前 10 年的文献反映了最初介入医师使用经导管瓣膜的经验，使用第一代经导管瓣膜可能对 TAVI 的耐久性有影响。此外，接受 TAVI 治疗的患者存在外科手术高风险或禁忌，因此可供长期随访研究的患者较少。

TAVI 术后前 5 年的瓣膜耐久性数据令人鼓舞。PARTNER 1（Placement of Aortic Transcatheter Valves）试验的 5 年结果提示 TAVI 未增加 SVD 发生的风险[25, 26]。与 SAVR 相比，TAVI 组和 SAVR 组的血流动力学情况相似，平均跨瓣压差分别为 10.7mmHg 和 10.6mmHg，主动脉瓣面积分别为 1.6cm² 和 1.5cm²[25]。这些结果也在 PARTNER 1 超声心动图子研究中得到了证实，其包括来自 86 名接受 TAVI 治疗的患者和 48 名接受 SAVR 治疗的患者长达 5 年的配对超声心动图数据[26]。Toggweiller 等的研究显示，在一个纳入了 88 名接受了球囊扩张式 Edwards Sapien 瓣膜植入的患者的 5 年随访研究中，SVD 的发生率为 3.4%[27]。Barbanti 等报道了使用 CoreValve 系统 5 年的经验并发现了 5 例（1.4%）SVD，其中 2 例患者分别在 TAVI 后 4 年和 4.6 年因主动脉瓣狭窄症状需要接受再次干预（瓣中瓣）[28]。另外，10 例（2.8%）患者出现晚期轻度狭窄，平均跨瓣压差范围 20～40mmHg。FRANCE-2 的 5 年研究报道了 TAVI 术后最被广泛使用的超声心动图评估结果（459 例 TTE）：5 年中度和重度 SVD（根据 EAPCI 定义）的发生率分别为 12.4% 和 2.9%[29]。

然而，大多数针对外科生物瓣膜的医学研究表明 SVD 通常在瓣膜植入 8 年以后发生。因此，经导管生物瓣膜在植入 5 年后，SVD 的发生率应与外科生物瓣膜相似才是可接受的。有初步报道称，基于最近提出的欧洲共识定义的 SVD，经导管主动脉瓣的耐久性为 5～10 年。表 13-3 汇总了关注 TAVI 术后 5 年及以上的 SVD 的相关研究。总体而言，SVD（包括中度和重度 SVD）在大多数研究中不常见，其发生率大多为 0%～5%。然而一项研究中报道的中度和重度 SVD 的发生率高达 14.9%，但该作者在研究中没有区分中度和重度 SVD，也没有分析导致瓣膜退化（狭窄、反流或混合）的机制，同时也没有给出中央性主动脉瓣反流的发生率及跨瓣压差和 EOA 随时间的变化[33]。

与经导管瓣膜退化相关的因素

考虑到大多数经导管瓣膜是生物瓣膜，可以预测 TAVI 瓣膜退化风险因素与生物瓣退化的风险因素类似，但是，需要考虑一些 TAVI 领域特有的因素（表 13-2）。

对外科生物瓣膜而言，固定在瓣膜支架上的瓣膜耐久性已得到证实，但将生物组织安装在经导管系统中可能会产生不同的机械应力，进而影响耐久性[13]。此外，其他因素也可能影响瓣膜的耐久性，包括瓣膜装载过程中压握瓣叶的潜在损伤；TAVI 无法去除原生钙化瓣膜可能会造成瓣膜扩张不对称、瓣叶贴合欠佳、瓣膜支架扩张不全，从而导致瓣叶—框架相互作用并增加机械应力。为 TAVI 开发尺寸更小的鞘和输送导管，可能需要更薄的瓣叶材料，但在装载过程中对瓣叶的进一步压握，可能会降低瓣叶的耐久性。

表 13–3 以欧洲经皮心血管介入治疗协会（EAPCI）定义为依据的关注植入 5 年后经导管瓣膜耐久度的研究

研 究	瓣膜种类	患者数量（例）	平均随访时间（年）	SVD发生率（%）	中度SVD（%）	重度SVD（%）	压差峰值（mmHg）	平均压差（mmHg）	EOA（cm²）
Blackman 等[30]（2019）	CoreValve+Sapien+Sapien XT	241	5.8	<10	8.7	<0.5	17.1	NA	NA
Panico 等[31]（2019）	CoreValve	278	6.8	3.6	NA	NA	NA	9±2（9 年术后随访数据）	NA
Holy 等[32]（2018）	CoreValve	192	6.3	0	0	0	13.7±6	6.7±3	1.60±0.5
Deutsch 等[33]	CoreValve+Sapien	300	4.1	14.9	NA	NA	NA	NA	NA

SVD. 结构性瓣膜退变；EOA. 有效瓣口面积

不过，经导管瓣膜良好的血流动力学特征或许可以抵消上述缺陷，如瓣膜 EOA 增加，跨瓣压差降低，且瓣膜 – 患者不匹配率较外科瓣膜更低。

六、结构性瓣膜退变的处理

虽然目前还没有具体的建议来指导如何治疗或减缓亚临床或中度 SVD 进展，由于亚临床 / 中度 SVD 进展至临床 / 重度 SVD 的时间窗尚不明确，因此临床医师应该高度重视该问题。若患者出现可疑的 SVD 征象，应进行额外的影像学检查，以排除更广泛或严重的结构性瓣膜异常，并对患者进行更密切的随访。

对于已衰败的外科心脏瓣膜，传统的治疗方法是进行再次手术。然而，再次手术伴随着更高的不良事件发生率和死亡率，且相当比例的患者不具备再手术条件[34]。总的来说，与再次主动脉瓣手术相关的手术死亡率

在 4.5%～12.8%[35]。一些因素已被确定为这类患者围术期死亡的危险因素，包括术前的 NYHA 心功能分级达到 Ⅲ / Ⅳ 级或 LVEF 降低，以及非心脏并发症，如肾衰竭 / 透析、慢性阻塞性肺病或神经系统疾病。

瓣中瓣植入已被认为是一种可行的、侵入性较小的治疗方案，ACC/AHA 指南目前推荐其用于治疗有高危手术风险的主动脉生物瓣功能障碍的患者[2]。此类患者中瓣中瓣植入成功率较高（95%），30 天平均死亡率为 8%[35]。瓣中瓣植入过程中在某些方面与传统 TAVI 过程不同，其高残余压差和冠状动脉阻塞的发生风险增加，但瓣周漏和永久性起搏器植入的风险较低。到目前为止，瓣中瓣术后的晚期随访结果数据很少。据报道，瓣中瓣患者术后 1 年的死亡率约为 15%，其中，与患者死亡相关的主要危险因素是既往置换的是较小的外科瓣膜、以狭窄为主要机制的瓣膜衰败，以及使用经心尖途径实施瓣中瓣[35, 36]。

虽然目前瓣中瓣仍具有一定局限性，但该技术在未来具有巨大的发展前景。这可能对外科瓣膜手术时瓣膜类型的选择（更倾向于使用生物瓣膜）和手术策略的制订（如瓣环扩张以获得最大的 EOA）产生一定影响。

参考文献

[1] Brown, J.M., O'Brien, S.M., Wu, C. et al. (2009). Isolated aortic valve replacement in North America comprising 108,687 patients in 10.years: changes in risks, valve types, and outcomes in the Society of Thoracic Surgeons National Database. *J. Thorac. Cardiovasc. Surg.* 137: 82–90.

[2] Nishimura, R.A., Otto, C.M., Bonow, R.O. et al. (2017). 2017 AHA/ACC Focused Update of the 2014 AHA/ACC Guideline for the Management of Patients with Valvular Heart Disease: a report of the American College of Cardiology/American Heart Association Task Force on Practice Guidelines. *J. Am. Coll. Cardiol.* 70: 252–289.

[3] Leon, M.B., Smith, C.R., Mack, M.J. et al. (2016). PARTNER 2 investigators. Transcatheter or surgical aortic-valve replacement in intermediate-risk patients. *N. Engl. J. Med.* 374: 1609–1620.

[4] Reardon, M.J., Van Mieghem, N.M., Popma, J.J. et al. (2017). SURTAVI investigators. Surgical or transcatheter aortic-valve replacement in intermediaterisk patients. *N. Engl. J. Med.* 376: 1321–1331.

[5] Mack, M.J., Leon, M.B., Thourani, V.H. et al. (2019). PARTNER 3 investigators. Transcatheter aortic-valve replacement with a balloon-expandable valve in low-risk patients. *N. Engl. J. Med.* 380: 1695–1705.

[6] Popma, J.J., Deeb, G.M., Yakubov, S.J. et al. (2019). Evolut Low-Risk Trial Investigators. Transcatheter aortic-valve replacement with a self-expanding valve in low-risk patients. *N. Engl. J. Med.* 380: 1706–1715.

[7] Rodriguez-Gabella, T., Voisine, P., Puri, R. et al. (2017). Aortic bioprosthetic valve durability: Incidence, mechanisms, predictors, and management of surgical and transcatheter valve degeneration. *J. Am. Coll. Cardiol.* 70: 1013–1028.

[8] Sénage, T., Le Tourneau, T., Foucher, Y. et al. (2014). Early structural valve deterioration of Mitroflow aortic bioprosthesis: mode, incidence, and impact on outcome in a large cohort of patients. *Circulation* 130: 2012–2020.

[9] Akins, C.W., Miller, D.C., Turina, M.I. et al. (2008). Councils of the American Association for Thoracic Surgery; Society of Thoracic Surgeons; European Association for Cardio-Thoracic Surgery; Ad Hoc Liaison Committee for Standardizing Definitions of Prosthetic Heart Valve Morbidity. Guidelines for reporting mortality and morbidity after cardiac valve interventions. *J. Thorac. Cardiovasc. Surg.* 135: 732–738.

[10] Bourguignon, T., El Khoury, R., Candolfi, P. et al. (2015). Very long-term outcomes of the Perimount aortic valve in patients aged 60 or younger. *Ann. Thorac. Surg.* 100: 853–859.

[11] Mahjoub, H., Mathieu, P., Sénéchal, M. et al. (2013). ApoB/ApoA-I ratio is associated with increased risk of bioprosthetic valve degeneration. *J. Am. Coll. Cardiol.* 61: 752–761.

[12] Capodanno, D., Petronio, A.S., Prendergast, B. et al. (2017). Standardized definitions of structural deterioration and valve failure in assessing long-term durability of transcatheter and surgical aortic bioprosthetic valves: a consensus statement from the European Association of Percutaneous Cardiovascular Interventions (EAPCI) endorsed by the European Society of Cardiology (ESC) and the European Association for Cardio- Thoracic Surgery (EACTS). *Eur. Heart J.* 38: 3382–3390.

[13] Dvir, D., Bourguignon, T., Otto, C.M. et al. (2018). Standardized definition of structural valve degeneration for surgical and transcatheter bioprosthetic aortic valves. *Circulation* 137: 388–399.

[14] Rodriguez-Gabella, T., Voisine, P., Dagenais, F. et al. (2018). Long-term outcomes following surgical aortic bioprosthesis implantation. *J. Am. Coll. Cardiol.* 71: 1401–1412.

[15] Holmes, D.R. Jr., Mack, M.J., Kaul, S. et al. (2012). 2012 ACCF/AATS/SCAI/STS expert consensus document on transcatheter aortic valve replacement. *J.*

Am. Colloids Cardiol. 59: 1200–1254.

[16] Christ, T., Claus, B., Borck, R. et al. (2015). The St. Jude Toronto stentless bioprosthesis: up to 20 years follow-up in younger patients. *Heart Surg. Forum* 18: E129–E133.

[17] David, T.E., Feindel, C.M., Bos, J. et al. (2008). Aortic valve replacement with Toronto SPV bioprosthesis: optimal patient survival but suboptimal valve durability. *J. Thorac. Cardiovasc. Surg.* 135: 19–24.

[18] Bach, D.S. and Kon, N.D. (2014). Long-term clinical outcomes 15 years after aortic valve replacement with the freestyle stentless aortic bioprosthesis. *Ann. Thorac. Surg.* 97: 544–551.

[19] Repossini, A., Fischlein, T., Santarpino, G. et al. (2016). Pericardial stentless valve for aortic valve replacement: long-term results. *Ann. Thorac. Surg.* 102: 1956–1965.

[20] David, T.E., Armstrong, S., and Maganti, M. (2010). Hancock II bioprosthesis for aortic valve replacement: the gold standard of bioprosthetic valves durability? *Ann. Thorac. Surg.* 90: 775–781.

[21] Forcillo, J., Pellerin, M., Perrault, L.P. et al. (2013). Carpentier-Edwards pericardial valve in the aortic position: 25–years experience. *Ann. Thorac. Surg.* 96: 486–493.

[22] Ruel, M., Kulik, A., Rubens, F.D. et al. (2004). Late incidence and determinants of reoperation in patients with prosthetic heart valves. *Eur. J. Cardiothorac. Surg.* 25: 364–370.

[23] Le Tourneau, T., Marechaux, S., Vicentelli, A. et al. (2007). Cardiovascular risk factors as predictors of early and late survival after bioprosthetic valve replacement for aortic stenosis. *J. Heart Valve Dis.* 16: 483–488.

[24] Nollert, G., Miksch, J., Kreuzer, E., and Reichart, B. (2003). Risk factors for atherosclerosis and the degeneration of pericardial valves after aortic valve replacement. *J. Thorac. Cardiovasc. Surg.* 126: 965–968.

[25] Mack, M.J., Leon, M.B., Smith, C.R. et al. (2015). PARTNER 1 trial investigators. 5–year outcomes of transcatheter aortic valve replacement or surgical aortic valve replacement for high surgical risk patients with aortic stenosis (PARTNER 1): a randomised controlled trial. *Lancet* 385: 2477–2484.

[26] Kapadia, S.R., Leon, M.B., Makkar, R.R. et al. (2015). PARTNER trial investigators. 5–year outcomes of transcatheter aortic valve replacement compared with standard treatment for patients with inoperable aortic stenosis (PARTNER 1): a randomised controlled trial. *Lancet* 385: 2485–2491.

[27] Toggweiler, S., Humphries, K.H., Lee, M. et al. (2013). 5–year outcome after transcatheter aortic valve implantation. *J. Am. Coll. Cardiol.* 61: 413–419.

[28] Barbanti, M., Petronio, A.S., Ettori, F. et al. (2015). 5–year outcomes after transcatheter aortic valve implantation with CoreValve prosthesis. *J. Am. Coll. Cardiol. Intv.* 8: 1084–1091.

[29] Didier, R., Eltchaninoff, H., Donzeau-Gouge, P. et al. (2018). Five-year clinical outcome and valve durability after transcatheter aortic valve replacement in high-risk patients. *Circulation* 138: 2597–2607.

[30] Blackman, D.J., Saraf, S., MacCarthy, P.A. et al. (2019). Long-term durability of transcatheter aortic valve prostheses. *J. Am. Coll. Cardiol.* 73: 537–545.

[31] Panico, R.A., Giannini, C., De Carlo, M. et al. (2019). Long-term results and durability of the CoreValve transcatheter aortic biosprosthesis: outcomes beyond five years. *Eurointervention* 14: 1639–1647.

[32] Holy, E.W., Kebernik, J., Abdelghani, M. et al. (2018). Long-term durability and haemodynamic performance of a selfexpanding transcatheter heart valve beyond five years after implantation: a prospective observational study applying the standardised definitions of structural deterioration and valve failure. *Eurointervention* 14: e390–e396.

[33] Deutsch, M.A., Erlebach, M., Burri, M. et al. (2018). Beyond the five-year horizon: longterm outcome of high-risk and inoperable patients undergoing TAVI with first-generation devices. *EuroIntervention* 14: 41–49.

[34] Balsam, L.B., Grossi, E.A., Greenhouse, D.G. et al. (2010). Reoperative valve surgery in the elderly: predictors of risk and long-term survival. *Ann. Thorac. Surg.* 90: 1195–1200; discussion 1201.

[35] Paradis, J.M., Del Trigo, M., Puri, R., and Rodés-Cabau, J. (2015). Transcatheter valve-in-valve and valve-in-ring for treating aortic and mitral surgical prosthetic dysfunction. *J. Am. Coll. Cardiol.* 66: 2019–2037.

[36] Dvir, D., Webb, J.G., Bleiziffer, S. et al. (2014). Valve-in-valve international data registry investigators. Transcatheter aortic valve implantation in failed bioprosthetic surgical valves. *JAMA* 312: 162–170.

第 14 章 低流速 – 低跨瓣压差主动脉瓣狭窄
Low-Flow Low-Gradient Aortic Stenosis

Francesco Cardaioli　Chiara Fraccaro　Tommaso Fabris　Giuseppe Tarantini　著

曹忠泽　江可欣　张　怡　译　　魏　薪　校

一、背景

低流速 – 低跨瓣压差（low-flow，low-gradient，LFLG）主动脉瓣狭窄的定义为：严重的主动脉瓣狭窄主动脉瓣面积（aortic valve area，AVA）＜1cm^2 和（或）＜0.6cm^2/m^2 伴平均跨瓣压差＜40mmHg，且左心室每搏量指数（left ventricular stroke volume index，LVSVI）＜35ml/m^2。现有两种重要的低流速 – 低跨瓣压差主动脉瓣狭窄亚型：经典型（特征为低射血分数＜50%）和矛盾型（特征为射血分数保留≥50%）。总的来说，经典型（5%～10%）和矛盾型（占保留射血分数主动脉瓣狭窄的 10%～25%）在所有严重主动脉瓣狭窄中占有重要比例[1]。

经典型低流速 – 低跨瓣压差主动脉瓣狭窄患者若不接受治疗则预后较差（保守治疗 2 年生存率估计为 40%～60%）。SAVR 可改善其中长期生存，但与有正常血流和高跨瓣压差的主动脉瓣狭窄患者相比，其围术期死亡率较高（8%～33%），特别是在收缩储备不足的情况下[2, 3]。

由于严重的左心室损害通常符合大多数 TAVI 的随机临床试验的排除标准，故现有文献中关于 TAVI 治疗经典型的资料很少（表 14-1）。近期的几项观察性研究表明，TAVI 似乎是这一高危人群中 SAVR 的安全替代方案，其 30 天死亡率远低于传统手术风险评分估计的死亡率，也低于 SAVR 术后的死亡率[4]。

因此，实际上，TAVI 是一种可在这类患者中用于替代 SAVR 的方案[2, 7, 8]，因为它具有创伤小、患者恢复快、大出血风险低以及无须体外循环的特点。

关于矛盾型低流速 – 低跨瓣压差主动脉瓣狭窄的数据仍然存在争议。这些患者的预后似乎比那些经典型低流速 – 低跨瓣压差主动脉瓣狭窄患者更差。心室腔小，向心性肥厚和心肌纤维化，左心室后负荷增加，限制性生理和左心室舒张充盈减少，是矛盾型低流速 – 低跨瓣压差主动脉瓣狭窄低流速和保留 LVEF 的病理生理和血流动力学表现，这提示了在主动脉瓣干预（包括 SAVR 和 TAVI）并不能完全且容易地解决这些问题的情况下，可能还需要其他的替代措施。然而根据一项使用第一代器械的 PARTNER 试验的亚试验数据显示，与保守治疗策略相比，矛盾型低流速 – 低跨瓣压差主动脉瓣狭窄患者接受 TAVI 治疗后的预后更差但疗效好；与

表 14-1　有关 TAVI 治疗低流速－低跨瓣压差主动脉瓣狭窄临床试验的主要结果

研究名称	患者数量	STS 评分	LVEF	TAVI	30 天死亡率	长期死亡率
TOPAS-TAVI 注册研究[4]	284 例（LFLG AS）	7.7%（5.3%～12.0%）	30.1%±9.7%	球扩瓣 n=229 自展瓣 n=55	3.8%	39%，平均随访时间 21 个月
PARTNER 临床试验的亚试验[2]	530 例（LF AS；平均跨瓣压差：40.3±14.3）	11.2%（10%～14.0%）	49%±14%	均为球扩瓣	13%	–
TOPAS-TAVI 注册研究的亚试验[5]	128 例（LFLG AS，LVEF <30%）	8.9%（5.6%～12.9%）	22%±5%	球扩瓣 n=104 自展瓣 n=24	4.7%	45.1%，平均随访时间 23 个月
在布列根和妇女医院进行的 TAVI[6]	96 例（LFLG AS）	8.4%（6.1%）	46%（15.5%）	球扩瓣 n=78 自展瓣 n=18	12.5%	–

LFLG AS. 低流速－低跨瓣压差主动脉瓣狭窄

SAVR 相比，矛盾型低流速－低跨瓣压差主动脉瓣狭窄患者接受 TAVI 治疗后结局相似。

综上所述，基于多方面的诊断评估达到对主动脉瓣狭窄亚型正确的诊断和分类对于选择合适的治疗方案至关重要。

本章将重点讨论经典型低流速－低跨瓣压差主动脉瓣狭窄。

为了降低低流速－低跨瓣压差主动脉瓣狭窄患者 TAVI 相关的死亡和并发症风险，需要考虑以下几个方面。

①识别出适合接受 TAVI 的候选患者。

②选择侵入性最小的操作。

③为每位患者选择其最适合的器械以达到最佳治疗效果。

二、患者选择：正确诊断和风险分级的重要性

对于低流速－低跨瓣压差主动脉瓣狭窄

的患者而言，首先要确认主动脉瓣狭窄的严重程度，其次要确认该患者是否存在心收缩储备不全。在静息超声心动图参数达低流速－低跨瓣压差主动脉瓣狭窄标准的症状性患者中，低剂量多巴酚丁胺负荷超声心动图检查（dobutamine stress echocardiogram，DSE）可以帮助鉴别真性重度低流速－低跨瓣压差主动脉瓣狭窄和假性重度主动脉瓣狭窄。目前来说，假性重度主动脉瓣狭窄并不是 TAVI 手术的适应证。正在进行的临床试验（TAVI UNLOAD 试验，http://ClinicalTrials. gov，注册号：NCT02661451）致力于研究早期 TAVI 干预是否能改善合并心力衰竭的中度主动脉瓣狭窄患者的预后。

此外，DSE 可以检测到无收缩储备或收缩储备少的患者（定义为左心室每搏量增量<20%），这些患者的 SAVR 术后死亡率（22%～33%）远高于收缩储备正常的患者[9]。Ribeiro 等最近已经证明，与手术不同，收缩

储备的缺乏对经股动脉入路 TAVI 后的临床结果（心力衰竭的死亡率和再住院）或 LVEF 的改善没有显著影响[4]。因此，低流速 – 低跨瓣压差主动脉瓣狭窄患者可以从 TAVI 中获得比 SAVR 更多的好处。在存在临床适应证的情况下，即使没有收缩储备，也不应拒绝 TAVI。

TOPAS-TAVI 注册研究结果显示，慢性阻塞性肺病或基线血红蛋白值较低等心脏外因素是低流速 – 低跨瓣压差主动脉瓣狭窄患者 TAVI 后全因死亡率增加的独立预测因素。其中，较低的基线血红蛋白值是心血管相关死亡的唯一独立预测因子。因此，详细的多学科术前筛查应辨认出由于心脏以外并发症而使得 TAVI 治疗获益较少的患者，以避免无效干预。但是在低流速 – 低跨瓣压差条件下，即使没有收缩预备也不应该拒绝进行 TAVI。

三、血管入路的选择

合适的术前评估和准确的患者评估对于选择 TAVI 的入路部位至关重要。近年来，因为微创且可在不插管清醒镇静下进行手术的优势，经股动脉入路已成为绝大多数 TAVI 患者的首选。当因周围血管疾病或血管迂曲而不利于使用经股动脉或其他血管入路时，经心尖（transapical，TA）入路是一种可行的替代方法。经心尖入路需穿刺左心室（同时行左侧开胸和心室切开），因此与更多的心肌损伤、增高的早期死亡率和减慢的恢复相关[10]。

有关经心尖 TAVI 术后的结果及术后局部和整体的左心室功能恢复的数据有限且存在争议。根据 TOPAS-TAVI 注册试验结果，

使用经心尖不会增加低流速 – 低跨瓣压差主动脉瓣狭窄患者 TAVI 术后随访期的死亡率。然而，在其他系列研究中，经心尖 TAVI 似乎与左心室收缩功能障碍的患者死亡率增加有关[11]。此外，一项使用第一代器械随机 PARTNER 试验的亚试验表明，与经股动脉相比，经心尖入路与 LVEF 低于 50% 的患者 2 年不成比例死亡的风险相关[11]。最后，根据使用经股动脉入路植入新一代器械（Edwards Sapien 3）所得到的最佳结果显示，两种入路方法之间有关瓣周漏的结果差异可能会更大。

四、器械的选择：术式优化和并发症管理

由于低流速 – 低跨瓣压差主动脉瓣狭窄患者的临床状况通常是虚弱的，因此，术前应进行彻底的患者特征评估和仔细的解剖评估，以选择最合适的 THV 的类型和尺寸，以达到最好的手术效果。目前，TAVI 操作中选择瓣膜尺寸的金标准策略是基于 CT 测量瓣环平面，它提供了最好、最具可重复性的结果。合适的瓣膜尺寸与较低的术后并发症发生率、较低的死亡率和更好的预后相关，特别是对于 LVEF 减少的患者。

从病理生理学的角度来看，低流速 – 低跨瓣压差主动脉瓣狭窄接受 TAVI 治疗时应小心避免 3 种术后并发症：瓣周漏、瓣膜 – 患者不匹配和传导障碍（conduction disorders，CD）。

（一）瓣周漏

许多研究表明，由于 THV 的瓣环封闭不

完全，TAVI 患者相比 SAVR 的瓣周漏发生率更高，且中重度瓣周漏患者的死亡率显著升高[12]。有临床意义的急性瓣周漏特征是舒张期大量血液反流入左心室，导致急性容量负荷增加。对患者而言，特别是对失顺应性和肥厚的左心室伴或不伴左心室功能严重受损的患者，其影响严重且耐受差。

最近一项包含了超过 15 000 名患者的 Meta 分析特别提示，TAVI 后中度及以上瓣周漏与总体（≥1 年）全因死亡率存在 2.12 倍的"独立的"风险相关性[13]。

当 TAVI 术后中度或重度瓣周漏发生在例如矛盾型低流速－低跨瓣压差主动脉瓣狭窄等左心室小伴心肌僵硬程度增高的患者中时，失顺应性左心室会急速超载，导致舒张压明显升高，并伴随急性心力衰竭[14]。

相反，在低射血分数的低流速－低跨瓣压差主动脉瓣狭窄患者中，瓣周漏的发生是不良临床结局的预测因子，同时也是不良左心室结构和功能性重塑的预测因子[15]。

为了降低瓣周漏的风险，通过 CT 准确测量瓣环平面尺寸至关重要。有趣的是，Van Belle 等已经证明，在接受球扩瓣治疗的患者中，术后中重度瓣周漏与主动脉瓣环直径和 THV 直径的不匹配存在直接联系，这种不匹配导致人工瓣膜瓣环覆盖指数（prosthesis annulus cover index）与术后瓣周漏等级≥2 的风险呈负相关。影响瓣周漏发生的其他重要特征还包括偏心指数和瓣膜钙化的存在和分布。应在术前规划过程中仔细分析上述所有特征。瓣周漏的风险不仅在解剖学上可以预测，而且在操作中也可以决定。事实上，器械类型、正确的瓣膜植入高度、选择合适

的瓣膜投射角度，以及进行预扩张和后扩张，对降低瓣周漏发生率具有重要意义。

新一代瓣膜对裙边进行了改进，使得瓣周漏减少。然而，与球扩瓣相比，自展型人工主动脉瓣仍与术后瓣周漏发生率显著增高相关（图 14-1）[12]。

在进行了精确的术前计划及术中管理后，如果瓣膜置换术后仍然发生瓣周漏，必须通过多方式（整合舒张期主动脉血压和形状、左心室舒张末压、血管造影和彩色多普勒评估等信息）来全面地总结评估。在这种情况下，应该通过适当的操作（后扩张、人工瓣膜圈套、瓣中瓣、通过封堵装置封堵瓣周漏）来改善手术结果。需要注意的是，在进行前 / 后扩张和植入球扩瓣瓣膜时的术中起搏对于低流速－低跨瓣压差患者可能难以耐受，因此应谨慎使用。

（二）瓣膜－患者不匹配

瓣膜－患者不匹配是由 Rahimtoola 在 1978 年首次定义的，用来描述人工瓣膜的血流动力学与患者对心输出量的需求之间的失衡。它的定义基于有效瓣口面积（effective valve orifice area，EOA）与体表面积（body surface area，BSA）之比。有研究表明，瓣膜－患者不匹配是 SAVR 术后常见的并发症（占 SAVR 患者中的 44%），并且其与患者的全因死亡率有统计学意义的相关性。Hermann 等已经证明 TAVI 后重度和中度瓣膜－患者不匹配也很常见，分别占 12% 和 24%。重度瓣膜－患者不匹配的 1 年死亡和心力衰竭再住院的风险增加。此外，小的（直径＜23mm）人工瓣膜、术中瓣中瓣、较大的 BSA、女性、

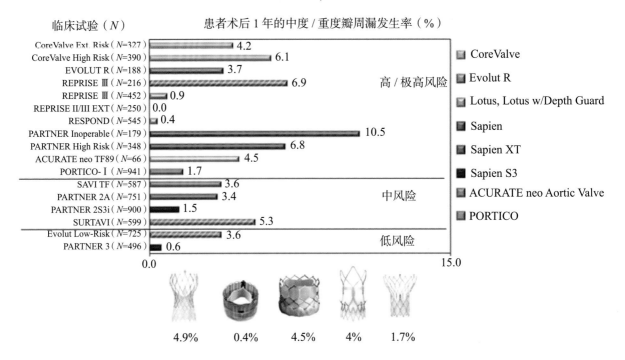

▲ 图 14-1　不同人工瓣膜 TAVI 术后 1 年瓣周漏发生率

心房颤动、严重的二尖瓣或三尖瓣反流和较低的射血分数是重度瓣膜 - 患者不匹配的预测因子[16]。

低流速 - 低跨瓣压差患者比正常血流的患者更需要避免瓣膜 - 患者不匹配的发生，以及更需要减少残余的后负荷不匹配。值得注意的是，与 SAVR 相比，TAVI 术后瓣膜 - 患者不匹配的发生率显著降低，特别是在原生主动脉瓣环小于 20mm 的患者中。这是因为 THV 没有缝合环且有更小体积的设计，从而意味着 THV 具有更好的血流动力学性能。使用不同人工瓣膜 TAVI 术后平均跨瓣压差如图 14-2 所示。目前，关于经导管人工瓣膜类型（自展瓣或球扩瓣）与术后瓣膜 - 患者不匹配率之间关系的数据很少。有研究表明，与植入球扩瓣［爱德华 Sapien 人工瓣膜（Edwards Sapien Valve，ESV）］的患者相比，植入自展瓣［美敦力 CoreValve 人工瓣膜（Medtronic Core Valve，MCV）］的患者总体和中度瓣膜 - 患者不匹配发生率较低。这种差异可能是因为不同的人工瓣膜设计不同。众所周知，MCV 具有带有沙漏形支架和喇叭形流入道的环上设计。与 ESV 的环内设计相比，自展瓣设计可能更贴合原生瓣膜和左心室流出道的形态。因此，当瓣膜 - 患者不匹配高危患者进行 TAVI 时，环上设计的自展瓣 THV 可作为首选。

（三）传导障碍和新永久起搏器

即使随着器械技术的进步、操作者经验的增加以及 TAVI 后传导障碍的各种预测因子的确定，TAVI 术后新发永久起搏器（pacemaker，PM）仍然是一个临床关切的重要问题。一系列研究表明，新发传导障

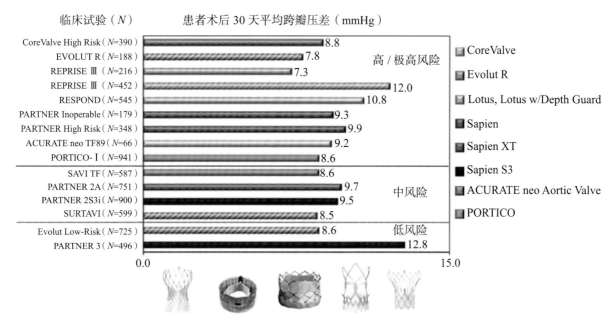

临床试验（*N*）　　患者术后 30 天平均跨瓣压差（mmHg）

9.1mmHg　9.1mmHg　　10.2mmHg　8.6mmHg　8.6mmHg

▲ 图 14–2　不同人工瓣膜 TAVI 术后 30 天平均跨瓣压差

碍和永久性起搏器在短期和长期随访中，与全因死亡率、心血管相关死亡率、卒中和心肌梗死的风险增加都无关。然而，TAVI 后新发传导障碍与随访时 LVEF 无改善及更差的纽约心功能分级相关[17]。此外，在基线左心室功能严重不足的患者中，有或无新发左束支传导阻滞的患者的 LVEF 恢复差异最大[18]。事实上，众所周知，长期右心室起搏会导致心肌机械运动不同步，这与心力衰竭相关住院和死亡率增加有关[19]。然而，在 TAVI 后需要新的永久性起搏器的患者中，超过 50% 的患者在 1 年后随访时不依赖起搏，从而最大限度地减少了这种不良生存效应。

不同的临床试验结果已经确定 TAVI 术后传导障碍复发的最常见预测因素是基线 QRS 宽度、更靠近心室的人工瓣膜位置和自展瓣

的使用（图 14-3）。因此，预期达成更低的传导障碍发生率，基线左心室功能差和具有其他已知的已存在传导障碍预测因素的患者应该优先使用球扩瓣治疗，且在瓣膜定位时要特别注意[19]。

如果左心室基线功能受损的患者在 TAVI 后出现需要永久性起搏器的传导障碍，强烈建议使用双心室起搏装置[20]。而是否需对基线 LVEF 低和 TAVI 后新发左束支传导阻滞的患者进行预防性心脏再同步化治疗，目前尚无定论。

因此，综上所述，对于旧一代经导管人工主动脉瓣，没有一个 TAVI 人工瓣膜相对于其他人工瓣膜有绝对明显的优势。为了减少并发症的风险并获得最佳的手术结果，应个体化考虑患者解剖学特征和基线特征来制订合适的术式（图 14-4）。

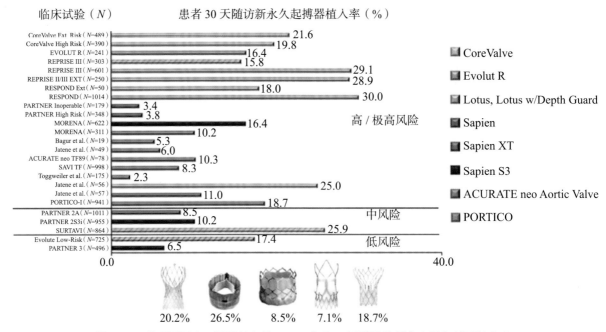

▲ 图 14-3 接受不同人工瓣膜植入的 TAVI 术后 30 天随访的新永久性起搏器植入率

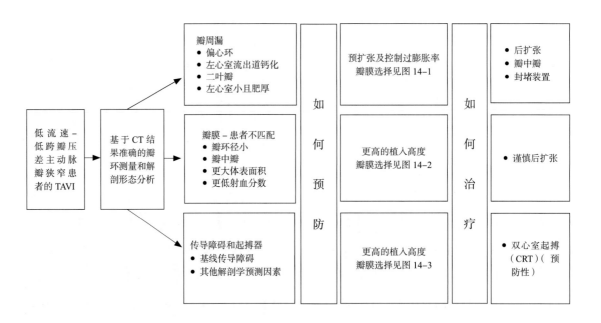

▲ 图 14-4 低流速 - 低跨瓣压差主动脉瓣狭窄患者 TAVI 术后并发症的防治建议流程

参考文献

[1] Pibarot, P. and Low-flow, D.J.G. (2012). low-gradient aortic stenosis with normal and depressed left ventricular ejection fraction. *J. Am. Coll. Cardiol.* 60: 1845–1853. www. sciencedirect.com/science/article/pii/

S0735109712041058?via%3Dihub. Accessed February 6, 2019.

[2] Herrmann, H.C., Pibarot, P., Hueter, I. et al. (2013). Predictors of mortality and outcomes of therapy

in low-flow severe aortic stenosis: a placement of aortic transcatheter valves (PARTNER) trial analysis. *Circulation* 127: 2316–2326.

[3] Clavel, M.–A., Magne, J., and Pibarot, P. (2016). Low-gradient aortic stenosis. *Eur. Heart J.* 37 (34): 2645–2657.

[4] Ribeiro, H.B., Lerakis, S., Gilard, M. et al. (2018). Transcatheter aortic valve replacement in patients with low-flow, low-gradient aortic stenosis: the TOPAS-TAVI registry. *J. Am. Coll. Cardiol.* 71: 1297–1308.

[5] Maes, F., Lerakis, S., Barbosa Ribeiro, H. et al. Outcomes from Transcatheter aortic valve replacement in patients with Low-Flow, Low-gradient aortic stenosis and left ventricular ejection fraction less than 30%. *JAMA Cardiol.* 2018: 1–7. Available at: http://cardiology.jamanetwork.com/article. aspx?doi=10.1001/jamacardio.2018.4320.

[6] Carreras, E.T., Kaneko, T., Ramirez-Del Val, F. et al. (2018). Impact of flow, gradient, and left ventricular function on outcomes after transcatheter aortic valve replacement. *Catheter. Cardiovasc. Interv.* 91: 798–805.

[7] Saybolt, M.D., Fiorilli, P.N., Gertz, Z.M., and Herrmann, H.C. (2017). Low-flow severe aortic stenosis: evolving role of transcatheter aortic valve replacement. *Circ. Cardiovasc. Interv.* 10: 1–11.

[8] Fraccaro, C., Al-Lamee, R., Tarantini, G. et al. (2012). Transcatheter aortic valve implantation in patients with severe left ventricular dysfunction: immediate and mid-term results, a multicenter study. *Circ. Cardiovasc. Interv.* 5: 253–260. www.ahajournals.org/doi/10.1161/CIRCINTERVENTIONS.111.964213. Accessed March 18, 2019.

[9] Clavel, M.–A., Berthelot-Richer, M., Le Ven, F. et al. (2015). Impact of classic and paradoxical low flow on survival after aortic valve replacement for severe aortic stenosis. *J. Am. Coll. Cardiol.* 65: 645–653. www.sciencedirect. com/science/article/pii/S0735109714073926. Accessed February 6, 2019.

[10] Paradis, J.–M., Maniar, H.S., Lasala, J.M. et al. (2015). Clinical and functional outcomes associated with myocardial injury after transfemoral and transapical transcatheter aortic valve replacement: a subanalysis from the PARTNER trial (placement of aortic transcatheter valves). *JACC Cardiovasc. Interv.* 8: 1468–1479. www.sciencedirect.com/ science/article/ pii/S1936879815009954. Accessed February 6, 2019.

[11] Elmariah, S., Fearon, W.F., Inglessis, I. et al. (2017).

Transapical transcatheter aortic valve replacement is associated with increased cardiac mortality in patients with left ventricular dysfunction: insights from the PARTNER I trial. *JACC Cardiovasc. Interv.* 10: 2414–2422.

[12] Van Belle, E., Juthier, F., Susen, S. et al. (2014). Postprocedural aortic regurgitation in balloon-expandable and self-expandable transcatheter aortic valve replacement procedures: analysis of predictors and impact on long-term mortality: insights from the France2 registry. *Circulation* 129: 1415–1427.

[13] Takagi, H. and Umemoto, T. (2016). Impact of paravalvular aortic regurgitation after transcatheter aortic valve implantation on survival. *Int. J. Cardiol.* 221: 46–51. Available at: https://linkinghub.elsevier. com/retrieve/pii/ S0167527316313584. Accessed February 7, 2019.

[14] Gotzmann, M., Lindstaedt, M., and Mügge, A. (2012). From pressure overload to volume overload: aortic regurgitation after transcatheter aortic valve implantation. *Am. Heart J.* 163: 903–911. Available at: www. ncbi.nlm.nih.gov/pubmed/22709742. Accessed May 17, 2019.

[15] Poulin, F., Carasso, S., Horlick, E.M. et al. (2014). Recovery of left ventricular mechanics after transcatheter aortic valve implantation: effects of baseline ventricular function and postprocedural aortic regurgitation. *J. Am. Soc. Echocardiogr.* 27: 1133–1142. Available at: https://linkinghub.elsevier. com/retrieve/pii/ S0894731714004799. Accessed May 17, 2019.

[16] Herrmann, H.C., Daneshvar, S.A., Fonårow, G.C. et al. (2018). Prosthesis–patient mismatch in 62,125 patients following Transcatheter aortic valve replacement. *J. Am. Coll. Cardiol.* 72 Available at: https:// linkinghub. elsevier.com/retrieve/pii/ S0735109718382871.

[17] Fadahunsi, O.O., Olowoyeye, A., Ukaigwe, A. et al. (2016). Incidence, predictors, and outcomes of permanent pacemaker implantation following Transcatheter aortic valve replacement: analysis from the U.S. Society of Thoracic Surgeons/American College of Cardiology TVT registry. *JACC Cardiovasc. Interv.* 9: 2189–2199. Available at: www.sciencedirect.com/science/article/ pii/S1936879816311864?via%3Dihub. Accessed February 7, 2019.

[18] Nazif, T.M., Williams, M.R., Hahn, R.T. et al. (2014).

Clinical implications of new-onset left bundle branch block after transcatheter aortic valve replacement: analysis of the PARTNER experience. *Eur. Heart J.* 35: 1599–1607. Available at: https://academic. oup. com/eurheartj/article-lookup/ doi/10.1093/eurheartj/ eht376. Accessed March 18, 2019.

[19] Tarantini, G., Mojoli, M., Purita, P. et al. (2015). Unravelling the (arte)fact of increased pacemaker rate with the Edwards SAPIEN 3 valve. *EuroIntervention* 11: 343–350. Available at: www.ncbi.nlm.nih.gov/ pubmed/25405801. Accessed March 28, 2019.

[20] Meguro, K., Lellouche, N., and Teiger, E. (2012). Cardiac resynchronization therapy improved heart failure after left bundle branch block during transcatheter aortic valve implantation. *J. Invasive Cardiol.* 24: 132–133. Available at: www.ncbi.nlm.nih. gov/ pubmed/22388308. Accessed March 18, 2019.

第 15 章 合并二尖瓣反流
Concomitant Mitral Regurgitation

Felice Gragnano Carmen Spaccarotella Andreina Carbone Augusto Esposito
Paolo Calabrò Giampaolo Niccoli 著

肖博文 江可欣 张 怡 译   魏 薪 校

一、临床意义

严重二尖瓣反流（mitral regurgitation，MR）在复杂性多瓣膜疾病的严重主动脉瓣狭窄（aortic stenosis，AS）患者中很常见。最近的数据显示，在接受 TAVI 的患者中，25%～30% 的患者同时存在这两种瓣膜疾病[1, 2]，且这一比例在未来可能还会增加。

尽管大多数证据都认为合并二尖瓣反流是 TAVI 适应人群临床结局更差的可靠预测因素，但这种情况是否（以及在多大程度上）独立影响患者预后仍存在争议。此外，在这类患者中，管理二尖瓣反流的最佳策略仍存在争议。新兴的微创外科手术和经皮介入手术用于治疗二尖瓣反流（瓣膜修复或置换）是目前很有吸引力的治疗选择，避免了特别是在虚弱的老年患者中行开胸手术的需要。然而，在缺乏明确指南推荐的情况下，是否同时或分阶段采用外科手术、经导管或混合手术实际上取决于不同中心或术者的经验。

在这种情况下，为了深入理解疾病的病理生理机制并实施最佳和个性化的治疗，对主动脉瓣和二尖瓣解剖和功能进行全面的临床和影像学评估至关重要。

二、主动脉瓣狭窄患者中的二尖瓣反流评估

（一）严重主动脉瓣狭窄患者中二尖瓣反流超声心动图评估

同时存在多个瓣膜疾病的情况使得瓣膜反流病变的评估极其复杂。评估主动脉瓣狭窄患者二尖瓣反流的第一步是识别二尖瓣反流病因，可用 TTE 和 TEE 区分原发和继发性二尖瓣反流。仔细评估二尖瓣叶和瓣下装置是指导治疗的关键。TEE 也有助于确定经导管二尖瓣介入治疗的可行性，特别是当 TTE 图像不理想时[3, 4]。此外，三维（three-dimensional，3D）TTE 和 TEE 的应用也可以帮助了解复杂瓣膜病变的解剖[5]。

（二）二尖瓣反流的形态与机制

二尖瓣反流可分为：①原发性（退行性二尖瓣反流），即由于存在瓣膜装置的异常，如二尖瓣脱垂、瓣叶连枷、钙化和黏液样变

（图 15-1A 和 B）；②继发性（功能性二尖瓣反流），即由于缺血性或特发性扩张型心肌病或主动脉瓣狭窄相关的慢性压力过载，引起的左心室扩张及功能障碍而导致的瓣叶活动受限（图 15-1C 和 D）；③混合性，即由于

两种病因并存（图 15-1E 和 F）[6]。

主动脉瓣狭窄患者二尖瓣反流严重程度的评估比较复杂，强烈推荐综合多种参数（包括半定量和定量）评估（表 15-1）[3]。严重主动脉瓣狭窄会直接影响二尖瓣反流分级的超

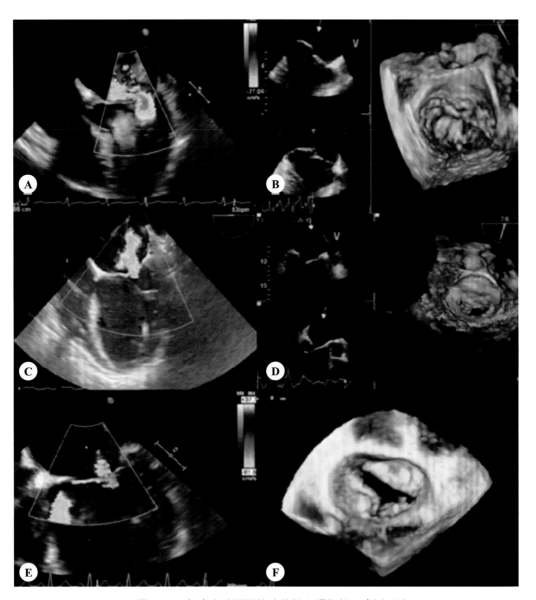

▲ 图 15-1　超声心动图评价功能性和退行性二尖瓣反流

A. 二尖瓣后叶连枷的 2D TEE 图像。较大的 PISA 半径，二尖瓣叶的间距和偏心反流束均提示显著的关闭不全。B. 二尖瓣的 3D TEE 重建。可以精确确定二尖瓣的解剖和脱垂特征（P₂区）。C. 瓣叶关闭受限导致的功能性二尖瓣反流（2D TEE）。D.3D TEE 二尖瓣重建显示由于不对称牵拉所致的收缩期后叶活动受限。E. 二尖瓣的 2D TEE 图像显示对称牵拉和钙化的二尖瓣。F. 二尖瓣 3D TEE 重建显示二尖瓣后叶钙化（图片由 Felice Gragnano、Carmen Spaccarotella、Andreina Carbone、Augusto Esposito、Paolo Calabrò 和 Giampaolo Niccoli 提供）

声心动图参数[3]。由于左心室压力升高，彩色多普勒反流束面积可能会高估二尖瓣反流的严重程度，因为左心室压力的升高常导致二尖瓣反流速度超过 6m/s[2, 3]。大的高速的彩色多普勒反流束面积但伴有小的实际有效反流口面积（effective regurgitation orifice area，EROA）提示更可能为非重度二尖瓣反流[2]。事实上，合并主动脉瓣狭窄的二尖瓣反流患者增加的反流量与增加的左心室压力的平方

根成比例[3]。

在这种情况下二尖瓣 EROA 和射流紧缩口测量受到的影响较小，应被例行纳入二尖瓣反流评估方法中[3, 7]。尽管在钙化退化性二尖瓣病变时，二尖瓣口直径可能难以确定，但多普勒容积法仍可用于二尖瓣反流评估[3, 5]。

中重度二尖瓣反流还会影响主动脉瓣跨瓣血流和压差，其降低前向每搏量，导致低估主动脉瓣流速和压差[2, 3]。此外，在出现左

表 15-1　超声心动图评估主动脉瓣狭窄患者的二尖瓣反流

参　数	二尖瓣反流分级			评　价
	轻　度	中　度	重　度	
二尖瓣和瓣膜下解剖结构	无或轻度瓣叶异常		• 原发性二尖瓣反流：瓣叶连枷，乳头肌断裂，严重挛缩，大穿孔 • 继发性二尖瓣反流：严重穿窿，瓣叶对合不良	
彩色反流束面积	小、中心性、窄	介于两者之间	大的中心性反流束（>50% 左心房面积）或偏心反流束	• 在典型的主动脉瓣狭窄中，由于左心室压力增加，彩色多普勒反流束面积可能会导致高估二尖瓣反流严重程度
反流紧缩口宽度（mm）	<3	介于两者之间	≥7	• 反流口面积的替代参数 • 对于固定反流口，不受流量和驱动压力的影响 • 3D 反流紧缩口面积可用于多个不同方向反流的测量
近端血流汇聚	不可见或小的	介于两者之间	大的	• 近端血流不汇聚通常是轻度二尖瓣反流的征象
EROA，2D PISA（mm^2）	<20	20~39	• ≥40 • 在功能性二尖瓣反流合并椭圆形 ROA 中 ≥20	• 在偏心反流或明显的月牙形反流口中精确度较低 • 主动脉瓣狭窄中压力过载将使反流量增加与左心室压力上升的平方根成比例
每搏量法（ml）（RVol=SV$_{MV}$-SV$_{LVO}$）	<30	30~59	≥60（在低流速下更小）	• 多普勒容积法可用于主动脉瓣狭窄患者二尖瓣反流的评估，但二尖瓣钙化患者，二尖瓣口直径可能难以确定

EROA. 有效反流口面积；PISA. 近端等速表面积；SV. 每搏输出量；RVol. 反流量

心房和左心室增大等继发改变时，二尖瓣前向血流、肺静脉血流以及二尖瓣反流束密度和形状的分析并不适用于量化二尖瓣反流的严重程度，因为严重的主动脉瓣狭窄本身就会造成这些改变。考虑到所有的参数都反映出一定的局限性，因此必须使用综合的评估方法。

（三）计算机断层扫描和心脏磁共振在复杂多瓣膜疾病中的作用

多模态无创成像提供了更多关于二尖瓣和主动脉瓣的解剖和功能特征信息。CMR[8]可以提供高精度和高可重复性的有关二尖瓣反流严重程度（基于左心室容积测量和主动脉血流定量）和心肌纤维化的相关附加信息。除了评估主动脉 – 髂血管外，MDTC 还提供了二尖瓣装置、瓣环尺寸、钙化的程度 / 分布以及与邻近结构的空间关系等信息[9]。

三、合并二尖瓣反流的预后影响

合并中重度二尖瓣反流的主动脉瓣狭窄患者组成了一个独特的人群，与仅有主动脉瓣狭窄的患者相比，他们具有较高的临床风险和较高的手术风险评分[1, 3]。这些患者多为具有并发症的老年患者，其心房颤动、冠状动脉疾病、左心室功能障碍和晚期心力衰竭的患病率较高[1, 10]。除了在识别高风险患者方面有用外，合并二尖瓣反流是否能独立预测接受 TAVI（或 SAVR）患者的预后仍存在一定程度的争议。在有功能性二尖瓣反流的患者中这个问题的结果更加复杂，很难明确在不考虑左心室功能障碍的情况下合并二尖瓣

反流是否会影响预后。重要的是，了解 TAVI（或 SAVR）候选患者围术期显著二尖瓣反流对预后的影响，会对决定采用保守治疗还是外科 / 介入手术治疗二尖瓣病变起至关重要的作用。

（一）合并二尖瓣反流的外科主动脉瓣置换术患者

大多数 SAVR 研究一致表明，合并二尖瓣反流的患者（包括原发性和功能性）未来发生不良事件的风险增加，包括全因死亡、心血管相关死亡、心力衰竭和未来需要二尖瓣修复 / 置换[11]。然而，一些数据质疑了这种关联，并推荐对大多数采用 SAVR 的患者进行更保守的二尖瓣反流治疗（而不是标准的双瓣膜置换手术）[1, 12]。这个问题在外科方面至关重要，并且会显著影响治疗方法的选择。因为虽然行单纯 SAVR 的死亡率可以接受（1%～3%），但是进行双瓣膜置换手术的死亡风险会显著升高（6%～11%）[13]。

（二）合并二尖瓣反流的经导管主动脉瓣植入术患者

大部分 TAVI 患者的数据来自观察性研究和大型 Meta 分析，其结果表明当合并中至重度二尖瓣反流时，患者的早期和晚期死亡风险会增加[12, 14]。

1. 基线（经导管主动脉瓣植入术前）二尖瓣反流

无论使用何种瓣膜（自展瓣或球扩瓣），与无或轻度二尖瓣反流相比，轻度以上的二尖瓣反流一直与更高的死亡率相关（风险最高可上升 3 倍），主要是心血管相关死亡风

险[12, 14]。有趣的是，PARTNER 试验的结果也表明，术前合并严重二尖瓣反流的患者从 TAVI 中获益的可能性比没有合并二尖瓣反流的患者更大，具体表现为减少 1 例死亡所需治疗的患者数量更少[15]。

2. 残余（经导管主动脉瓣植入术后）二尖瓣反流

有研究也调查了 TAVI 术后残余二尖瓣反流的演变和预后影响[16]。与无或轻度残余二尖瓣反流相比，TAVI 后中/重度残余二尖瓣反流已成为包括全因和心血管死亡率、心力衰竭住院率[16] 等短期和长期不良预后指标的可靠和独立危险因素。尽管大多数接受 TAVI 治疗的患者二尖瓣反流严重程度有显著改善（超过 60%～70% 的病例从重度转为非重度），但那些有显著残余二尖瓣反流的患者仍持续处于未来不良事件的高风险中。

（三）证据和未解决的问题

尽管二尖瓣反流评估存在差异（在大多数研究中都是使用定性超声心动图测量），但是二尖瓣反流病因和严重程度、人群特征和 TAVI 器械很难在研究中进行直接比较。整体的数据大多指向了二尖瓣反流在 TAVI 候选患者中的相关预后价值（包括术前和术后二尖瓣反流），对治疗决策有潜在的影响。值得注意的是，一些研究质疑这种相关性低估了 TAVI 候选患者合并或残留二尖瓣反流的影响[10]。这个可能由研究的异质性导致，因为研究常常没有报道接受 TAVI 的患者的二尖瓣反流机制/病因，也没有系统地使用定量和定性参数评估二尖瓣反流程度。此外，使用不同的 TAVI 器械可能导致对 TAVI 后二尖瓣

反流分级产生不同的影响，以及因此产生结果的变化[10, 12, 14]。对于 TAVI 中基线/残余二尖瓣反流的预后价值、术后变化和 TAVI 后持续的严重二尖瓣反流行外科/经皮手术治疗的效果，需要进行大型的设计完善的前瞻性分析来提供更多的结论。

四、严重主动脉瓣狭窄合并二尖瓣反流的治疗

（一）严重主动脉瓣狭窄合并二尖瓣反流的患者的经导管主动脉瓣植入术

在纳入 TAVI 临床试验的患者中，合并二尖瓣反流的发生率差异很大，可从小于 5% 至超过 30%[14]。最初的研究通常排除了 TAVI 候选人中存在重度二尖瓣反流的患者。随着 TAVI 器械和操作人员经验的改进，合并多瓣膜病变已不再被认为是进行 TAVI 的障碍。尽管如此，中度至重度二尖瓣反流的存在会使患者更加虚弱，增加围术期并发症的发生风险。任何导致血流动力学不稳定的并发症都能使主动脉瓣狭窄患者的血流动力学状态迅速失代偿，导致难治性心力衰竭[14]。TAVI 后主动脉瓣狭窄的改善通常会导致左心室压力即刻下降，心室形状和几何结构也随左心室体积的减小而改变，从而降低二尖瓣跨瓣压差，改善二尖瓣反流严重程度[2]。二尖瓣反流的病因在 TAVI 患者中也起重要作用。事实上，虽然严重的原发性二尖瓣反流（二尖瓣连枷或脱垂）在 TAVI 后得到的改善有限，但是严重的继发性二尖瓣反流（扩张型或缺血性心肌病后）在术后左心室功能得到改善的

情况下可能会发生显著变化。另一方面，一些因素可能会加重 TAVI 后二尖瓣反流的严重程度，如新发左束支阻滞或右心室起搏（不少患者术后需要）导致左心室非同步化[2]。此外，植入装置的类型可持续影响残余二尖瓣反流。尽管使用自展瓣的 TAVI 与更低的残余压差相关[17]，在一些病例中 TAVI 自展瓣的植入过深会阻挡二尖瓣前叶正常运动而导致二尖瓣反流恶化。然而在 TAVI 患者中瓣膜类型是否能明显影响二尖瓣反流尚未阐明。

（二）经导管主动脉瓣植入术后二尖瓣反流的变化

在接受 TAVI 治疗的患者中，有超过一半的患者二尖瓣反流得到了改善[14]。预测主动脉瓣狭窄改善后二尖瓣反流的变化对于决定行 TAVI 和（或）同期经导管二尖瓣修复或者外科双瓣手术是至关重要的。TAVI 手术可引起一系列生理变化，可通过多种机制减少二尖瓣反流的发生。

1. 经导管主动脉瓣植入术术后左心室压力以及反流口面积的变化

在 TAVI 术后早期，左心室压下降可导致二尖瓣跨瓣压降低，从而显著降低二尖瓣反流的严重程度，特别是功能性二尖瓣反流的患者。在存在退行性 / 严重钙化性二尖瓣疾病时（例如，由于年龄或常规心血管风险因素作用于瓣叶组织所导致的二尖瓣环钙化），TAVI 术后反流口面积和二尖瓣反流程度可能不会发生改变[5]。

2. 经导管主动脉瓣植入术后的左心室逆重构

在 TAVI 术的晚期，左心室逆重构（主要

通过向心性肥厚的消退）降低了左心室舒张末期容量和二尖瓣牵拉力。因此，由于扩张的左心室收缩不良所致的功能性二尖瓣反流更可能与 TAVI 后二尖瓣反流改善有关[12, 14]。

3. 经导管主动脉瓣植入术后二尖瓣反流未改善的影响因素

除了二尖瓣反流的病因（功能性 vs. 退行性），TAVI 后二尖瓣反流改善不良的其他预测因素包括心房颤动、左心房增大、左心室功能受损、肺动脉高压（均为晚期二尖瓣反流的标志）[14]。明显的残余反流也可导致 TAVI 后二尖瓣反流改善不良[5]。使用不同 TAVI 瓣膜也可能影响术后二尖瓣反流。相比于爱德华人工瓣膜（Edwards Lifesciences，Irvine，California），CoreValve 自展瓣对二尖瓣反流的改善更有限，这可能与新起搏器植入、左束支传导阻滞、残余主动脉瓣反流和由于瓣架植入过深导致对二尖瓣前叶的潜在影响有关[18]。此外，瓣膜 – 患者不匹配持续的高房室压差，可导致 TAVI 后二尖瓣反流缓解更小，尽管与 SAVR 相比 TAVI 中这种现象发生概率较低[19]。

（三）同期与分期经导管主动脉瓣植入术和经导管二尖瓣修复的比较

对于伴有二尖瓣反流的患者，应常规考虑进行外科双瓣置换手术或 TAVI 后经导管二尖瓣介入治疗，并应由心脏团队讨论两种方法的利弊。在外科手术中，双瓣膜置换术（主动脉瓣 + 二尖瓣）通常与死亡风险的增加有关。因此，若双瓣膜疾病患者存在高或中度手术风险，经导管入路这种创伤更小的治疗提供的低风险解决方案很有吸引力[20]。迄今

为止，欧洲和美国指南对慢性原发性和继发性二尖瓣反流干预的建议在几个方面存在分歧（表 15-2 和表 15-3）。

在大多数已发表的研究中，同期经皮治疗 2 个瓣膜仅在一小部分病例中进行。多数病例均先行 TAVI，然后经皮二尖瓣反流治疗（图 15-2）。一般不建议采用先进行二尖瓣反流治疗的方案，因为在严重主动脉瓣狭窄的情况下治疗严重二尖瓣反流会导致急性（且可能是难治性的）左心室血流动力学恶化。基于 TAVI 后相关二尖瓣反流改善的可能性，建议采用分阶段进行二尖瓣反流治疗（而不是同时进行）[12, 14]。由于每位患者不能套用固定的诊疗模式，而是需要个体化的评

表 15-2　慢性原发性二尖瓣反流的干预建议

ESC 2017	AHA 2017	COR-LOE	评　价
对于 LVEF>30% 的有症状患者应考虑外科手术	对于 LVEF>30% 的有症状慢性重度原发性 MR 患者（D 期）应考虑外科手术	I，B	无区别
对于左心室功能障碍［LVESD≥45mm 和（或）LVEF≤60%］的无症状患者应考虑外科手术	对于左心室功能障碍［LVEF 30%～60% 和（或）LVESD≥40mm，C_2 期］的无症状慢性重度原发性 MR 患者应考虑外科手术	I，B	LVESD 截断值不同
对于左心室功能保留（LVESD<45mm 且 LVEF>60%）的无症状患者，如果合并继发于二尖瓣反流或肺动脉高压（静息肺动脉收缩压>50mmHg）的心房颤动，应考虑外科手术	对于左心室功能保留（LVESD<40mm 且 LVEF>60%）的无症状慢性重度非风湿性原发性 MR 患者 C_1 期）应考虑外科二尖瓣修复术，且伴有如下指征，即①合并新发心房颤动；②静息肺动脉高压（肺动脉收缩压>50mmHg），二尖瓣修复成功率和耐久性可能更好	IIa，B	LVESD 截断值不同
对于 LVEF 保留（>60%）且 LVESD 为 40～44mm 的无症状患者，如果修复的耐久可能性高、外科手术风险低、修复在心脏瓣膜中心进行，且至少有以下表现之一，则应考虑外科手术： • 瓣叶连枷 • 窦性心律下明显的左心房扩张（容积指数≥60ml/m² BSA）		IIa，C	仅 ESC
对于有症状的严重左心室功能不全［LVEF<30% 和（或）LVESD>55mm］且药物治疗无效的患者，当修复成功的可能性高而并发症可能性少时，应考虑外科二尖瓣修复术	有症状的慢性重度原发性 MR 且 LVEF≤30% 的患者（D 期）可考虑进行外科二尖瓣手术	IIb，C	无区别
对于有症状的严重左心室功能障碍［LVEF<30% 和（或）LVESD>55mm］且药物治疗无效的患者，当修复成功的可能性低且并发症可能性低时，可考虑进行外科二尖瓣置换术			

（续表）

ESC 2017	AHA 2017	COR-LOE	评价
符合超声心动图标准的有症状的严重原发性MR患者，若心脏团队判定其不能手术或外科手术风险高，可考虑行经皮缘对缘手术，以避免无效操作	症状严重（NYHA Ⅲ～Ⅳ级）的慢性重度原发性MR患者（D期），若其具备适合修复的解剖结构和合理的预期寿命，但由于严重的并发症有极高的手术风险和针对心力衰竭进行最佳GDMT后症状依然严重，可以考虑行经导管二尖瓣修复	Ⅱb，Cª Ⅱb，Bᵇ	无区别
	因其他适应证而接受心脏外科手术的慢性重度原发性MR患者应同期行外科二尖瓣修复或者MVR	Ⅰ，B	仅AHA
	在一个优秀的心脏瓣膜中心，对于左心室功能保留（LVEF>60%，LVESD<40mm）的无症状慢性重度原发性MR患者（C₁期），若成功、耐久且无残余MR的修复可能性>95%且预期死亡率小于1%，可考虑行外科二尖瓣修复术	Ⅱa，B	仅AHA
	对于左心室功能保留（LVEF>60%，LVESD<40mm）的无症状慢性重度原发性MR（C₁期）患者，若系列影像学检查显示左心室尺寸进行性增大或射血分数进行性降低，外科二尖瓣手术是合理的	Ⅱa，C	仅AHA
	在因其他适应证进行心脏手术的慢性中度原发性MR（B期）患者中行同期外科二尖瓣修复是合理的	Ⅱa，C	仅AHA

AHA.美国心脏协会；COR.建议分级；ESC.欧洲心脏病学会；GDMT.指南导向的药物治疗；LOE.证据等级；LVEF.左心室射血分数；LVESD.左心收缩末期直径；MR.二尖瓣反流；NYHA.纽约心脏协会
a. ESC 指南
b. AHA 指南

估，可以根据统一路径进行治疗方案的选择（图 15-3 和图 15-4）。

经皮主动脉瓣植入术后应重新评估二尖瓣反流严重程度。在二尖瓣反流持续改善的情况下，强烈建议采用保守治疗，并配合其他治疗的优化（包括使用加强药物治疗和心脏再同步化）。重度二尖瓣反流若持续存在，也需要进行新的评估。高危患者如果没有症状，可能不需要干预；另外，如果症状严重

的二尖瓣反流持续存在（或新出现），则应采用经导管或外科微创治疗。

结论

重度主动脉瓣狭窄常与二尖瓣反流并存。观察性研究和大型试验的事后分析表明，显著的二尖瓣反流可能对 TAVI 后的短期和长期临床结果产生负面影响。TAVI 术后患者中／

表 15-3 慢性功能性二尖瓣反流的干预建议

ESC 2017	AHA 2017	COR-LOE	评 论
重度继发性二尖瓣反流进行 CABG 且 LVEF>30% 的患者推荐外科手术	对于慢性重度继发性 MR（C、D 期）行 CABG 或 AVR 的患者，外科二尖瓣手术是合理的	I，C	ESC 强调：LVEF>30%
	对于患有慢性严重缺血性 MR（D 期）且使用 GDMT 治疗心力衰竭后仍有持续症状的严重症状性患者（NYHA Ⅲ～Ⅳ级），如果考虑手术，则应选择保留腱索的 MVR 而不是环缩成形术	Ⅱa，B～R	仅 AHA
有症状的严重继发性二尖瓣反流患者，若 LVEF<30% 但可选择血管重建术且存在心肌存活证据，应考虑外科手术		Ⅱa，C	仅 ESC
当没有血管重建术指征时，对于重度继发性二尖瓣反流且 LVEF>30% 的患者，若采用最佳药物治疗（包括指征下接受 CRT）后仍有症状且外科手术风险低，可考虑外科手术	对于严重症状性（NYHA 分级 Ⅲ～Ⅳ级）慢性重度继发性 MR（D 期）的患者，如最佳 GDMT 治疗心力衰竭后仍有持续症状，可考虑进行外科二尖瓣修复或置换	Ⅱb，C[a] Ⅱb，B[b]	ESC 强调：LVEF>30%
	在接受 CABG 的慢性中度缺血性 MR（B 期）患者中，外科二尖瓣修复的有效性尚不确定	Ⅱb，B～R	仅 AHA
当没有血管重建术指征且外科手术风险不低时，若 LVEF>30% 的重度继发性二尖瓣反流患者，接受最佳药物治疗（包括指征下接受 CRT）后仍有症状且超声心动图显示瓣膜形态合适，可考虑采用经皮缘对缘手术，以避免无效操作		Ⅱb，C	仅 ESC
在 LVEF<30% 的重度继发性二尖瓣反流患者中，若进行最佳药物治疗（包括指征下接受 CRT）后仍有症状，且无法选择血管重建术，心脏团队根据患者特征仔细评估心室辅助装置或心脏移植后，可以考虑经皮缘对缘手术或外科瓣膜手术		Ⅱb，C	仅 ESC

AHA. 美国心脏协会；CABG. 冠状动脉旁路移植术；ESC. 欧洲心脏病学会；LVEF. 左心室射血分数；MR. 二尖瓣反流；AVR. 主动脉瓣置换；CRT. 心脏再同步治疗；GDMT. 指南导向的药物治疗；MVR. 二尖瓣置换
a. ESC 指南
b. AHA 指南

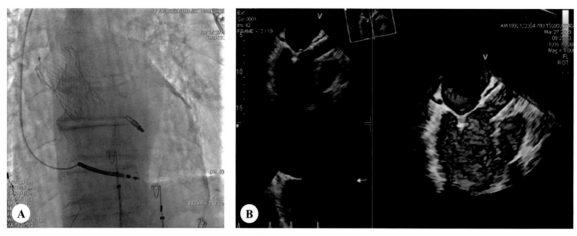

▲ 图 15-2 心力衰竭、严重主动脉瓣狭窄并伴有严重功能性二尖瓣反流患者 TAVI 植入后分期行 **Mitraclip 手术**

A. 透视图像显示 TAVI Evolut R 29mm 瓣膜成功植入（第一次手术）；B. 因残留重度功能性二尖瓣反流行 Mitraclip 植入术后的超声心动图评估（分期手术）（图片由 Felice Gragnano、Carmen Spaccarotella、Andreina Carbone、Augusto Esposito、Paolo Calabrò 和 Giampaolo Niccoli 提供）

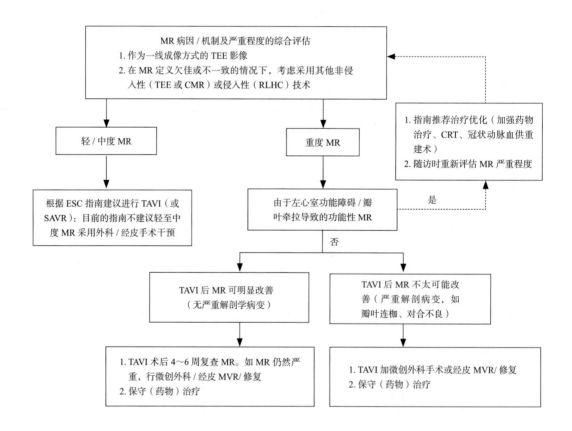

▲ 图 15-3 一种评估和管理重度主动脉瓣狭窄合并二尖瓣反流患者的建议决策路径

CMR. 心脏磁共振；CRT. 心脏再同步化治疗；MVR. 二尖瓣置换术；RLHC. 左、右心导管；SAVR. 外科主动脉瓣置换术；TAVI. 经导管主动脉瓣植入术；TEE. 经食管超声心动图；MR. 二尖瓣反流

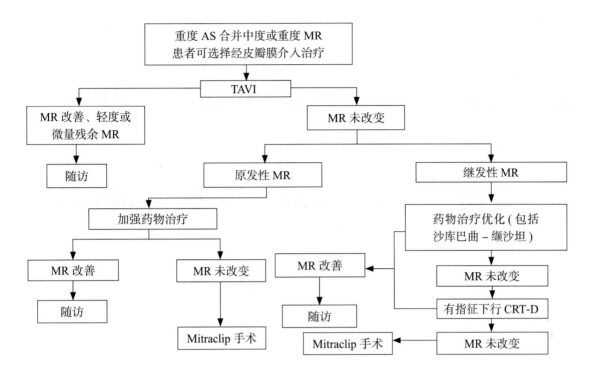

▲ 图 15-4　一种用于评估重度主动脉瓣狭窄合并中重度二尖瓣反流患者可接受经皮介入手术的建议决策路径

CRT-D. 心脏再同步除颤器；MR. 二尖瓣反流；TAVI. 经导管主动脉瓣植入术；AS. 主动脉瓣狭窄

重度二尖瓣反流通常有所改善，特别是使用球扩瓣的患者相较于使用自展瓣的患者。然而，文献中的数据并不完全一致。由于 TAVI 后二尖瓣反流的严重程度可能改善或者恶化，实际情况中很难准确预测每个患者的预后。

若严重残余二尖瓣反流的 TAVI 患者采用最佳的药物治疗后仍有症状，则需要更积极地采用包括 TAVI 和 Mitraclip 装置的多瓣膜干预治疗。

参考文献

[1] Toggweiler, S., Boone, R.H., Rodés-Cabau, J. et al. (2012). Transcatheter aortic valve replacement. *J. Am. Coll. Cardiol.* 59: 2068–2074.

[2] Sannino, A. and Grayburn, P.A. (2018). Mitral regurgitation in patients with severe aortic stenosis: diagnosis and management. *Heart* 104: 16–22.

[3] Zoghbi, W.A., Adams, D., Bonow, R.O. et al. (2017). Recommendations for noninvasive evaluation of native valvular regurgitation. *J. Am. Soc. Echoc ardiogr.* 30: 303–371.

[4] Lancellotti, P., Tribouilloy, C., Hagendorff, A. et al. (2013). Recommendations for the echocardiographic assessment of native valvular regurgitation: an executive summary from the European Association of Cardiovascular Imaging. *Eur. Heart J. Cardiovasc. Imaging* 14: 611–644.

[5] Lancellotti, P., Zamorano, J.L., Habib, G., and Badano, L. (2016). *The EACVI Textbook of Echocardiography*. Oxford University.

[6] Baumgartner, H., Falk, V., Bax, J.J. et al. (2017). ESC/

EACTS guidelines for the management of valvular heart disease. *Eur. Heart J.* 38: 2739–2791.

[7] Unger, P., Plein, D., Van Camp, G. et al. (2008). Effects of valve replacement for aortic stenosis on mitral regurgitation. *Am. J. Cardiol.* 102: 1378–1382.

[8] Baumgartner, H., Falk, V., Bax, J.J. et al. (2017). ESC/EACTS guidelines for the management of valvular heart disease the task force for the Manag ement of Valvular Heart Disease. *Eur. Heart J.* 38: 2739–2791.

[9] Blanke, P., Naoum, C., Webb, J. et al. (2015). Multimodality imaging in the context of transcatheter mitral valve replacement. *JACC Cardiovasc. Imaging* 8: 1191–1208.

[10] D'Onofrio, A., Gasparetto, V., Napodano, M. et al. (2012). Impact of preoperative mitral valve regurgitation on outcomes after transcatheter aortic valve implantation. *Eur. J. Cardio-Thorac. Surg.* 41: 1271–1277.

[11] Barreiro, C.J., Patel, N.D., Fitton, T.P. et al. (2005). Aortic valve replacement and concomitant mitral valve regurgitation in the elderly: impact on survival and functional outcome. *Circulation* 112: I443–I1447.

[12] Barbanti, M., Webb, J.G., Hahn, R.T. et al. (2013). Impact of preoperative moderate/ severe mitral regurgitation on 2–year outcome after transcatheter and surgical aortic valve replacement. *Circulation* 128: 2776–2784.

[13] Iung, B., Baron, G., Butchart, E.G. et al. (2003). A prospective survey of patients with valvular heart disease in Europe: the euro heart survey on valvular heart disease. *Eur. Heart J.* 24: 1231–1243.

[14] Nombela-Franco, L., Eltchaninoff, H., Zahn, R. et al. (2015). Clinical impact and evolution of mitral regurgitation following transcatheter aortic valve replacement: a meta-analysis. *Heart* 101: 1395–1405.

[15] Leon, M.B., Smith, C.R., Mack, M. et al. (2010). Transcatheter aortic-valve implantation for aortic stenosis in patients who cannot undergo surgery. *N. Engl. J. Med.* 363: 1597–1607.

[16] Abdelghani, M., Abdel-Wahab, M., Hemetsberger, R. et al. (2019). Fate and long-term prognostic implications of mitral regurgitation in patients undergoing transcatheter aortic valve replacement. *Int. J. Cardiol.* 288: 39–43.

[17] Nombela-Franco, L., Ruel, M., Radhakrishnan, S. et al. (2013). Comparison of hemodynamic performance of selfexpandable CoreValve versus balloonexpandable Edwards SAPIEN Aortic valves inserted by catheter for aortic stenosis. *Am. J. Cardiol.* 111: 1026–1033.

[18] Hayashida, K., Lefèvre, T., Chevalier, B. et al. (2012). Impact of post-procedural aortic regurgitation on mortality after transcatheter aortic valve implantation. *JACC Cardiovasc. Interv.* 5: 1247–1256.

[19] Clavel, M.–A., Webb, J.G., Pibarot, P. et al. (2009). Comparison of the hemodynamic performance of percutaneous and surgical bioprostheses for the treatment of severe aortic stenosis. *J. Am. Coll. Cardiol.* 53: 1883–1891.

[20] Ando, T., Takagi, H., Briasoulis, A. et al. (2018). A systematic review of reported cases of combined transcatheter aortic and mitral valve interventions. *Catheter. Cardiovasc. Interv.* 91: 124–134.

第 16 章 其他经导管入路选择
Alternative Transcatheter Approaches

Marco De Carlo　Cristina Giannini　Anna Sonia Petronio　著

周国君　王 玺 译　魏 薪 校

一、备选血管入路需求

TAVI 的标准入路是经股动脉逆行入路，因为其创伤性最小，并发症发生率最低且可以完全经皮完成[1, 2]。但是，股动脉入路有时无法使用（如双侧髂动脉阻塞），或存在禁忌证（如股总动脉细小，鞘管 – 动脉比值＞1.05），或技术层面极为困难（例如广泛重度髂 – 股动脉钙化或迂曲），或者可能发生灾难性后果（例如胸主动脉或腹主动脉巨大动脉瘤）（表 16–1）。最近 10 年间出现了一些替代入路，包括经心尖、经主动脉、经锁骨下动脉、经颈动脉和最近提出的经腔静脉入路。工艺的进步使得鞘管直径减小，输送导管的设计得到改良，从而减少了经股动脉以外的入路的需求；然而 2017 年法国全国性 TAVI 注册研究的报道显示，仍有17.2% 的患者接受非经股动脉入路的治疗[2]。图 16–1 中列出了 TAVI 患者血管入路的选择策略。

二、经心尖入路

经心尖入路是唯一顺行至主动脉瓣的入

表 16–1　需行非经股动脉入路 TAVI 的解剖学条件

股动脉入路不可行
• 主动脉远端阻塞或双侧髂动脉阻塞
• 双侧髂动脉极度迂曲和（或）钙化
• 双侧股总动脉严重病变
• 双侧股总动脉直径均＜5mm
• 胸腹主动脉严重狭窄或扭曲

股动脉入路不安全
• 双侧髂动脉严重钙化性狭窄
• 双侧髂动脉严重迂曲和（或）钙化
• 双侧股总动脉直径均＜5.5mm
• 胸 / 腹主动脉瘤内血栓形成

路，具有简单的瓣膜输送线路和良好的人工瓣膜输送控制性[3]。但是这条入路要求在全身麻醉和机械通气下做胸前外侧小切口，也要行左心室心尖部切开，瓣膜置入后关闭切口。对心尖的切开和缝合有可能导致心肌顿抑，可能引起心尖坏死，影响左心室功能[4]。大型注册研究和临床试验对比了经心尖和经股动脉 TAVI，发现经心尖 TAVI 手术结果和 1 年随访结局劣于经股动脉 TAVI，经心尖 TAVI 死亡率是经股动脉 TAVI 的 2 倍[5]。近年来接受经心尖 TAVI 的患者人数大幅下降，从欧洲 sentinel 注册研究（2011—2012 年）中的 17% 降到最近 EAPCI 注册研究（2015—

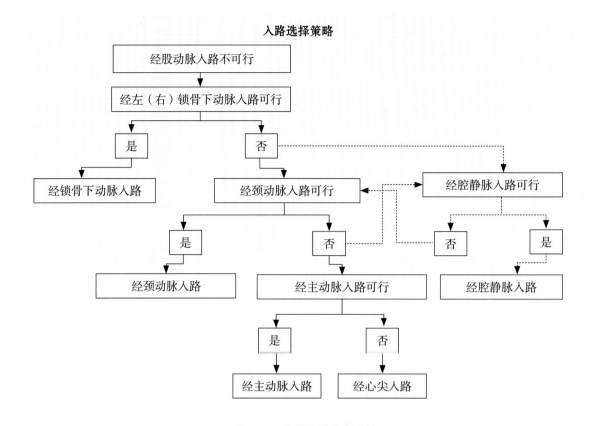

▲ 图 16-1　血管入路选择建议

图片由 Marco De Carlo、Cristina Giannini、Anna Sonia Petronio 提供

2016 年）报道的 9%[6,7]。最近的 FRANCE TAVI 注册研究也报道了相似的患者人数减少[2]。

三、经主动脉入路

经主动脉入路要求通过胸骨小切口或者右胸小切口暴露升主动脉，人工瓣置入过程将更可控、更精确[8]。虽然此入路的早期和晚期死亡率与经心尖入路相比更低，这两种外科手术入路发生威胁生命的出血事件的概率相近[9]。考虑到其有创性，两种方法的使用近年来已经逐渐减少。据法国全国性 TAVI 注册研究报道，两者使用率从 2010 年的 20.8% 降低到 2015 年的 5.3%[2]。

四、锁骨下动脉入路

目前已证实，锁骨下动脉入路比前述经胸入路确实更加安全，并且若锁骨下动脉具有足够大的直径，其术后结果可能与经股动脉入路结果可比[10,11]。我们团队率先报道了连续 141 例锁骨下动脉 TAVI 患者的 2 年随访结局，对照组为 141 例行股动脉 TAVI 的倾向性匹配患者，手术采用第一代 CoreValve[10]。经锁骨下动脉入路的 TAVI 结果令人满意，非常接近经股动脉 TAVI。另外，与 18Fr 动脉入路鞘管直接相关的血管并发症和出血的发生率在经锁骨下动脉队列当中明显更低，并且没有造成特殊的锁骨下动脉并发症。最近，一项 Meta 分析证实，锁骨下动脉入路是安全、可行的，虽然术前风险较高，但能获得与经股动脉入路类似的良好早期结局[1]。与经股动脉入路相比，锁骨下动脉入路距离主动脉瓣更近，避开了髂股动脉和胸腹主动脉的迂曲，因此在人工瓣膜释放过程当中更可控。更精确的瓣膜定位可能减少瓣周漏和永久性起搏器的植入。实际上，ADVANCE 注册研究发现，相较于经股动脉入路，锁骨下动脉入路与降低起搏器植入有相关趋势[12]。相反，最近一项 Meta 分析显示，配对的经锁骨下动脉和经股动脉入路患者当中早期起搏器植入和瓣周漏发生率相当[1]。

尽管最近的一些报道显示，使用新一代 Sapien 3 和 Evolut R 瓣膜系统结局更好，但锁骨下入路可行性的大多数数据报道使用的是美敦力 CoreValve 和第一代 Edwards SAPIEN 瓣膜[1]。根据我们的经验，锁骨下动脉入路可用于大多数当前可用的瓣膜。

五、锁骨下动脉入路：操作技巧

锁骨下入路需要心脏或血管外科医师使用标准的外科技术手段分离锁骨下动脉。通常的穿刺部位在第一肋外缘的远端，即锁骨下动脉走行为腋动脉处。有条件时尽可能使用利多卡因和罗哌卡因局部麻醉，联合使用轻度全身镇静／镇痛药，而非使用全身麻醉。在双层荷包缝合中间使用 Seldinger 法穿刺动脉（图 16-2），不过一部分外科医师可能更愿意进行动脉切开或侧接人工血管。然后，将用于经股动脉入路的标准鞘管通过一根硬导丝送入锁骨下动脉，通过主动脉弓和升主

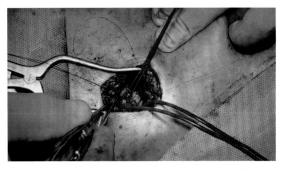

▲ 图 16-2　皮肤小切口显露左锁骨下动脉远端，双层荷包缝合

图片由 Marco De Carlo、Cristina Giannini 和 Anna Sonia Petronio 提供

动脉，在头臂干起点下方停止。接下来，经锁骨下动脉 TAVI 采用与经股动脉入路相同的技术步骤进行。手术结束时，只需收紧荷包即可止血，常规方式缝皮即可，很少需要放置引流管。在 TAVI 过程中，应根据患者体重静脉给予肝素，以延长活化凝血时间至 200～250s。患者在术前和术后长期应给予阿司匹林（100mg/d）。

需要强调的是，虽然经锁骨下动脉 TAVI 中术者站位和导管室器械的摆放方式比较特殊（图 16-3），但在手术时长和并发症发生率方面，该入路并没有显著的学习曲线，并且可以在局部麻醉和轻度镇静下进行。考虑到患有多种并发症的老年患者全身麻醉的风险，麻醉方式是锁骨下动脉相对于经心尖和经主动脉入路的明显优势之一[13]。

在锁骨下动脉中插入 14～18Fr 的鞘管可能需要慎重，因为锁骨下动脉常常比股总动脉更加脆弱，并且从发生血管破裂的角度来说，锁骨下动脉解剖位置更不利。并且，锁骨下动脉还经常会在其近心端产生比较急促的转弯，而在远端则可能更加迂曲，尤其是在极高龄的患者当中（图 16-4）；另外，锁

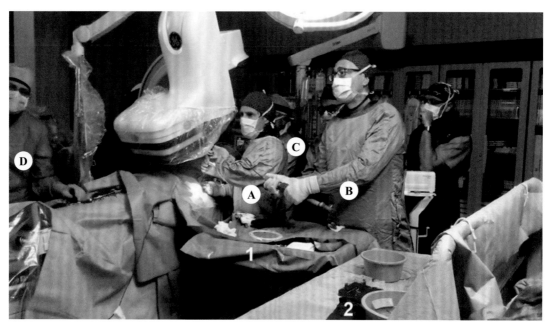

▲ 图 16-3 经左锁骨下动脉 TAVI 手术导管室布局

第一术者（A）站在患者左侧，于握动脉鞘管和输送导管。第二术者（B）站在第一术者左侧，握住输送导管的操作手柄。外科医师（C）站在第一术者身后，将动脉鞘管固定到位，手术全过程中检查止血情况。第三术者（D）站在患者右侧，负责经股动脉放入猪尾导管。小桌（1）放在第一术者前方，与手术床垂直，长桌（2）放在小桌旁，与手术床平行（图片由 Marco De Carlo、Cristina Giannini 和 Anna Sonia Petronio 提供）

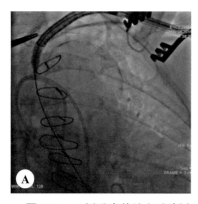 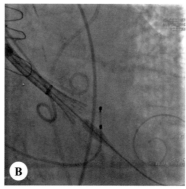 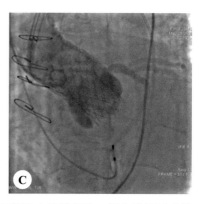

▲ 图 16-4 1 例重度单纯主动脉瓣反流患者，既往因 A 型急性主动脉夹层行升主动脉置换，经左锁骨下动脉入路置入一枚美敦力 Evolut R 34mm 瓣膜

A. 输送导管跨过锁骨下动脉近心端弯曲；B. 左右冠状窦各放置一根猪尾导管，开始释放瓣膜；C. 最终主动脉造影显示瓣膜置入深度满意，微量瓣周漏（图片由 Marco De Carlo、Cristina Giannini 和 Anna Sonia Petronio 提供）

骨下动脉起始处可能会有钙化和（或）灶性狭窄，从而导致在血管中行进时椎动脉栓塞风险增高。很重要的一点是，目前为止还没有关于难以控制的椎动脉或颈动脉出血或者栓塞的报道。另外，锁骨下动脉受动脉粥样硬化的影响比髂股动脉更小，并且即便是在患者股总动脉直径＜5mm 时，通常整个锁骨下动脉管腔直径也超过 5mm。术前必须通过 CT 血管造影详细评估锁骨下动脉的解剖，包括血管直径、迂曲程度、起始端有无钙化以

及钙化的程度（图 16-5），配合术中谨慎操作，以安全使用这条动脉为 TAVI 入路[10, 11]。

六、锁骨下动脉入路：特殊情况下的技巧与诀窍

1. 左胸廓内动脉搭桥通畅

左锁骨下动脉入路的一种特殊情况是存在左胸廓内动脉（left internal mammary artery，LIMA）搭桥至冠状动脉左前降支，且搭桥血管通畅。实际上，把一根足以阻塞血管的鞘管放置到左胸廓内动脉的起始端可能会导致心肌缺血。为了防止其发生，如果采用 18Fr 鞘管，则锁骨下动脉直径应至少 7mm，如果采用 16Fr 鞘管则锁骨下动脉直径至少 6mm，且要求无粥样硬化病变，特别是在左胸廓内动脉开口处及其近端；并且在左胸廓内动脉的起始处迂曲要尽可能少。可以采用注射显影剂来确认左胸廓内动脉的正常

顺行血流。为了使 TAVI 对左胸廓内动脉血流造成的潜在影响降到最低，在人工瓣膜跨主动脉瓣以后，可以立即将鞘管退到左胸廓内动脉的起始处。我们处理这种患者的经验证实，通过左锁骨下动脉 18Fr 鞘管置入第一代 CoreValve 是安全的，没有患者发生围术期心肌缺血[10, 14]。另外，经导管心瓣膜的小型化改良可以进一步降低 TAVI 过程中损伤左胸廓内动脉血流的风险。

2. 锁骨下动脉同侧装有永久起搏器

在胸部装有永久起搏器的患者也可以采用起搏器同侧锁骨下动脉作为入路；实际上，该入路的胸部切口与起搏器距离已足够远，不会干扰起搏器的发生器和导线。

3. 右锁骨下动脉入路

左锁骨下动脉比右锁骨下动脉更适宜作为 TAVI 的入路，因为左侧可以更好地提供人工瓣膜和主动脉根部及瓣环的同轴性。然而，右锁骨下动脉同样也可以用于经过特别

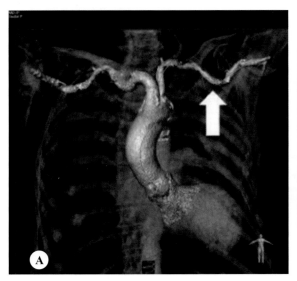
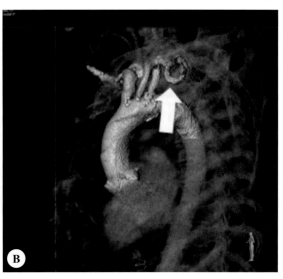

▲ 图 16-5　胸主动脉和主动脉弓上分支 CT 血管造影 3D 重建

箭所示为左锁骨下动脉入路切口位置，恰好位于胸廓外侧。A. 正位图；B. 侧位图（图片由 Marco De Carlo、Cristina Giannini 和 Anna Sonia Petronio 提供）

选择、具有有利的解剖学特征的病例（"垂直位"主动脉），其手术结果与左侧锁骨下动脉入路类似[15]。然而，右锁骨下动脉不能够像左锁骨下动脉一样作为标准入路，因为这会带来另外的技术难题。首先，当从右锁骨下动脉进入时，鞘管应当停留在右颈总动脉的远端，以防阻碍入脑的血流。其次，输送鞘管和升主动脉长轴间的成角经常比左侧锁骨下动脉入路的成角大，从而使得人工瓣膜置入更加困难。因此，建议右锁骨下动脉入路应当仅在左锁骨下动脉入路不可用时使用。

4. 外科缝合致锁骨下动脉狭窄

为了避免之后可能发生的危险并发症，比如锁骨下动脉在鞘管退出和收紧双层荷包之后发生残余狭窄、近全或者完全阻塞，我们推荐常规在手术结束前用超声多普勒探头探查肱动脉血流。发现血流减少时，应当通过第二入路，也就是将猪尾导管送入升主动脉的入路，进行选择性血管造影（图16-6）。如果确认锁骨下动脉有狭窄，应当使用0.018英寸（约0.457mm）亲水导丝送入小尺寸球囊，轻轻进行扩张，一般足够恢复肱动脉的充足血流。如果失败，应该重做外科缝合。

5. 完全经皮经腋动脉入路

最近有一个单中心的100例高危患者队列，大多数采用全身麻醉下左侧腋动脉入路，证明经皮腋动脉入路可用并且安全。30天死亡率为6%，1年死亡率为15%，没有患者发生卒中[16]。经皮腋动脉入路似乎有潜力超过锁骨下动脉入路成为更好的选择，因为腋动脉入路有创伤性更小的特点；然而，出于解剖原因，腋动脉的手动压迫较难实现，使得患者面临更高的出血并发症风险。实际上，

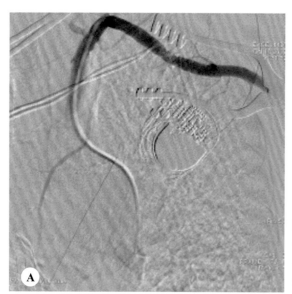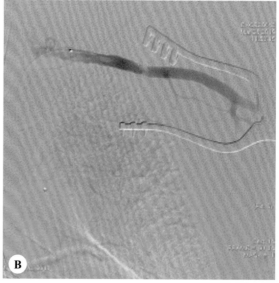

▲ 图 16-6　2 例撤除动脉鞘管、收紧荷包后的左锁骨下动脉造影数字减影

A. 造影结果良好；B. 左锁骨下动脉局部狭窄，需要球囊扩张（图片由 Marco De Carlo、Cristina Giannini 和 Anna Sonia Petronio 提供）

经皮腋动脉入路需要额外复杂的手术步骤，以保证动脉入路的安全，换言之，需要通过股动脉或对侧肱动脉在同侧肱动脉置入一根导丝，便于放置球囊或者覆膜支架，以备经皮闭合血管失败时进行处理。

七、经颈动脉入路

最近有学者提出，经颈动脉入路可作为经股动脉入路的新备选[17]。即使患者仍然存在卒中风险[18]，该入路还是逐渐普及，特别是被心脏外科医师所接受。来自 FRANCE TAVI 注册研究的近期数据显示，3.4% 的患者采取了经颈动脉入路[2]。入路主要选择左侧颈动脉，可以让输送导管和升主动脉有较好的共线性，因而提高了瓣膜释放过程的可控性。如果具备技术条件，可以选择采用局部麻醉和清醒镇静而不是全身麻醉。

重要的是，由于存在颈动脉与迷走神经和呼吸道相毗邻这样的解剖学难点，具备进入颈动脉的专业技巧，对于获得经颈动脉 TAVI 最佳结果是很重要的。另外，目前尚缺乏比较经颈动脉入路和其他入路的数据；有回顾性研究报道称，经颈动脉和经股动脉入路的短期死亡率和发病率相近[19, 20]。

八、经腔静脉入路

经腔静脉入路是最新提出的完全经皮 TAVI 血管入路，可用于股动脉不可用的患者[21]。在这条入路中，导电的冠状动脉导丝从股静脉进入下腔静脉，从下腔静脉穿入主动脉，完成动静脉"搭桥"。多次交换导管后，更大的导管沿着导丝跨过主动脉 – 下腔静脉瘘，直至输送鞘管也置入。之后 TAVI 步骤按照常规进行，最终使用自展式封堵器关闭主动脉 – 下腔静脉瘘。这条通路初期结果不错，没有出现严重的手术并发症；然而在考虑经腔静脉入路时，应当考察解剖特征，即主动脉远端到肾动脉有没有钙化，以及至少有一侧股动脉能够插入较大的球囊，以处理可能发生的腹主动脉并发症。

结论

我们认为，选择 TAVI 入路的重点是在最大限度保障患者安全的前提下，尽可能地降低入路的有创性。因此，既然有安全的股动脉替代入路可用，那么这些替代入路不仅可考虑用在有股动脉入路绝对禁忌证的患者中，也可以考虑用在股动脉入路血管并发症高风险的患者中（图 16-1）。在这些替代入路当中，经胸的入路，即经心尖和经主动脉入路，应当放在最后考虑，因为两者创伤性较大并且不如股动脉入路安全。相反，在经动脉的入路当中，左锁骨下动脉应该优先选择，因为大量研究证实它能取得与经股动脉入路相似的结果。虽然回顾性研究报道经颈动脉入路有良好的短期结果，由于缺乏锁骨下动脉和颈动脉入路的直接比较，我们认为，锁骨下动脉还是替代股动脉的首要考虑对象。

参 考 文 献

[1] Takagi, H., Hari, Y., Nakashima, K. et al. (2019). Comparison of early and midterm outcomes after transsubclavian/axillary versus transfemoral, transapical, or transaortic transcatheter aortic valve implantation. *Heart Lung* 48 (6): 519–529.

[2] Auffret, V., Lefevre, T., Van Belle, E. et al. (2017). Temporal trends in transcatheter aortic valve replacement in FRANCE: FRANCE 2 to FRANCE TAVI. *J. Am. Coll. Cardiol.* 70: 42–55.

[3] Nakatsuka, D. and Tabata, M. (2017). Transapical approach for transcatheter aortic valve implantation. *Ann. Cardiothorac. Surg.* 6: 553–554.

[4] Meyer, C.G., Frick, M., Lotfi, S. et al. (2014). Regional left ventricular function after transapical vs. transfemoral transcatheter aortic valve implantation analysed by cardiac magnetic resonance feature tracking. *Eur. Heart J. Cardiovasc. Imaging* 15: 1168–1176.

[5] Chandrasekhar, J., Hibbert, B., Ruel, M. et al. (2015). Transfemoral vs non-transfemoral access for transcatheter aortic valve implantation: a systematic review and meta-analysis. *Can. J. Cardiol.* 31: 1427–1438.

[6] Di Mario, C., Eltchaninoff, H., Moat, N. et al. (2013). The 2011–12 pilot European sentinel registry of transcatheter aortic valve implantation: in-hospital results in 4,571 patients. *EuroIntervention* 8: 1362–1371.

[7] Petronio, A.S., Capranzano, P., Barbato, E. et al. (2016). Current status of transcatheter valve therapy in Europe: results from an EAPCI survey. *EuroIntervention* 12: 890–895.

[8] Caskey, M., Pan, H., Kirshner, M. et al. (2017). Transcatheter aortic valve replacement using the transaortic approach. *Ann. Cardiothorac. Surg.* 6: 561–564.

[9] Arai, T., Romano, M., Lefèvre, T. et al. (2016). Direct comparison of feasibility and safety of transfemoral versus transaortic versus transapical transcatheter aortic valve replacement. *JACC Cardiovasc. Interv.* 9: 2320–2325.

[10] Petronio, A.S., De Carlo, M., Bedogni, F. et al. (2012). 2–year results of CoreValve implantation through the Subclavian access: a propensity-matched comparison with the femoral access. *J. Am. Coll. Cardiol.* 60: 502–507.

[11] Gleason, T.G., Schindler, J.T., Hagberg, R.C. et al. (2018). Subclavian/axillary access for self-expanding transcatheter aortic valve replacement renders equivalent outcomes as transfemoral. *Ann. Thorac. Surg.* 105: 477–483.

[12] Petronio, A.S., Sinning, J.M., Van Mieghem, N. et al. (2015). Optimal implantation depth and adherence to guidelines on permanent pacing to improve the results of transcatheter aortic valve replacement with the Medtronic CoreValve System: the CoreValve Prospective, International, Post-Market ADVANCE-II Study. *JACC Cardiovasc. Interv.* 8: 837–846.

[13] Petronio, A.S., Giannini, C., De Carlo, M. et al. (2016). Anaesthetic management of transcatheter aortic valve implantation: results from the Italian CoreValve registry. *EuroIntervention* 12: 381–388.

[14] Petronio, A.S., De Carlo, M., Bedogni, F. et al. (2010). Safety and efficacy of the subclavian approach for transcatheter aortic valve implantation with the CoreValve revalving system. *Circ. Cardiovasc. Interv.* 3: 359–366.

[15] Testa, L., Brambilla, N., Laudisa, M.L. et al. (2012). Right subclavian approach as a feasible alternative for transcatheter aortic valve implantation with the CoreValve ReValving System. *EuroIntervention* 8: 685–690.

[16] Schäfer, U., Deuschl, F., Schofer, N. et al. (2017). Safety and efficacy of the percutaneous transaxillary access for transcatheter aortic valve implantation using various transcatheter heart valves in 100 consecutive patients. *Int. J. Cardiol.* 232: 247–254.

[17] Azmoun, A., Amabile, N., Ramadan, R. et al. (2014). Transcatheter aortic valve implantation through carotid artery access under local anaesthesia. *Eur. J. Cardiothorac. Surg.* 46: 693–698; discussion 698.

[18] Folliguet, T., Laurent, N., Bertram, M. et al. (2018). Transcarotid transcatheter aortic valve implantation: multicentre experience in France. *Eur. J. Cardiothorac. Surg.* 53: 157–161.

[19] Beve, M., Auffret, V., Belhaj Soulami, R. et al. (2019). Comparison of the transarterial and transthoracic

approaches in nontransfemoral transcatheter aortic valve implantation. *Am. J. Cardiol.* 123: 1501–1509.

[20] Watanabe, M., Takahashi, S., Yamaoka, H. et al. (2018). Comparison of transcarotid vs. transfemoral transcatheter aortic valve implantation. *Circ. J.* 82: 2518–2522.

[21] Greenbaum, A.B., O'Neill, W.W., Paone, G. et al. (2014). Caval-aortic access to allow transcatheter aortic valve replacement in otherwise ineligible patients: initial human experience. *J. Am. Coll. Cardiol.* 63: 2795–2804.

第 17 章　经心尖及直接经主动脉入路
Transapical and Direct Aortic Approach

Filippo Capestro　Paolo Berretta　Utz Kappert　Marco Di Eusanio　著

曹忠泽　王　玺　译　彭　勇　校

一、经心尖入路

(一)概述

经心尖 TAVI 于 2005 年首次成功开展[1]。直至 10 年前,仍有近一半的 TAVI 手术采用经心尖入路(图 17-1)[2]。近年来,由于经股动脉 TAVI 器械在降低器械尺寸等方面的进步,并且越来越多的证据表明接受经股动脉 TAVI 的患者可以获得更好的临床结果,经股动脉入路(transfemoral access, TFa)在世界范围内获得了推广[3]。当下,仅有 10% 的 TAVI 手术采用经心尖入路[2]。PARTNER Ⅰ 试验的亚组分析提示,与经股动脉 TAVI 相比,经心尖入路 TAVI 与更高的围术期不良事件发生率、更高的早期死亡率及更长的恢复时间相关。该结果与 FRANCE-2 注册研究[4] 及 UK TAVI 注册研究[5] 结论一致。不过,由于显著的选择偏倚,比较经心尖入路和经股动脉入路患者 TAVI 相关结果可能存在争议。事实上,接受经心尖入路 TAVI 的患者通常是因严重的外周血管疾病而无法选择经股动脉入路,其自身手术风险也较高,或许正是这些差异显著影响了两类患者的临床结果。此

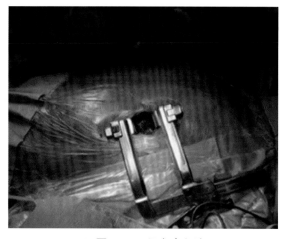

▲ 图 17-1　经心尖入路

图片由 Filippo Capestro、Paolo Berretta、Utz Kappert 和 Marco Di Eusanio 提供

外,学习曲线对经心尖入路 TAVI 结果的影响较大。由于经心尖入路 TAVI 术中需要术者经左胸小切口操作器械,目前认为该术式的学习曲线至少为 30 例[6]。最后,近年来经心尖入路技术也在输送鞘、器械小型化和可操控性方面进行了改进,可能进一步改善临床结果。

目前对不适合接受经股动脉入路 TAVI 的患者而言,经心尖入路 TAVI 仍是一个有效的选择。与经股动脉入路相比,经心尖入路可以令术者更轻松地将器械送抵主动脉瓣,实现器械与主动脉瓣环平面垂直对齐的难度也

更小。尽管无论采取何种 TAVI 入路都可能发生相关并发症（如卒中、冠状动脉阻塞、器械移位），但经心尖入路还可能引起一些特有的并发症。

（二）出血及假性动脉瘤

致死性出血及心尖区假性室壁瘤形成是经心尖入路 TAVI 术后最严重的并发症。

左心室游离壁撕裂常发生于心尖入路荷包缝合线打结后，是一个处理困难的并发症，修复时可能需要建立体外循环（extracorporeal circulation，ECC）。大多数情况下，垫片减张缝合可有效控制出血，但有时仍需手术重建左心室壁。避免此并发症的关键在于术前评估，即通过 CT 和心脏超声检查排除左心室室壁薄弱情况（图 17-2）或左心室假性室壁瘤（图 17-3）的存在，并确定患者有着足够的心外膜脂肪垫厚度（图 17-4）。左心室室壁脆弱的额外危险因素包括长期皮质醇激素使用史和高龄。

经心尖入路 TAVI 操作时，应在超声引导下进行穿刺。最安全的穿刺点位于心尖实际部位的侧上处，因该部位心外膜显露充分，无脂肪组织，并且心肌层更为坚固。

另一个需要考虑的技术问题是止血缝线类型的选择。目前，通常使用 2 根后连特

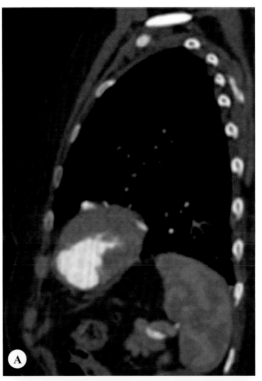

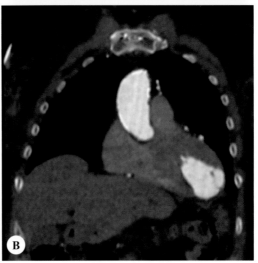

▲ 图 17-3　心尖部室壁瘤的矢状位图像（A）和冠状位图像（B）

图片由 Filippo Capestro、Paolo Berretta、Utz Kappert 和 Marco Di Eusanio 提供

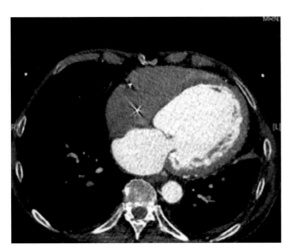

▲ 图 17-2　左心室室壁薄（<5mm）并被显著压迫

图片由 Filippo Capestro、Paolo Berretta、Utz Kappert 和 Marco Di Eusanio 提供

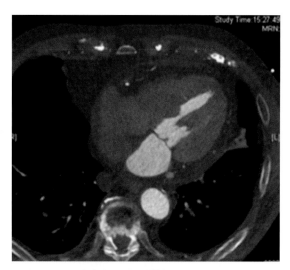

▲ 17-4　穿刺部位表面覆有充足的心外膜脂肪

图片由 Filippo Capestro、Paolo Berretta、Utz Kappert 和 Marco Di Eusanio 提供

氟隆（Teflon）垫片的荷包缝合线或 2.0/3.0 的 U 形 / 三角针聚丙烯缝线进行缝合。在此，推荐使用合适尺寸的可缝合心肌膜深层的缝针（如 36mm）。术中应将缝线穿过套管固定并收紧荷包，以确保插入鞘前、插入鞘后、拔除鞘后均不出血。但对接受再次心脏手术的患者而言，游离心包不但无用，而且有害，故在辨认穿刺点后可连带周围心包组织进行荷包缝合，以增强缝线强度。术中应保证释放瓣膜的输送导管的位置固定，以避免因器械与左心室间摩擦和相对运动造成的穿刺口扩大。对构建体外循环经验不足的中心而言，可保留由股动脉置入的导丝以处理可能的紧急情况。置入瓣膜后，应在快速心室起搏（120～180 次 / 分）且动脉收缩压低于 90mmHg 的情况下收紧荷包缝合线，以减少左心室壁所受张力，进而降低心尖出血甚至撕裂的风险。若在输注鱼精蛋白后伤口仍有渗血，可进行额外的垫片减张缝合或在心尖处使用止血凝胶以止血。推荐在负荷试验血压水平下于手术室中检查患者有无出血，以避免麻醉苏醒或拔除气管插管时因血压升高导致的出血。在条件允许的情况下尽可能使局部心包复位，可进一步降低出血风险。

一旦发生心肌撕裂，应及时建立体外循环。通常而言，接受经心尖入路 TAVI 的患者多患有严重的外周血管疾病，其股动脉多不具备插管条件。在此情况下，腋动脉或升主动脉（若需胸骨切开）可作为可靠的备选插管部位。

TAVI 术后几周后，影像学检查可偶然发现少数患者心尖部形成了假性室壁瘤。为减少此类并发症的发生，术中须充分止血。假性室壁瘤常随时间推移而增大，最终需通过外科手术或介入手段治疗。外科修补需在体外循环下通过左胸切口进行，切开假性室壁瘤并暴露心室入路孔，后者在 TAVI 术后几周常表现出边缘部位的纤维变性。缝合缺损部位后即可完成修补术。

另有一些团队介绍了经皮放置血管封堵器封堵心室入路孔以隔绝假性室壁瘤瘤腔的左心室修复技术[7, 8]，封堵器可逆行经股动脉或顺行穿刺房间隔输送[9]。

二、猝死及低射血分数

心尖部创伤可能造成左心室功能下降，故目前不推荐射血分数低的患者行经心尖入路 TAVI。此外，在左心室功能下降的情况下，心尖部损伤可能诱发瘢痕性心律失常。与经股动脉入路相比，经心尖入路会导致更为显著的心肌损伤标志物水平上升，但经心尖入路和左心室损伤之间的关系尚不明确。另有一部分研究[10, 11]显示，在左心室射血分数降低的情况下，经股动脉入路和经心尖入路队列的死亡率之间并无显著差异。

三、心包积液和心脏压塞

心包积液是心包切开术后最常见的并发症之一，多发生于术后 2 周内。术后通过心脏超声检查进行严密随访，有利于监测心包积液量随时间的变化。若存在严重心包积液或心脏压塞，需通过心包穿刺或心包切开术进行引流。

四、冠状动脉损伤

经心尖入路不但存在阻塞冠状动脉的风险（图 17-5），还可能直接损伤冠状动脉。为了降低此类并发症的发生风险，穿刺前应尽可能地切开心包至充分显露左前降支动脉（left anterior descending artery，LAD）走行。荷包缝合线应与左前降支动脉保持安全距离（至少 1cm），以避免左前降支动脉牵拉或扭曲。

五、二尖瓣反流

经心尖入路 TAVI 术中导丝跨过主动脉瓣

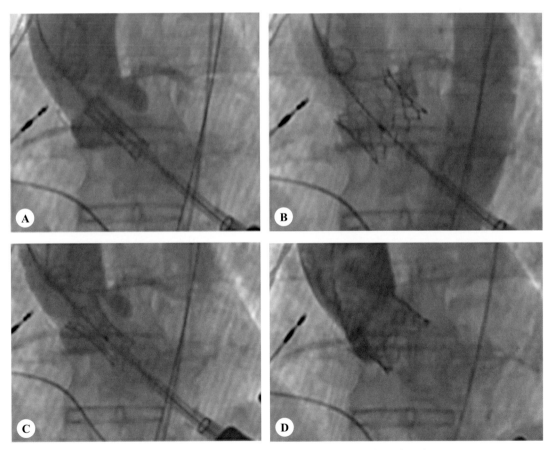

▲ 图 17-5　置入 Sapien 3 瓣膜过程中造成的冠状动脉阻塞

A 至 C. 钙化严重的瓣膜被推向左冠状动脉主干开口；D. 术后造影提示左主干阻塞（图片由 Filippo Capestro、Paolo Berretta、Utz Kappert 和 Marco Di Eusanio 提供）

时可能观察到医源性二尖瓣反流，这是导丝牵扯二尖瓣腱索导致的。术中若发现此类情况，可调整导丝至另一角度以避免牵扯腱索，大多数情况下二尖瓣功能便可恢复正常。因此，虽然逆行跨越主动脉瓣需在 X 线透视下进行，术中进行超声检查以排除二尖瓣反流的发生或加重仍是有必要的。若未及时处理此情况，将可能发生造成循环崩溃的急性二尖瓣反流，而随后的瓣膜定位和释放等操作甚至可能撕裂腱索，导致严重的器质性二尖瓣反流。

六、呼吸衰竭

目前医学界已对开胸术后的呼吸衰竭并发症形成了充分的认识。接受经心尖入路的患者术后可能因疼痛而出现呼吸变浅，也可能因左侧胸膜腔被剖开且胸膜受刺激而出现术后胸腔积液和肺不张。因此，合并有严重慢性阻塞性肺疾病或正接受居家氧气治疗的患者不应接受经心尖入路 TAVI。

经心尖入路 TAVI 还可能导致膈神经损伤，进而造成膈肌功能不全，导致术后呼吸衰竭。已知膈神经损伤的机制包括横断伤、挫伤、牵拉伤和热损伤。因此，术中应谨慎剖开及悬吊心包，以降低膈神经损伤风险。

七、切口感染

与经股动脉入路 TAVI 相比，经心尖入路 TAVI 术后发生切口感染的风险更高。但若在术中严格执行无菌操作，则此类并发症发生的概率极低。切口感染的主要危险因素包括

合并糖尿病、肥胖和手术时间延长。在女性患者中，经心尖入路的乳卜切口可能发生切口软化，增加感染风险，故术后应重视换药过程并保持切口干燥。

一旦发生切口深部感染，推荐紧急再次进行手术干预以避免心包感染和心尖入路受累。

八、经主动脉入路

经主动脉入路是对髂股血管病变严重的患者进行 TAVI 手术时的可靠备选项，近年来得到了广泛的应用。

通过左前胸部微创切口，即在左侧第 2 肋间隙（intercostal space，ICS）水平创建延伸至左侧第 2 或第 3 肋间隙的 J 形切口可实现经主动脉入路 TAVI，还可通过胸骨柄切开术实现术野暴露。由于此类切口属于心脏外科的常规操作，故其安全性及可复制性较高，且能在出现突发情况或突发技术问题时简易、安全地中转开胸。现有的关于经主动脉 TAVI 的研究结果都十分鼓舞人心[12]。

（一）出血和主动脉损伤

主动脉出血和主动脉夹层是与经主动脉入路相关的主要并发症。但若术前严格进行患者筛选并谨慎制订手术计划，则此类并发症的发生率很低[12]。合并有瓷化主动脉或严重主动脉粥样硬化的患者应避免采用此入路。为降低再次开胸损伤胸骨下结构的风险，也不推荐既往有胸骨切开心脏手术史的患者接受此类手术。

术前应通过 CT 扫描图像选择合适的主

动脉插管部位，插管部位应满足以下条件：距主动脉瓣环至少 5cm，管壁无钙化或组织碎片，以及可实现器械平面与主动脉瓣平面充分对齐。对于存在主动脉粥样硬化斑块的患者，术中可行主动脉周超声检查以确定合适的插管部位。

对以右位升主动脉为主（＞50% 的主动脉位于胸骨右缘以外）的患者而言，推荐使用胸部微创切口；相反，对左位主动脉患者而言，应采用胸骨小切口。

置入人工主动脉瓣后，应通过内外两圈同心垫片减张荷包缝合进行止血，后续的出血、渗血等情况可通过置入额外的缝线解决。

预防升主动脉夹层的主要手段是术中严密控制血压，并避免鞘管在升主动脉内发生扭转。一旦发生主动脉夹层，应及时中转全胸骨切开术，建立体外循环并进行升主动脉置换。

（二）胸骨开裂

手术切口开裂是在心脏手术术后少见但严重的并发症，可导致肺功能不全、胸痛、浅表及纵隔感染。即使在接受胸部微创切口的患者中，胸骨开裂的发生率也不可忽视[13, 14]。该并发症的主要危险因素包括高龄、骨质疏松、术后谵妄、慢性阻塞性肺疾病、糖尿病、皮质醇激素服用史和肥胖。

术中应避免对高危患者使用骨蜡，以降低此类并发症的发生率。此外，推荐术后早期使用特制的胸衣。

一旦发生胸骨开裂，常需再次手术修复胸骨。手术方法包括通过改良 Robicsek 法再次缝合胸骨。若发生纵隔炎，应立即进行外科清创以降低严重脓毒症和脓毒症休克的风险。

参考文献

[1] Lichtenstein, S.V., Cheung, A., Ye, J. et al. (2006). Transapical transcatheter aortic valve implantation in humans. *Initial Clin. Exp. Circ.* 114: 591–596.

[2] Blackstone, E., Suri, R., Rajeswaran, J. et al. (2015). Propensity-matched comparisons of clinical outcomes after transapical or transfemoral transcatheter aortic valve replacement. *Circulation* 131: 1989–2000.

[3] Arai, T., Romano, M., Lefevre, T. et al. (2016). Direct comparison of feasibility and safety of transfemoral versus transaortic versus transapical transcatheter aortic valve replacement. *JACC Cardiovasc. Interv.* 9: 2320–2325.

[4] Gilard, M., Eltchaninoff, H., Donzeau-Gouge, P. et al. (2016). Late outcomes of transcatheter aortic valve replacement in high-risk patients: the FRANCE-2 registry. *J. Am. Coll. Cardiol.* 68.(15): 1637–1647.

[5] Moat, N.E., Ludman, P., deBelder, M.A. et al. (2011). Long-term outcomes after transcatheter aortic valve implantation in high-risk patients with severe aortic stenosis: the U.K. TAVI (United Kingdom transcatheter aortic valve implantation) registry. *J. Am. Coll. Cardiol.* 58 (20): 2130–2138.

[6] Suri, R.M., Minha, S., Alli, O. et al. (2016). Learning curves for transapical transcatheter aortic valve replacement in the PARTNER-I trial: technical performance, success, and safety. *J. Thorac. Cardiovasc. Surg.* 152 (3): 773.e14–780.e14.

[7] Bortnick, A.E., Gordon, E., Gutsche, J. et al. (2012). Percutaneous closure of a left ventricular pseudoaneurysm after Sapien XT transapical transcatheter aortic valve replacement. *JACC Cardiovasc. Interv.* 5: e37–e38.

[8] Karimi, A., Beaver, T.M., and Fudge, J.C. Jr. (2015). Percutaneous transfemoral closure of a pseudoaneurysm at the left ventricular apical access site for transcatheter aortic valve implantation. *J. Invasive Cardiol.* 27: E27–E29.

[9] Matsumoto, T., Okuyama, K., Cheng, W. et al. (2014). Transseptal closure of left ventricular pseudoaneurysm post-transapical transcatheter aortic valve replacement. *JACC Cardiovasc. Interv.* 7 (11): e177–e178.

[10] Imnadze, G., Hofmann, S., Billion, M. et al. (2018). Transapical transcatheter aortic valve implantation in patients with a low ejection fraction. *Interact. Cardiovasc. Thorac. Surg.* 26.(2): 224–229.

[11] Elhmidi, Y., Bleiziffer, S., Deutsch, M.A. et al. (2014). Transcatheter aortic valve implantation in patients with LV dysfunction: impact on mortality and predictors of LV function recovery. *J. Invasive Cardiol.* 26: 132–138.

[12] Bapat, V., Frank, D., Cocchieri, R. et al. (2016). Transcatheter aortic valve implantation using transaortic accessexperience from the multicentre, multinational, prospective ROUTE registry. *JACC Cardiovasc. Interv.* 9: 1815–1822.

[13] Brown, M.L., McKellar, S.H., Sundt, T.M., and Schaff, H.V. (2009). Ministernotomy versus conventional sternotomy for aortic valve replacement: a systematic review and meta-analysis. *J. Thorac. Cardiovasc. Surg.* 137: 670–679.

[14] Heilmann, C., Stahl, R., Schneider, C. et al. (2013). Wound complications after median sternotomy: a single-centre study. *Interact. Cardiovasc. Thorac. Surg.* 16 (5): 643–648.

第18章 需要血流动力学支持的患者
Patients Needing Hemodynamic Support

Jacopo Andrea Oreglia　Federico De Marco　Francesco Soriano　Stefano Nava　著

肖博文　王　玺　译　彭　勇　校

机械循环辅助装置（mechanical circulatory support，MCS）可用于部分接受 TAVI 的重度主动脉瓣狭窄患者。目前，MCS 在 TAVI 术中的应用频次要比 TAVI 手术开展早期低得多。人们曾经认为，TAVI 手术，特别是经心尖 TAVI，为高风险手术，需要此类辅助支持。SCAI/ACC/HFSA/STS 共识文件指出，"如今瓣膜病患者数量快速增加，短时程的 MCS 应用可能使患者获益"[1]。

MCS 在 TAVI 中的应用率为 1.8%～10.6%[2,3]，具体取决于不同的 TAVI 时期和文献报道。

在临床实践中，MCS 可应用于有极高围术期风险的患者，或者紧急用于有 TAVI 手术并发症的患者。

一、机械循环辅助装置

（一）主动脉内球囊反搏

主动脉内球囊反搏（intra-aortic balloon pump，IABP）是一个远端连接一个聚乙烯球囊的双腔 7.5～8.0Fr 导管。其中一个管腔连接在泵上，输送氦气使球囊充气；另一个管腔用于插入导丝和传导主动脉压。

球囊在左心室舒张期开始时膨胀，并在左心室收缩期开始时迅速放气。

（二）血流动力学效应

IABP 能够增加舒张压，降低后负荷，降低心肌耗氧量，增加冠状动脉灌注，并适度增加心输出量。IABP 在适度降低了心室负荷的基础上，还能增加平均动脉压和冠状动脉血流。但是患者必须有一定左心室功能和稳定的心电活动才能使 IABP 发挥效用，因为任何心输出量的增加归根结底需要心脏本身做功。

（三）禁忌证

主动脉瓣反流传统上被认为是 IABP 的禁忌证，因为球囊在心室舒张期膨胀可能会使反流加重。严重的外周动脉或主动脉疾病会增加血管并发症的风险。

二、Impella

Impella 是一种轴流泵，用来将血液从左心室泵入升主动脉。目前有 3 个版本可供选择：13Fr（Impella 2.5）、14Fr（Impella CP）

和 21Fr（Impella 5.0）。三者的最大流量分别能达到 2.5L/min、4.0L/min 和 5.0L/min。通常通过股动脉放置 Impella，而锁骨下动脉主要用于 Impella 5.0 的安装。Impella 的鞘管尖端是一个灵活的猪尾环，能使设备稳定在左心室，其上连接的是一个包含泵的入口和出口区域、电机外壳和泵中压力监测器的套管。

Impella 的运作不依赖特定时相，即使在短暂的心律失常时其功能仍可保持稳定。但 Impella 不能耐受心搏停止和心室颤动。

（一）血流动力学效应

Impella 将血液从左心室泵入升主动脉，降低左心室负荷以及增加正向血流，从而降低心肌耗氧量，改善平均动脉压，降低肺毛细血管楔压。对于双心室衰竭或不稳定的室性心律失常患者，足够的右心室功能（或相应的右心室辅助装置）对于维持左心室前负荷和血流动力学支持是必要的。

（二）禁忌证

左心室血栓患者禁用 Impella。主动脉瓣狭窄和反流是其相对禁忌证。该装置不应用于严重的外周动脉疾病或不能耐受全身抗凝的患者。Impella 可能加重室间隔缺损患者的右向左分流和低氧血症。

三、体外膜氧合

体外膜氧合（extracorporeal-membrane oxygenation，ECMO）能为心肺功能衰竭的患者提供心肺支持。ECMO 可通过静脉 – 静脉转流仅提供氧合；也可以通过静脉 – 动脉转流提供氧合和循环支持。

静脉 – 动脉转流 ECMO 内包括一个用于驱动血液的离心泵和一个用于气体交换的膜式氧合器。工作时，缺氧血液通过静脉插管进入膜式氧合器，氧合后的血液再通过动脉插管输回患者体内。静脉和动脉插管有多种型号，但通常使用 20Fr 静脉插管和 17Fr 动脉插管。

（一）血流动力学效应

静脉 – 动脉转流 ECMO 能提供全身循环支持，根据不同的插管型号，其流量最高可达 6L/min。然而，其产生的心内高充盈压和容积会增加心室壁应力。理论上在没有 IABP 或 Impella 提供左心室减压的情况下，静脉 – 动脉转流 ECMO 的使用不益于心肌保护。心源性休克造成的代谢紊乱和全身不良影响通常可在 ECMO 启动后的数小时内得到纠正。

（二）禁忌证

ECMO 可能使严重的主动脉瓣反流加重，在没有降低负荷设备的情况下会增加心室壁应力。合并严重外周动脉疾病的患者不应进行外周插管，应考虑中央插管。

四、TandemHeart

TandemHeart 是一种经皮左心室辅助装置，通过一个经房间隔置入的左心房插管使血液不经过左心室而直接泵至髂股动脉系统。TandemHeart 含有一个离心泵。

（一）血流动力学效应

TandemHeart 在工作时同左心室一齐向主动脉供血。左心房分流走的血液能降低左心室前负荷、工作负荷、充盈压、心室壁应力和心肌需氧量。19Fr 的动脉插管最高允许 5L/min 的流量。冠状动脉血流由灌注压（舒张压 – 右心房压）驱动。在两个泵并联的情况下，主动脉由左心室和 TandemHeart 灌注和加压，每个泵的相对贡献取决于左心室对泵的反应。室性心动过速或心室颤动常导致右心室衰竭，使得左心室辅助装置（left ventricular assist device，LVAD）失效。

（二）禁忌证

足够的右心室功能或者右心室辅助装置（right ventricular assist device，RVAD）的帮助通常是维持左心房容积所必需的。严重的外周动脉疾病可能妨碍动脉插管的放置，或导致外周缺血。严重的凝血功能异常和出血倾向（如肝素诱导的血小板减少或弥散性血管内凝血），以及右心房或左心房血栓是使用 TandemHeart 的禁忌证。

不同 MCS 系统的主要特性见表 18-1 至表 18-3。

五、设备选择

如果在 TAVI 术中或术后需要使用 MCS，应根据不同的情况选择设备：①临床情况；②右心室功能；③是否合并主动脉瓣反流；④是否存在外周动脉疾病和其程度。

(1) 在不同临床情况中，可能会根据临床证据和病理生理机制考虑选择何种设备。

如果出现导致心搏骤停的严重并发症，必须选择静脉 – 动脉转流 ECMO 或 Tandem-

表 18-1　不同 MCS 设备的技术信息

设　　备	动脉插管直径（Fr）	静脉插管直径（Fr）	置入难度
IABP	7～8	无	极易
Impella	13～14	无	易
VA-ECMO	15～19	20	易
TandemHeart	15～19	21	难

IABP. 主动脉内球囊反搏；VA-ECMO. 静脉 – 动脉体外膜氧合

表 18-2　不同的 MCS 设备的临床应用

设　　备	心搏骤停期间	瓣膜释放期间	主动脉瓣反流患者	右心室衰竭患者
IABP	不能	能	禁忌	适应证
Impella	不能	不能	可使用	禁忌
VA-ECMO	能	能	禁忌	适应证
TandemHeart	能	能	禁忌	禁忌

IABP. 主动脉内球囊反搏；VA-ECMO. 静脉 – 动脉体外膜氧合

表 18-3　不同的 MCS 设备的血流动力学效应

设　备	前负荷	后负荷	CO	CBF	MAP
IABP	⇔	⇓⇓	⇔	⇑	⇑
Impella	⇓⇓⇓	⇓⇓⇓	⇑⇑	⇑	⇑⇑
VA-ECMO	⇔	⇑⇑⇑⇑	⇑⇑⇑⇑	⇔	⇑⇑⇑⇑
TandemHeart	⇓⇓⇓	⇑⇑	⇑⇑⇑⇑	⇑	⇑⇑⇑⇑

IABP. 主动脉内球囊反搏；VA-ECMO. 静脉 - 动脉体外膜氧合；CO. 心输出量；CBF. 冠状动脉血流量；MAP. 平均动脉压

Heart：它们可以提供足够的流量，并且其作用不依赖心脏机械活动。

如果患者出现心源性休克并伴有严重左心室损害和全身灌注不足，应优先考虑器官保护；因此，应首选允许足够流量的 MCS 设备（静脉 - 动脉转流 ECMO、Impella CP、TandemHeart）。

需要支持的呼吸衰竭患者必须接受静脉 - 动脉转流 ECMO 治疗，以保证足够的灌注和血氧合。

对于处于稳定期的严重左心室功能障碍患者，若计划使用 MCS，可使用不同的设备。如果是为了降低左心室负荷，可选用 IABP、Impella 和 TandemHeart。IABP 因其有效性、易置入性和易管理性而得到了广泛应用。然而，IABP 对心输出量的影响很小，特别是在存在主动脉瓣狭窄的情况下，其对降低左心室后负荷的作用也很小。即使过去认为主动脉瓣狭窄是 Impella 的相对禁忌证，该设备系统在一些情况下也可选择性使用。

(2) 当需要置入 MCS 时，必须评估右心室功能。如果术前已存在或术中发生右心室衰竭，应首选静脉 - 动脉转流 ECMO。对于严重右心室衰竭患者，不应该选择仅提供左心室辅助功能的 MCS 装置。理论上可以使用具有左右心室双辅助功能的 MCS，但其使用难度比静脉 - 动脉转流 ECMO 更高，也更费时。

(3) 当患者患有严重主动脉瓣狭窄合并主动脉瓣反流时，不应使用 IABP 和静脉 - 动脉转流 ECMO，因为两者均会增加反流量、左心室负荷以及心肌耗氧量。合并严重主动脉瓣反流患者行 TAVI 时，Impella 可能是一个不错的选择[4]。

(4) 对于有明显外周动脉疾病的患者，应根据 CT 测量结果选取合适的设备。类似于 TAVI 血管入路评估，必须全面评估血管直径和钙化情况。IABP（7~8Fr）是导管直径最小的设备，其次是 Impella 2 和 Impella 5（13Fr）、Impella CP（14Fr），再者是 ECMO 或 TandemHeart（>15Fr）。

(5) 虽然临床情况在术者选择 MCS 设备时有指导作用，但医疗团队和医学中心对每种设备的熟悉和专业知识掌握程度也是至关重要的影响因素。

六、技术考量

1. 主动脉内球囊反搏

IABP 可以以标准方式经股动脉入路放置，而当髂 – 股动脉系存在严重的外周动脉疾病的时候，可选取肱动脉或腋动脉入路进行放置。该装置既可预防性放置，也可以紧急使用，并可在整个手术过程中甚至术后留在原位。由于球囊充气是由血压或心电触发的，因此在快速起搏或心搏骤停时不起作用。虽然 IABP 广泛应用、易于获取，但它能提供的功能支持仍然有限。

2. Impella

Impella 导管一般通过经皮穿刺股动脉放置，所以放置成功的前提是股动脉直径能容纳 13～14Fr 的鞘管。腋动脉可作为备选入路。Impella 导管可以通过狭窄的主动脉瓣放置，并可在快速起搏下行球囊扩张时留在原位。在这种情况下，Impella 导管是在跨瓣以及 0.018 英寸（0.457mm）导丝置入左心室后放置的。在另一侧动脉入路，第二根导丝被置于左心室内，以便于球囊的输送及球囊扩张术的进行。考虑到穿过主动脉瓣的 13～14Fr 的 Impella 导管在球囊扩张期间会随着球囊膨胀被推向主动脉瓣环，应选择尺寸较小的球囊[5]。为了使 Impella 导管能顺利通过狭窄的主动脉瓣，可能需要进行球囊扩张术，在此情况下甚至可以使用更小尺寸的球囊帮助 Impella 设备置入（图 18-1）。Impella 在瓣膜植入过程中需先移除，可在瓣膜输送和释放完成后再次置入，若需要的话可以在原位保留至术后。

3. 静脉 – 动脉转流体外膜氧合

静脉 – 动脉转流 ECMO 经股静脉、股动脉经皮或通过外科手术安置。替代入路是可行的，有时可侧接人工血管来克服股动脉较细带来的问题。静脉 – 动脉转流 ECMO 几乎可以在所有情况下提供血流支持，包括心搏骤停。但明显的主动脉瓣反流和主动脉夹层是禁忌证。该装置在经导管人工瓣膜释放期间可使用，并可在术后保留。在瓣膜释放期间，可减少（或调整）ECMO 流量以避免瓣膜发生移位。这取决于几个因素：瓣膜种类及自身左心室功能和每搏输出量。若使用球扩瓣，术中需要快速起搏以释放瓣膜，那么在瓣膜释放期间应关闭 ECMO 流量（图 18-2）。而对于自膨瓣，可调整 ECMO 流量以保持人工瓣膜位置稳定。

4. TandemHeart

TandemHeart 需要股静脉、股动脉双入路，通常经皮穿刺置管。静脉插管经过房间隔穿刺进入左心房，而动脉插管通过股动脉插入至腹主动脉或髂总动脉。TandemHeart 可在整个术中供流，并在术后仍可保留在原位。

七、手术入路的选择与管理

正如先前提到的，手术入路的选择取决于 MCS 设备及患者外周血管的情况。

每个要进行 TAVI 的患者都应进行 CT 扫描以评估入路情况。在做术前计划时，术者应考虑哪些设备是可选取的，还应仔细评估 TAVI 鞘管、导丝及 MCS 设备的入路（图 18-3）。

在预防性使用 MCS 装置的情况下，可以放置血管预缝合装置或使用较大口径血管缝合装置。

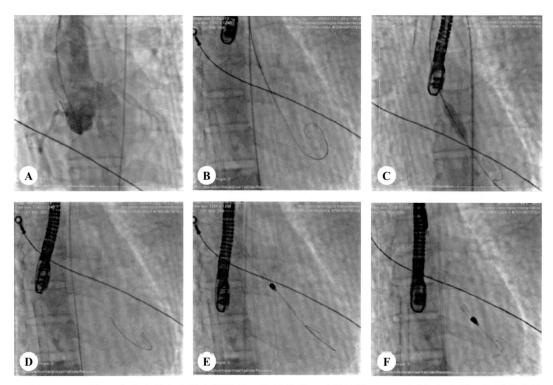

▲ 图 18-1　1 例 44 岁患者术中突发心搏骤停，使用静脉 – 动脉转流 ECMO 后恢复心跳，经过狭窄的二叶式主动脉瓣放置 Impella CP

A. 主动脉造影显示严重狭窄的二叶式主动脉瓣；B. 通过同一根引导鞘管将一根 0.035 英寸（0.889mm）硬导丝和一根专用的 0.018 英寸（0.457mm）导丝置入左心室；C. 一个小尺寸（12mm）球囊扩张，仅用于帮助 Impella 过瓣；D.0.035 英寸硬导丝从左心室中被取出；E.Impella CP 导管过瓣；F.Impella 导管位于合适位置（图片由 Jacopo Andrea Oreglia、Federico De Marco、Francesco Soriano 和 Stefano Nava 提供）

在股动脉不适合用于置入 MCS 设备的情况下，可以考虑不同策略：经腋动脉入路或使用侧接人工血管。

在需行急诊 TAVI 而没有 CT 扫描结果用以评估入路的情况下，可以进行血管造影，强烈建议行超声引导下的血管穿刺。在未放置血管预缝合器或其操作会受外周血管疾病影响时，则需考虑外科缝合。

操作入路的选择还应考虑 TAVI 期间诊断性血管造影的辅助通路，以及对脑保护设备和入路保护的潜在需求。比如静脉 – 动脉转流 ECMO 的 Y 形插管能允许经由动脉插管进行诊断性血管造影[6]。

八、TAVI 术中机械循环辅助装置的预防性使用

对于围术期高风险的患者，MCS 设备的预防性使用可能获益。考虑预防性使用 MCS 的情况包括左心室功能严重受损（主要与低心输出量状态有关，如一些低流速低压差主动脉瓣狭窄患者）、重度二尖瓣反流、快速心室起搏后心肌顿抑恢复缓慢，需要大剂量血管升压药和同时进行高风险经皮冠状动脉介入治疗（high-risk percutaneous coronary intervention，HR-PCI）[2]。MCS 可能降低手术并发症的影响，并且可能在同时进行 HR-

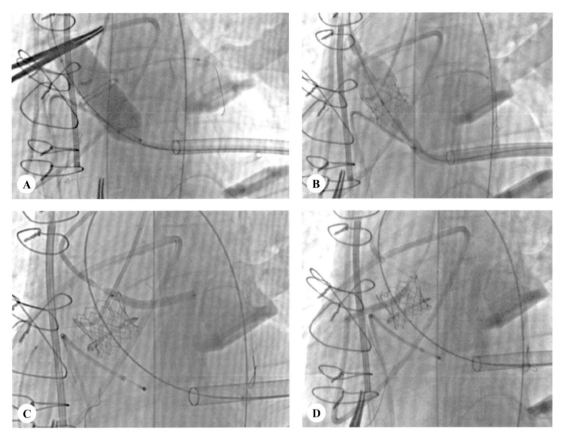

▲ 图 18-2　1 例年轻女性于 6 年前植入（于二叶式主动脉瓣中）的 **Mitroflow 19** 瓣膜退变，现行瓣中瓣 **TAVI** 治疗。**LVEF** 为 **20%**，行经心尖 **TAVI**（存在需左心室减压的可能），经左股动脉置入静脉 – 动脉转流 ECMO。置入 **Claret Sentinel** 脑保护装置（经右桡动脉入路），经左桡动脉置入冠状动脉指引导管（用于植入烟囱支架）。经右股静脉置入临时起搏导丝

A. 蓝箭为 ECMO 静脉插管。使用 18mm TRUE 球囊扩裂外科瓣膜。在左主干 – 左前降支和右冠状动脉置入未展开的冠状动脉支架。B. 经心尖置入 Edwards Sapien 20mm 瓣膜。C. 在左主干 – 左前降支置入烟囱支架。D. 在右冠状动脉置入烟囱支架（图片由 Jacopo Andrea Oreglia、Federico De Marco、Francesco Soriano 和 Stefano Nava 提供）

PCI 的情况下同样适用。

已经有一系列的研究报道了在极高危 TAVI 患者中静脉 – 动脉转流 ECMO 的预防性使用。Husser 等报道了预防性使用静脉 – 动脉转流 ECMO 的优异效果，其成功率和并发症发生率与在未使用 MCS 的低风险患者中观察到的相似[7]。随后发表的一项倾向性匹配研究，对比了上述队列与未采取预防性静脉 – 动脉转流 ECMO 的低射血分数 TAVI 患者，结果显示采取预防性措施的策略似乎没有对结果产生有利影响，反而显示出不显著的死亡率增加趋势[8]。这些结果明显受限于研究的非随机性、MCS 的使用由术者决定，以及整个队列中血管升压药使用记录的缺失。大多数预防性 MCS 使用均选择静脉 – 动脉转流 ECMO，这可能是最常用的设备，这要归功于其置入的容易性、在心脏内科和心脏外科医师中的广泛推广及其技术特点。

需要预防性 MCS 设备的患者显然风险更高、病情更重。识别在 TAVI 期间可能受益于

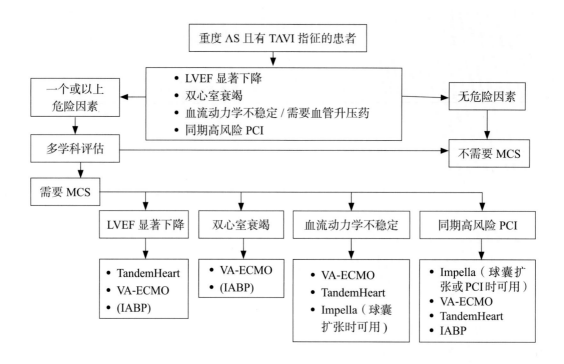

▲ 图 18-3　基于患者情况在 TAVI 中使用 MCS 的决策过程

IABP. 主动脉内球囊反搏；VA-ECMO. 静脉 - 动脉体外膜氧合；LVEF. 左心室射血分数；PCI. 经皮冠状动脉介入治疗；MCS. 机械循环辅助装置

MCS 的患者极具挑战性，也是成功的关键。事实上，任何 MCS 设备都有特定的设备相关并发症，包括血管损伤、栓塞或出血并发症。MCS 的附加风险必须与其益处相平衡。为了取得成功，必须进行基于患者的多学科讨论决策。

九、TAVI 术中机械循环辅助装置的紧急使用

尽管 TAVI 在安全性和有效性方面已然显著提高，但围术期危及生命的并发症，如重度主动脉瓣反流、急性冠状动脉闭塞、瓣环或心室穿孔及主动脉夹层仍会发生，不仅可能引发需要紧急血流动力学支持的突发循环崩溃，还导致死亡率增加[8]。因此，TAVI 中心必须具有完备保障血流动力学的能力。

在对潜在并发症进行介入或外科手术干预前，选择静脉 - 动脉转流 ECMO 可能是一种能立即稳定血流动力学的有效策略。不同的研究报道了在 TAVI 中静脉 - 动脉转流 ECMO 的紧急使用。同计划性使用相比，TAVI 期间需紧急使用静脉 - 动脉转流 ECMO 与死亡率增加有关[7]。据报道，随着时间的推移，在 TAVI 中静脉 - 动脉转流 ECMO 的使用显著减少[2]，这一结果可能与 TAVI 的设备和技术支持改进以及向更低风险患者群体推广 TAVI 手术的转变有关。

有个案报道了 TandemHeart 在 TAVI 术中球扩瓣释放期间发生左主干闭塞时的紧急使用。在此案例中，该装置保证了血流动力学稳定，从而给下一步进行经皮冠状动脉介入治疗创造时机[9]。

另有个案报道 Impella 紧急用于 1 例 TAVI 术后发生的重度主动脉瓣反流[4]。

尽管在紧急情况下，经验丰富的中心和医师能快速使用 MCS 并使其发挥最佳治疗效果，但此类患者死亡率仍高居不下，这强调了 TAVI 手术并发症的显著影响[10]。

十、机械循环辅助装置的相关并发症

（一）主动脉内球囊反搏

IABP 的主要并发症是血管并发症，如卒中、四肢缺血或血管损伤。长期使用 IABP 治疗可能会导致因 IABP 膜上血小板沉积（或肝素使用）导致的血小板减少、感染及活动受限导致的并发症。主动脉或内脏动脉开口（包括肾动脉开口）的损伤可能导致严重的危及生命的并发症，如肠缺血、血栓栓塞和急性肾损伤。

（二）Impella

Impella 最常见的并发症是四肢缺血、血管损伤及需输血的出血。

据报道，在使用 Impella 后的 24h 内，5%～10% 的患者发生因红细胞机械性破坏引起的溶血，可在调整器械位置后好转。与急性肾损伤相关的持续溶血是移除装置的指征。

（三）体外膜氧合

ECMO 的并发症与出血、血栓栓塞事件及溶血有关。抗凝作用不足时，导管内和患者体内均可能发生血栓栓塞。常见的插管并发症可能包括静脉血栓形成或远端动脉缺血。

与 TandemHeart 相似，插入股浅动脉的第二个顺行动脉鞘可以在需要时提供顺行下肢灌注。栓塞性或出血性脑卒中均可能发生，因此必须注意确保适当但不过量的抗凝。

（四）TandemHeart

TandemHeart 的并发症同其他经皮支持装置相似，包括血管损伤和四肢缺血。术者需要掌握房间隔穿刺技术，特别是应考虑到静脉插管的口径。经间隔穿刺相关并发症包括心脏压塞。其他可能的并发症包括血栓或空气栓塞和溶血。必须注意防止左心房鞘管移位，因为其移位到右心房会导致大量的右向左分流和严重的全身性氧饱和度下降。

结论

TAVI 中 MCS 的使用频率相较几年前降低了很多。IABP 已经被广泛应用，但它能提供的功能支持仍然是有限的。在 TAVI 中静脉 – 动脉转流 ECMO 可能是用途最广的 MCS 系统；TandemHeart 能提供最佳的循环支持，但需经房间隔穿刺及足够的右心室功能；Impella 在瓣膜释放期间需撤出，但能在球囊扩张期间使用，瓣膜释放后置回原位，且可以在需要同期进行高风险 PCI 的患者中使用。

紧急情况下的 MCS 使用（针对围术期并发症）与高死亡率相关，而计划性使用 MCS 可能会降低手术并发症发生率，并增加经评估选择的高风险患者的成功率。基于患者实际情况的多学科评估对于预测哪些患者可以从预防性使用 MCS 中受益至关重要。

参考文献

[1] Rihal, C.S., Naidu, S.S., Givertz, M.M. et al. (2015). 2015 SCAI/ACC/HFSA/STS clinical expert consensus statement on the use of percutaneous mechanical circulatory support devices in cardiovascular care. J. Am. Coll. Cardiol. 65: e7–e26.

[2] Trenkwalder, T., Pellegrini, C., Holzamer, A. et al. (2018 Jul). Emergency extracorporeal membrane oxygenation in transcatheter aortic valve implantation: a two-center experience of incidence, outcome and temporal trends from 2010 to 2015. Catheter. Cardiovasc. Interv. 92 (1): 149–156.

[3] Singh, V., Patel, S.V., Savani, C. et al. (2015). Mechanical circulatory support devices and transcatheter aortic valve implantation (from the national inpatient sample). Am. J. Cardiol. 116: 1574–1580.

[4] Chadi Alraies, M., Soud, M., Moussa Pacha, H. et al. (2018). Cardiogenic shock complicating transcatheter aortic valve replacement due to severe para-valvular regurgitation. Cardiovasc. Revasc. Med. 19: 393–395.

[5] Megaly, M. and Jones, P. (2016). Impella CP-assisted balloon aortic valvuloplasty. J. Cardiol. Cases 14: 49–51.

[6] Endemann, D.H., Philipp, A., Hengstenberg, C. et al. (2011). A simple method of vascular access to perform emergency coronary angiography in patients with veno-arterial extracorporeal membrane oxygenation. Intensive Care Med. 37: 2046–2049.

[7] Husser, O., Holzamer, A., Philipp, A. et al. (2013). Emergency and prophylactic use of miniaturized neo-arterial extracorporeal membrane oxygenation in transcatheter aortic valve implantation. Catheter. Cardiovasc. Interv. 82: E542–E551.

[8] Trenkwalder, T., Pellegrini, C., Holzamer, A. et al. (2019). Prophylactic ECMO during TAVI in patients with depressed left ventricular ejection fraction. Clin. Res. Cardiol. 108: 366–374.

[9] Kapadia, S.R., Svensson, L., and Tuscu, M. (2009). Succesful percutaneous management of left main trunk occlusion during percutaneous aortic valve replacement. Catheter. Cardiovasc. Interv. 73: 966–972.

[10] Tamburino, C., Capodanno, D., Ramondo, A. et al. (2011). Incidence and predictors of early and late mortality after transcatheter aortic valve implantation in 663 patients with severe aortic stenosis. Circulation 123: 299–308.

第 19 章　TAVI 术后的冠状动脉造影及冠状动脉介入治疗

Coronary Angiography and Interventions After TAVI

Stefano Cannata　Matteo Perfetti　Tanya Salvatore　Caterina Gandolfo　Nicola Maddestra　著

贾宇恒　贾凯宇　李　茜　译　　彭　勇　校

　　TAVI 为高危和中危主动脉瓣狭窄患者的治疗带来了巨大改变[1-3]。因为冠状动脉疾病（coronary artery disease，CAD）与主动脉瓣狭窄有着相似的危险因素及发病机制，主动脉瓣狭窄人群中严重冠状动脉疾病患病率较高。根据不同的冠状动脉疾病定义，其患病率为 40%～75%[4]。TAVI 术前推荐常规进行冠状动脉造影（coronary angiogram，CA）[4]；但是，目前还无随机对照试验阐述无症状冠状动脉疾病对于 TAVI 患者的预后意义以及在这种情况下血供重建的临床获益。所以，合并冠状动脉疾病的 TAVI 患者的最佳治疗方案及其有效性、安全性仍有争议[5]。尽管不合并主动脉瓣狭窄的冠状动脉疾病患者的治疗目标为完全性血供重建[6]，但对于 TAVI 患者而言，考虑其完全血供重建存在较高风险获益比，目前普遍认为"适当的"不完全血供重建或许是在没有充分临床证据情况下一种值得推荐的选择。在随机对照试验的相关临床证据发表之前，合并冠状动脉疾病的 TAVI 患者需心脏团队依据其症状及造影结果进行个体化治疗。近几年来，TAVI 的临床指征逐渐扩大到更加年轻和低危的患者中[7, 8]，使得 TAVI 术后患者的预期寿命逐渐延长。随着年龄增长，冠状动脉粥样硬化将逐渐进展，需要在 TAVI 术后进行 CA 及 PCI 的患者也会在未来不断增加。至今，关于 TAVI 术后行 CA 或 PCI 的安全性及技术可行性的临床证据较为有限[9-16]。瓣膜植入后导致冠状动脉入路困难从而使介入成功率有所差异，但在绝大多数情况下都是可行的（表 19-1）。因此，对于心脏介入医师，理解 TAVI 术后，尤其是在合并急性冠状动脉综合征的情况下，行 CA 或 PCI 的潜在风险是十分重要的[17]。

　　植入瓣膜的设计特点是 TAVI 术后冠状动脉入路的主要影响因素。总体来说，具有长瓣架和环上瓣设计的瓣膜（如 Medtronic Corevalve、Boston Accurate neo）与短瓣架和环中瓣设计的瓣膜（如 Edwards Sapien、Meril Myval、Boston Lotus）相比，更易覆盖冠状动脉开口，也更易导致 TAVI 术后困难冠状动脉入路（图 19-1）。

　　至今，全球范围内应用最广泛的两种瓣膜为自膨瓣 Evolut R/PRO（Medtronic，Minneapolis，MN，USA）和球膨瓣 Sapien 3

表 19-1　关于 TAVI 术后 CA 和 PCI 的大型临床研究

临床试验（发表年份）	患者数量	瓣膜种类	结　果
Tanaka 等[9]（2019）	46	CoreValve 和 Evolut R	• 87.5% 成功行左冠状动脉 CA • 50% 成功行右冠状动脉 CA • 83.8% 成功行 PCI
Zivelonghi 等[10]（2017）	66	41 例 Sapien 3 25 例 Evolut R	• 98%（65/66）成功行 CA • 100%（17/17）成功行 PCI
Htun 等[11]（2017）	28	CoreValve	• 成功行 CA：97% 成功行左冠状动脉选择性 CA，90% 成功行右冠状动脉选择性 CA • 100%（29/29）成功行 PCI
Boukantar 等[12]（2017）	16	CoreValve	• 9/16 成功行 CA（无患者同时行左、右冠状动脉 2 个系统的选择性 CA，仅 2 位患者成功行右冠状动脉选择性 CA） • 6/7 成功行 PCI
Chetcuti 等[13]（2016）	169	CoreValve	• 97.9%（186/190）成功行 CA • 91.2%（103/113）成功行 PCI
Allali 等[14]（2016）	17	CoreValve	• 24 例行 PCI • 95.8%（23/24）成功行 PCI
Chakravarty 等[15]（2016）	9	4 例 CoreValve 5 例 Sapien	100%（9/9）成功行 PCI
Blumenstein 等[17]（2015）	35	19 例 Sapien XT 10 例 CoreValve 4 例 Symetis Acurate 1 例 Portico 1 例 JenaValve	• Sapien XT：100% 成功行选择性 CA • CoreValve：90% 成功行 CA（3 例选择性，6 例非选择性） • Symetis Acurate：100% 成功行 CA（2 例选择性，2 例非选择性） • Portico：100% 成功行 CA（1 例非选择性） • JenaValve：100% 成功行 CA（1 例选择性）成功行 PCI：100%［10/10（8 例 Sapien XT，1 例 Portico，1 例 Symetis Acurate）］；无 CoreValve 植入患者需行 PCI

CA. 冠状动脉造影；PCI. 经皮冠状动脉介入治疗
引自 Yudi 等[18]

（Edwards Lifesciences，Irvine，CA）。理解 TAVI 装置的特点及其与主动脉根部特定解剖特征的相互作用，对于成功预测和处理 TAVI 术后困难冠状动脉入路是十分必要的。

一、Evolut R/PRO 自膨瓣植入后的冠状动脉入路

Evolut R/PRO（Medtronic，Minneapolis，MN，USA）自膨瓣是由猪心包组织制成三

叶环上瓣膜，缝合于可自膨的菱形镂空网状镍钛诺瓣架上制成（图 19-1）。瓣架的底部径向力较大，使其能自扩张并撑开钙化的原生瓣叶。瓣膜的腰部向中间凹陷从而保留冠状动脉开口。瓣架的顶部直径更大，可使其更好地稳定于升主动脉中。相比于 Evolut R，Evolut PRO 带有外周裙边，可以最大限度减少瓣周漏。Evolut PRO 瓣架高度为 45mm（34mm 的 Evolut R 瓣架高度为 46mm），通常会覆盖冠状动脉开口。因此，冠状动脉的相关操作必须从瓣架的菱形镂空网孔处进入，理论上来说，该处可容纳 10Fr 以上的导管（图 19-1）。但是，Evolut R/PRO 植入后的冠状动脉入路可能会被 3 个主要因素影响。

第一，正确的瓣膜植入位置起着关键作用。在植入位置过高的情况下，考虑到环上瓣及裙边将高于开口水平，未来的冠状动脉

入路可能会比较困难；因此，此时可通过开口上方的菱形网格行选择性冠状动脉造影。在这种情况下，可使用 Judkins right（JR）4 指引导管，其甚至可用于左冠状动脉开口造影。由于 Evolut PRO 的裙边高度为 13mm，对于低冠状动脉开口（＜10mm）及冠状窦较窄的患者，瓣膜植入的位置应低于瓣环至少 4mm，以防止裙边对冠状动脉再入路的干扰[18]。

第二个影响因素为 Evolut 瓣膜较原生主动脉根部更窄的腰部（直径 20～24mm），其有限的空间使导管难以操作和获得有效支撑。这种情况下，小弯导管可被用于冠状动脉的介入操作。对于左冠状动脉开口，可用 Judkins left（JL）3.5 作为诊断导管；有时，像 JR 4.0 这样的短头导管也可用于左冠状动脉系统造影。无论是桡动脉还是股动脉入路，

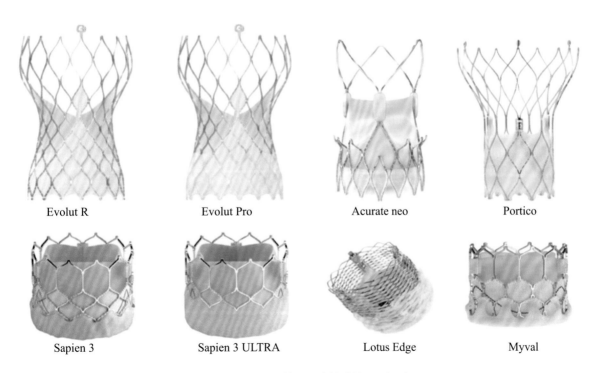

| Evolut R | Evolut Pro | Acurate neo | Portico |

| Sapien 3 | Sapien 3 ULTRA | Lotus Edge | Myval |

▲ 图 19-1　经导管主动脉瓣膜的不同设计

图片由 S. Cannata、M. Perfetti、T. Salvatore、C. Gandolfo 和 N. Maddestra 提供

JL 3.0、JL 3.5 和 Extra-back up（EBU）3.0 都是指引导管的首选（图 19-2）。有关后者，已有一些导管被困于瓣架内的个案报道，所以即使在导管回撤过程中也需谨慎操控[19]。对于右冠状动脉开口造影，JR 4.0 导管为首选。但在主动脉窦较大的患者中，因其瓣架与冠状动脉开口之间的距离较远，可使用 Amplatz Right（AR）-2 或 JR-5 导管。

第三个影响因素为瓣膜释放时无法预测的对合缘位置[20, 21]。近期有研究表明，瓣膜释放最初时的"帽子"方向与瓣膜完全释放后的最终方向有关，且"帽子"位于主动脉外弯或正前方时，是降低人工瓣膜对合缘与冠状动脉开口重叠发生率的最佳位置[22]。

如果人工瓣膜对合缘位于冠状动脉开口的正前方，冠状动脉再入路极具挑战性，只能考虑从邻近对合缘的网孔中实现入路[18]（图 19-3）。在此类情况下，J 形导丝可被用于通过对合缘上方的网孔。有时，可能需要使用指引导管和置于血管远端的 0.014 英寸冠状动脉导丝进行更加具有选择性的造影。如仍无法进行选择性造影，可用延长导管（如 GuideLiner）和（或）球囊引导的定位技术来辅助通过冠状动脉开口[23]。在某些情况下，也可运用多功能导管（MP）从对和缘上方的菱形网孔进入右冠状动脉开口进行选择性造影。

二、Sapien 3 球膨瓣植入后的冠状动脉入路

Sapien 3（Edwards Lifesciences，Irvine，CA）球膨瓣是由牛心包组织缝合而成，具有短瓣架（瓣架高度 15.5～22.5mm）、大网格、环中瓣的设计特点。其新一代 S3 Ultra 瓣膜在外周裙边设计上比上一代高出 40%，可更大程度上地降低瓣周漏的发生率。因为此类瓣膜瓣架短、通常不遮盖冠状动脉开口，冠状动脉再入路在大多数情况下不是一个较为

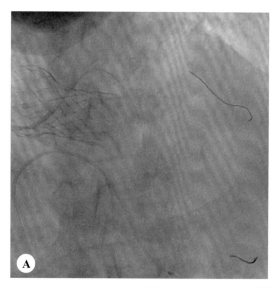
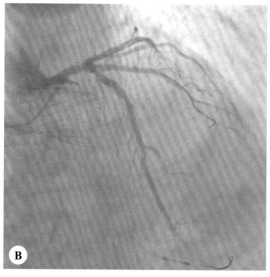

▲ 图 19-2　Evolut R 自膨瓣 TAVI 术后的冠状动脉入路

应用 EBU 导引导管及 2 个导引导丝［其中一个导丝后方接有微导管（A）进行选择性冠状动脉造影（B）］通过冠状动脉开口前的支架网格行左冠状动脉选择性置管及 PCI（图片由 S. Cannata、M. Perfetti、T. Salvatore、C. Gandolfo 和 N. Maddestra 提供）

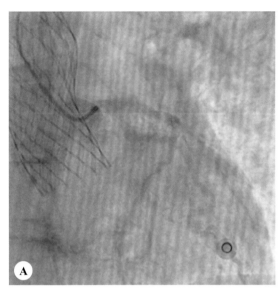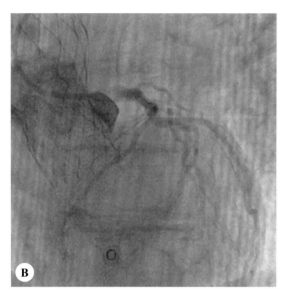

▲ 图 19-3　Evolut R 自膨瓣 TAVI 术后的冠状动脉入路

A. 应用 JL 导管经邻近冠状动脉开口的菱形网孔行非选择性、非诊断性左冠状动脉置管及造影，对合缘位于冠状动脉开口前方；B. 应用导引导管行非选择性冠状动脉造影（图片由 S. Cannata、M. Perfetti、T. Salvatore、C. Gandolfo 和 N. Maddestra 提供）

挑战的问题（图 19-4），一般推荐使用标准冠状动脉造影的导管和技术[18]。然而，对合缘位置的不确定性仍是需要重点考虑的问题[20]。若瓣膜植入位置较高、冠状动脉开口高度较低（＜10mm）、冠状窦较小、对合缘又位于冠状动脉开口前方，冠状动脉入路则极具挑战。在这种情况下，可经邻近对合缘的网格进行冠状动脉入路。此外，也可应用冠状动脉导引导丝和（或）延长导管来定位和通过冠状动脉开口行选择性冠状动脉造影，并获得足够支撑行 PCI 治疗[18]。

三、其他瓣膜植入后的冠状动脉入路

1. Accurate Neo（Boston Scientific，Marlborough，MA，USA）（图 19-1）

Accurate Neo 瓣膜是一种自膨式的环上瓣膜，具有独特的自上而下释放的设计；是由猪心包制成的瓣膜缝合于镍钛诺长瓣架（瓣架高度 48～51mm）上，内外两侧均覆有防漏裙边。其瓣架为三叉形，含有 3 个可增强与原生瓣环同轴性的弓，以及 1 个顶冠和底冠。虽然为环上瓣，但"开放网格"的瓣架设计使其在冠状动脉再入路方面具有一定优势。

2. Portico 瓣膜（Abbott Vascular，Santa Clara，CA）（图 19-1）

Portico 瓣膜是由牛心包制成，其覆于长瓣架（瓣架高度 50mm）上，为一自膨式的环中瓣。此瓣膜可完全回收再释放。瓣架的大网格特点再加上其环中瓣的设计方便了 TAVI 术后的冠状动脉再入路。

3. Lotus Edge（Lotus Valve Boston Scientific Corporation，Marlborough，MA，USA）（图 19-1）

Lotus edge 瓣膜是由牛心包制成的三叶瓣

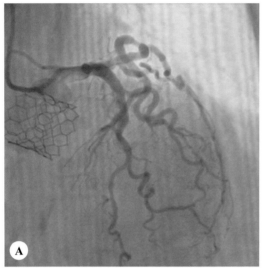
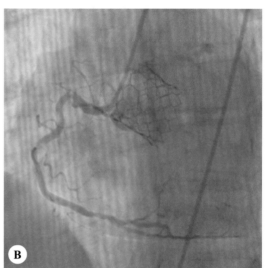
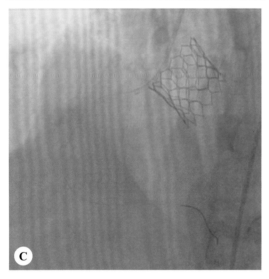

▲ 图 19-4 球膨瓣 TAVI 术后的冠状动脉入路

应用标准导管和技术完成的选择性冠状动脉造影。A.Judkins Left-4（JL-4）导管行左冠状动脉开口造影；B.4.0 Judkins Right-4（JR-4）导管进行右冠状动脉开口造影；C. 应用 JR-4 导引导管完成右冠状动脉经皮冠状动脉介入治疗（图片由 S. Cannata、M. Perfetti、T. Salvatore、C. Gandolfo 和 N. Maddestra 提供）

锚定于镍钛诺合金编织的密集网格状瓣架上制成。瓣架的下端含有高分子材料制成的自适应密封系统以减少瓣周漏的发生。此瓣膜带有可调控的机械膨胀系统，可完全回收再释放。因为瓣膜瓣架较短（19mm），所以瓣膜一般位于冠状动脉开口下方，使冠状动脉再入路较为简单。但是，因为其瓣架的网格密集，若瓣架顶部位于冠状动脉开口的上方，冠状动脉再入路将十分困难，同时，若瓣膜植入的位置位于窦管结合部及以上，冠状动脉再入路将变得几乎不可能。

4. Myval（Meril Life Sciences Pvt. Ltd., Vapi，India）（图 19-1）

Myval 由猪心包组织及带有六角形网格的镍钴合金瓣架构成的球膨瓣，六角形设计可减少瓣膜释放时的径向短缩。瓣架下部外侧覆有保护性的聚乙烯对苯二酸盐（polyethylene terephthalate，PET）密封裙边，以减少瓣周漏。由于其瓣架短，通常不遮盖冠状动脉开口，冠状动脉再入路较为简单，推荐使用标准冠状动脉导管和技术。

针对以上所述的器械，目前暂无 TAVI 术后 CA 及 PCI 的可行性研究。对瓣膜设计特点的深入了解及对主动脉根部结构的仔细评估，对于 TAVI 术后冠状动脉介入操作的顺利进行十分重要。

四、外科生物瓣衰败患者 TAVI 术后的冠状动脉入路

对于再次外科手术高风险的生物瓣衰败患者，TAVI 瓣中瓣是一种可行的替代方案[24]。然而，瓣中瓣主要问题之一为急性冠状动脉阻塞风险，其发生率高于在原生主动脉瓣狭窄患者中行 TAVI 治疗（2%～3% vs. <1%），其危险因素包括外科生物瓣的设计特点（如无瓣架的瓣膜比有瓣架的瓣膜阻塞风险更高），主动脉根部解剖结构及手术操作过程[25]。由于外科人工瓣膜与原生瓣的对合缘是重叠的，所以冠状动脉血流一般不会受到影响。大多数情况下，冠状动脉阻塞发生在人工瓣膜释放之后，其机制为原外科瓣膜的瓣叶被推挤移位阻挡冠状动脉开口，但冠状动脉阻塞也有可能发生于成功的瓣中瓣手术之后（延迟性冠状动脉阻塞）[26]。近期，有研究报道了将外科生物瓣膜进行有意撕裂从而避免医源性冠状动脉阻塞发生的新型术式（Bioprosthetic Aortic Scallop Intentional Laceration to Prevent Iatrogenic Coronary Artery Obstruction，BASILICA），但其有效性还需要进一步研究[27]。冠状动脉阻塞的最常见临床表现为急性冠状动脉综合征及心搏骤停。尽管大多数患者可成功行 PCI 治疗，但约有 1/3 的患者需行 CABG 和（或）器械支持治疗。

目前还无瓣中瓣术后非急性冠状动脉

阻塞患者的冠状动脉再入路可行性及成功率的相关数据。我们建议将因原生瓣膜狭窄行 TAVI 术后的冠状动脉再入路相关概念应用到此类患者中去。

五、二次 TAVI 术后的冠状动脉入路

随着 TAVI 临床指征不断扩大到有着更长预期寿命的低危、年轻患者，经导管瓣膜的耐久性成为一个关键问题。若经导管瓣膜发生衰败，可再次进行 TAVI 手术，在衰败的瓣膜内再植入第二个瓣膜（二次 TAVI）。针对经导管瓣膜衰败进行二次 TAVI 有着令人满意的安全性及早期、中期临床结果[28]。但二次 TAVI 后的冠状动脉入路仍面临着一些困难。二次 TAVI 的患者具有较为复杂的解剖结构和临床症状，因此瓣膜种类的选择（包括植入的新瓣膜和衰败的瓣膜）就显得更加重要。若新植入瓣膜为短瓣架的环中瓣，冠状动脉再入路虽较为困难但仍然可行。若两次植入的瓣膜均为长瓣架的环上瓣，衰败的 TAVI 环上瓣瓣叶将被新瓣架推挤影响冠状动脉再入路，给后期 PCI 的开展造成技术上的障碍。此外，仍要考虑到对合缘位置的不可预测性以及两层瓣架的相互重叠，会使二次 TAVI 术后冠状动脉介入的难度大大增加。

结论

TAVI 术后的选择性冠状动脉造影可能在技术上具有挑战性，尤其是在植入了长瓣架和环上瓣患者中较明显。随着冠状动脉疾病

的自然病程进展以及 TAVI 指征逐渐向有更长预期寿命的低危人群扩展，TAVI 术后需要进行 CA 和（或）PCI 的患者人数将显著增加。因此，心脏介入科医师必须掌握如何在此类解剖复杂的患者中成功定位冠状动脉开口并进行冠状动脉入路，从而减少导管调整操作、辐射暴露时间及对比剂用量。TAVI 术后冠状动脉再入路的可行性取决于器械、手术操作和解剖结构因素的相互作用。为了成功预测和克服冠状动脉入路中的陷阱，需综合考虑瓣膜设计特点、植入高度、瓣膜对合缘位置、密封裙边及

主动脉根部解剖特点等多种因素。由此，我们在此介绍一个由 Yudi 及其同事[18] 研发的实用流程（图 19-5 和图 19-6），其旨在为 TAVI 术后的 CA 及 PCI 导管选择提供指导。

冠状动脉再入路是心脏团队进行 TAVI 瓣膜选择的重要考虑因素，尤其是在有明确冠状动脉疾病病史、年龄较小或行二次 TAVI 的患者中。未来研究应聚焦于研发用于 TAVI 术后的冠状动脉入路的特殊导管以及可使原生瓣叶和植入瓣膜的对合缘重叠的新型输送系统。

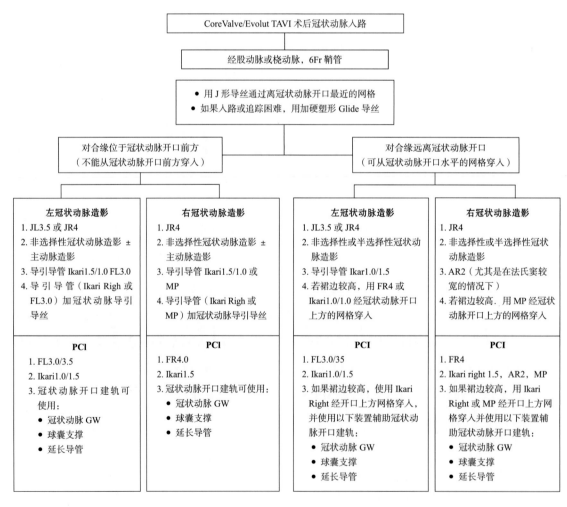

▲ 图 19-5 **Corevalve/Evolut TAVI 术后冠状动脉置管的流程**

JL/JR. Judkins 左 / 右导管；FL/FR. 经股动脉左 / 右冠导管；GW. 导引导丝；MP. 多功能导管；AR. 右 Amplatz 导管（引自 Yudi 等[18]）

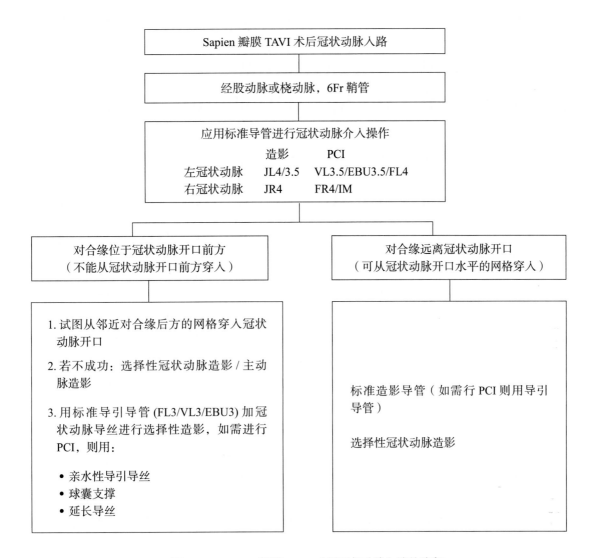

▲ 图 19-6　**Sapien 瓣膜 TAVI 术后冠状动脉入路的流程**

JL/JR. Judkins 左 / 右导管；FL/FR. 经股动脉左 / 右冠导管；GW. 导引导丝；VL.Voda 左冠导管；EBU. EBU 导管（引自 Yudi 等 [18]）

参 考 文 献

[1] Smith, C.R., Leon, M.B., Mack, M.J. et al. (2011). PARTNER trial investigators. Transcatheter versus surgical aortic-valve replacement in high-risk patients. *N. Engl. J. Med.* 364: 2187–2198.

[2] Leon, M.B., Smith, C.R., Mack, M.J. et al. (2016). PARTNER 2 investigators. Transcatheter or surgical aortic- valve replacement in intermediate-risk patients. *N. Engl. J. Med.* 374: 1609–1620.

[3] Reardon, M.J., Van Mieghem, N.M., Popma, J.J. et al. (2017). SURTAVI investigators. Surgical or

transcatheter aortic-valve replacement in intermediate-risk patients. *N. Engl. J. Med.* 376: 1321–1331.

[4] Goel, S.S., Ige, M., Tuzcu, E.M. et al. (2013). Severe aortic stenosis and coronary artery disease–implications for management in the transcatheter aortic valve replacement era: a comprehensive review. *J. Am. Coll. Cardiol.* 62: 1–10.

[5] Patel, M.R., Calhoon, J.H., Dehmer, G.J. et al. (2017). ACC/AATS/AHA/ASE/ASNC/SCAI/ SCCT/STS 2017 appropriate use criteria for coronary revascularization

in patients with stable ischemic heart disease: a report of the American College of Cardiology appropriate use criteria task force, American Association for Thoracic Surgery, American Heart Association, American Society of Echocardiography, American Society of Nuclear Cardiology, Society for Cardiovascular Angiography and Interventions, Society of Cardiovascular Computed Tomography, and Society of Thoracic Surgeons. *J. Am. Coll. Cardiol.* 69: 2212–2241.

[6] Zimarino, M., Curzen, N., Cicchitti, V., and De Caterina, R. (2013). The adequacy of myocardial revascularization in patients with multivessel coronary artery disease. *Int. J. Cardiol.* 168 (3): 1748–1757.

[7] Mack, M.J., Leon, M.B., Yhourani, V. et al. (2019). Transcatheter aortic-valve replacement with a balloon-expandable valve in low-risk patients. *N. Engl. J. Med.* 380 (18): 1695–1705.

[8] Popma, J.J., Deeb, G.M., Yakubov, S.J. et al. (2019). Transcatheter aortic-valve replacement with a self expanding valve in low-risk patients. *N. Engl. J. Med.* 380 (18): 1706–1715.

[9] Tanaka, A., Jabbour, R.J., Testa, L. et al. (2019). Incidence, technical safety and feasibility of coronary angiography and intervention following self-expanding transcatheter aortic valve replacement. *Cardiovasc. Revasc. Med.* 20 (5): 371–375.

[10] Zivelonghi, C., Pesarini, G., Scarsini, R. et al. (2017). Coronary catheterization and percutaneous interventions after transcatheter aortic valve implantation. *Am. J. Cardiol.* 120: 625–631.

[11] Htun, W.W., Grines, C., and Schreiber, T. (2018). Feasibility of coronary angiography and percutaneous coronary intervention after transcatheter aortic valve replacement using a Medtronic self-expandable bioprosthetic valve. *Catheter Cardiovasc. Interv.* 91 (7): 1339–1344.

[12] Boukantar, M., Gallet, R., Mouillet, G. et al. (2017). Coronary procedures after TAVI with the self-expanding aortic bioprosthesis Medtronic CoreValve, not an easy matter. *J. Interv. Cardiol.* 30: 56–62.

[13] Chetcuti, S., Kleiman, N.S., Matthews, R. et al. (2016). TCT-743 percutaneous coronary intervention after self-expanding transcatheter aortic valve replacement. *J. Am. Coll. Cardiol.* 68: B300–B301.

[14] Allali, A., El-Mawardy, M., Schwarz, B. et al. (2016). Incidence, feasibility and outcome of percutaneous coronary intervention after transcatheter aortic valve

implantation with a self-expanding prosthesis. Results from a single-centre experience. *Cardiovasc. Revasc. Med.* 17: 391–398.

[15] Chakravarty, T., Sharma, R., Abramowitz, Y. et al. (2016). Outcomes in patients with transcatheter aortic valve replacement and left main stenting: the TAVR-LM registry. *J. Am. Coll. Cardiol.* 67: 951–960.

[16] Blumenstein, J., Kim, W.K., Liebetrau, C. et al. (2015). Challenges of coronary angiography and intervention in patients previously treated by TAVI. *Clin. Res. Cardiol.* 104: 632–639.

[17] Vilalta, V., Asmarats, L., Ferreira-Neto, A.N. et al. (2018). Incidence, clinical characteristics, and impact of acute coronary syndrome following transcatheter aortic valve replacement. *J. Am. Coll. Cardiol. Interv.* 11: 2523–2533.

[18] Yudi, M.B., Sharma, S.K., and Tang, H.L.G.H.L. (2018). Coronary angiography and percutaneous coronary intervention after transcatheter aortic valve replacement. *J. Am. Coll. Cardiol.* 71: 1360–1378.

[19] Harnash, A., Ansari, J., Mandel, L., and Kipperman, R. (2016). STEMI after TAVR: procedural challenge and catastrophic outcome. *J. Am. Coll. Cardiol. Interv.* 9: 1412–1413.

[20] Tang, G.H.L., Zaid Syed Ahmad, H., Undemir, C., and Lansman, S.L. (2018 Oct). Transcatheter valve neo-commissural overlap with coronary orifices after transcatheter aortic valve replacement. *Circ. Cardiovasc. Interv.* 11 (10): e007263.

[21] Tang, G.H.L., Zaid Syed Ahmad, H., Gupta, E. et al. (2019). Impact of initial Evolut transcatheter aortic valve replacement deployment orientation on final valve orientation and coronary reaccess. *Circ. Cardiovasc. Interv.* 12 (7): e008044.

[22] Tang, G.H.L., Zaid, S., Gupta, E. et al. (2019). Impact of initial Evolut transcatheter aortic valve replacement deployment orientation on final valve orientation and coronary reaccess a pilot study. *Circ. Cardiovasc. Interv.* 12 (7): e008044. https://doi.org/10.1161/CIRCINTERVENTIONS.119.008044.

[23] Jackson, M. and Williams, P.D. (2018). Coronary access following TAVI: selective coronary engagement using balloon-assisted tracking of a guide catheter extension. *Cardiovasc. Revasc. Med.* 19 (3): 384–389.

[24] Webb, J.G., Wood, D.A., Ye, J. et al. (2010). Transcatheter valve-in-valve implantation for failed bioprosthetic valve. *Circulation* 121: 1848–1857.

[25] Ribeiro, H.B., Rodes-Cabau, J., Blanke, P. et al. (2018). Incidence, predictors, and clinical outcomes of coronary obstructions following transcatheter aortic valve replacement for degenerative bioprosthetic surgical valves: insight from the VVID registry. *Eur. Heart J.* 39 (8): 687–695.

[26] Jabbour, R.J., Tanaka, A., Finkelstein, A. et al. (2018). Delayed coronary obstruction after transcatheter aortic valve replacement. *JACC* 71 (14): 1513–1524.

[27] Lederman, R.J., Barbaliaros, V.C., Rogers, T. et al. (2019). Preventing coronary obstruction during transcatheter aortic valve replacement: from computed tomography to BASILICA. *JACC Cardiov. Interv.* 12 (13): 1197–1216.

[28] Barbanti, M., Webb, J.G., Tamburino, C. et al. (2016). Outcomes of redo transcatheter aortic valve replacement for the treatment of postprocedural and late occurrence of late paravalvular regurgitation and transcatheter valve failure. *Circ. Cardiovasc. Interv.* 9 (9): e003930.

第 20 章　复杂股动脉入路
Complex Femoral Accesses

Damiano Regazzoli　Jorge Sanz-Sánchez　Giulio Stefanini　Bernhard Reimers　著

曹忠泽　李　茜　译　　魏家富　校

一、背景

TAVI 已发展成为一种微创手术，并已成为外科手术高风险及中风险的症状性重度主动脉瓣狭窄患者的首选治疗手段[1]。

此外，近期发表的 PARTNER 3[2] 及 Evolut Low Risk[3] 两个随机临床试验的结果显示，即便在低风险患者中，经股动脉 TAVI 的治疗效果也不逊于外科瓣膜置换。

前述随机试验和大型注册研究数据均提示，在可行的情况下，无论是与外科手术[4]还是其他入路（经心尖、经锁骨下动脉、经腋下、经颈动脉、经主动脉或经腔静脉）相比，经股动脉治疗的预后更佳。此外，经股动脉入路还与更低的严重出血风险、更短的住院时间、更低的全身麻醉率和更低的短期及中期死亡率相关[5]。据美国胸外科医师协会 / 经导管瓣膜治疗（Society of Thoracic Surgeons/ Transcatheter Valve Therapy）注册研究[6] 结果显示，基于上述原因，当前经股动脉入路更受青睐且已占所有 TAVI 手术的86.6%。此外，得益于更小尺寸的输送导管和新血管缝合技术、器械的发展，血管并发症的发生率也已被进一步地降低。

但是，20%～30% 接受 TAVI 的患者合并有外周血管疾病，这无疑增加了经股动脉操作的难度，并最终增加了血管事件甚至心脏事件的发生风险[7, 8]。

接下来的内容将尝试分析经股动脉操作过程中最常见的阻碍，并针对如何保证安全有效地进行经导管治疗提供建议和推荐。

二、髂 - 股动脉粥样硬化疾病

既往由第一代器械得到的经验表明，高达 20% 的患者存在困难入路或禁忌性入路[8]。

只要满足下述一个条件，即可认为外周血管入路情况不佳[9]。

(1) 股动脉直径＜5.0mm。

(2) 股动脉直径＜5.5mm 伴重度钙化或扭曲，后者定义为环状钙化（270°～360°）和髂股动脉任意部位成角＜90°。

(3) 重度扭曲伴重度钙化，无论动脉直径。

为避免操作中遇到困难并预估潜在血管并发症的发生风险，我们的推荐要点如下。

(1) 术前选用合适的方式进行影像学评估。若无禁忌证，应常规进行准确的 CT 评估。在特定挑战性情况下（如合并严重肾脏疾病或既往主动脉 - 股动脉分流术），可使用动脉多普勒超声。并且，我们通常不建议术前常规进行侵入性血管造影。

(2) 推荐性使用备用（诊断）入路。强烈建议使用跨越技术（通过对侧股动脉或桡动脉），包括将 0.018 英寸的导丝放入股浅动脉，以便在出现血管损伤时将球囊或支架放入 TAVI 入路血管进行治疗。若使用桡动脉入路，应注意股动脉支架（尤其是覆膜支架）与 6Fr 鞘尺寸不匹配（只有少数可通过 7Fr 鞘）的情况，故在出现血管并发症时可能需要切换至股动脉入路。

以下两种方法最常用于状况不佳的血管入路。

(1) 应用可扩张鞘管。此类器械在穿刺时尺寸较小，造成的血管损伤相对更少，并可在输送瓣膜时进一步扩大直径，有利于瓣膜输送系统穿越钙化血管。

其中，最常使用的包括与 Edwards Sapien 3 瓣膜配套使用的 eSheath（Edwards Lifescience，CA，USA）超细可扩张鞘管。该鞘管长 36cm，有 14Fr 和 16Fr 两种尺寸，并可在输送导管穿过时即刻扩张。由于鞘管回缩后可能造成穿刺点封闭不全，故建议使用时将鞘管全长置入股动脉以保证鞘管近端不可扩张部分有效地闭合血管。

而与 Acurate Neo 瓣膜配套使用的 iSleeve（Boston Scientific，MA，USA）是一种 14Fr 的亲水性可扩张鞘管。得益于该鞘管的三折边缝设计，其可随通过的输送系统扩张至 23.7Fr，最小化插入和退出时的阻力，并将血管损伤的风险降至最低。

SoloPath 球囊扩张可再折叠鞘管（Terumo，Tokyo，Japan）共有 5 种外径尺寸（17Fr、19Fr、21Fr、22Fr 和 24Fr）和两种长度（25cm 或 35cm），可兼容当前市售的所有瓣膜。该鞘管结构包括内层的加强聚合物鞘管，外层的可折叠外壳，远端则经特殊折叠处理并被提前安装至球囊扩张导管上。插入该鞘管后，先在 20atm（6atm；1atm=101 325Pa）下膨胀 1min，再收缩并撤除内层球囊。该操作目的为直接通过鞘管实现股动脉成型。完成瓣膜置换后，该系统被设计为通过扩张外层球囊（6atm）将外鞘直径缩小 30% 以回收鞘管。

在此也必须指出，使用可扩张（以及可折叠）鞘管并不意味着消除了严重血管并发症的风险。虽然这些器械有助于降低瓣膜输送难度，但在撤除鞘管时必须多加注意。在发生严重股动脉（甚至更严重的髂动脉）损伤时，扩张状态的鞘管可止血，一旦撤除鞘管即可出现急剧和严重的出血。故术中术者应做好外周（或主动脉）球囊止血的准备。

(2) 髂股动脉球囊动脉成形术、斑块旋切术或血管腔内碎石术的血管内准备。将鞘管推进至髂股动脉病变段后，在大多数病变段可经操作侧或对侧入路行球囊扩张血管成形术（理想做法为用与所选鞘管尺寸一致的球囊进行延时低压扩张）。可轻柔地将大鞘顺着回缩后的球囊导管向前推进以减少摩擦力。还可用切割球囊导管和刻痕球囊导管治疗钙化最严重的节段。

若病变血管存在大量钙化，除球囊血管成型外，还可使用动脉内旋磨术、轨道旋磨术和激光斑块切除术缩小斑块。血管腔内超声（intravascular ultrasound，IVUS）或光学相干断层成像（optical coherence tomography，OCT）可被用于定量疗效评估和术中引导。但更简便的方法为使用 6～8mm 的血管成型球囊，若能完全膨胀，则大多数 TAVI 术中使用的鞘管都可以顺利通过病变节段（图 20-1）。我们还建议在斑块旋切术后轻柔地扩张普通或药物洗脱球囊稳定病变节段，随后再插入大鞘。

总之，由于大多数病变都可通过球囊血管成型术解决，所以 TAVI 术前接受股动脉斑块旋切的患者比例很小。而对血管病变极重的患者而言，血管腔内碎石术逐渐成为一个有效的备选项。该手术的原理为通过球囊导管产生持续数微秒的搏动性机械波，以在血管壁上形成高达 50～60atm 的压力，进而击碎斑块浅层和深部的钙化灶。不同的病案报道均肯定了在合并严重钙化性外周血管病的

患者行 TAVI 术前使用血管腔内碎石术以改善经股动脉入路的可行性[10, 11]。

据文献报道，TAVI 术前通过前述各项技术克服髂股动脉入路障碍的分步走策略有着 92% 的成功率（图 20-2）[9]。

三、合并主动脉瘤

据报道，高达 25% 的 TAVI 患者合并有升主动脉扩张，其为术中不良主动脉事件发生的低危因素。此外，目前认为升主动脉扩张并不影响 TAVI 患者的院内及中期生存率[12]。

重度主动脉瓣狭窄合并腹主动脉瘤（abdominal aortic stenosis，AAA）的情况也相对常见，在 TAVI 患者中此类患者约占 6%[13]。并且，合并有腹主动脉瘤的患者血管并发症的发生率、短期及长期不良事件发生

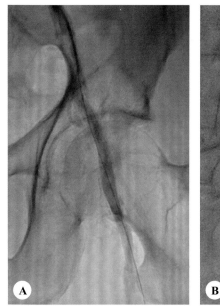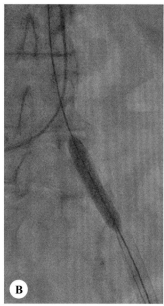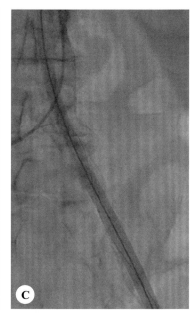

▲ 图 20-1　合并有外周动脉疾病的 TAVI 患者的血管造影图像

A. 基线血管造影显示严重髂股动脉病变；B. 通过球囊成形术行血管内准备；C. 成功插入鞘管（图片由 Damiano Regazzolia 和 Jorge Sanz-Sáncheza 提供）

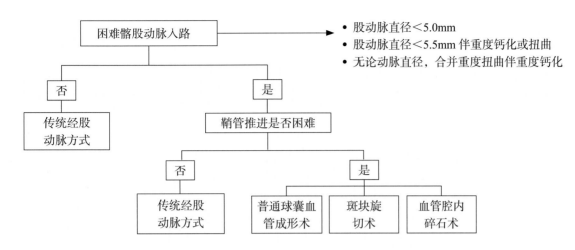

▲ 图 20-2　困难髂股动脉入路的分步治疗策略

常规推荐采用跨越技术的传统经股动脉方式。若鞘管推进遇到困难，可先尝试血管成形术，若仍须进一步处理，可使用斑块旋切术和血管腔内碎石术

率均与无腹主动脉瘤的患者类似。但是，扩张的腹主动脉可能对 TAVI 手术提出额外的挑战。

对于腹主动脉瘤合并重度主动脉瓣狭窄患者的治疗时机，目前还不清楚。在 TAVI 手术前进行腔内主动脉瘤修复术（endovascular aortic repair，EVAR）可降低瓣膜输送系统通过腹主动脉时夹层或动脉瘤破裂的风险，降低因操作导丝造成的栓塞风险，并最终通过隔绝腹主动脉瘤，以降低 TAVI 术后因血压升高导致主动脉瘤破裂的风险。

相反，若在 EVAR 术前进行 TAVI 手术可减少主动脉支架变形和损伤的风险，在放置腹主动脉支架之前进行 TAVI，还可降低推进 TAVI 输送系统的难度，并降低瓣膜支架（尤其是 Sapien 或 Acurate 等无鞘瓣膜）和主动脉支架发生嵌顿的可能性。此外，在主动脉瓣狭窄治疗后行 EVAR，其手术风险可能会降低。

对有症状的腹主动脉瘤或腹主动脉瘤极大的患者而言，另一个可行的选择是同期行 TAVI 和 EVAR 手术[14]。一期联合手术有效避免了因解除主动脉瓣狭窄后血压升高导致的腹主动脉瘤破裂，但其主要问题在于潜在的对比剂相关肾病风险。

就技术层面而言，可在采取预防措施的前提下经常规股动脉入路对合并腹主动脉瘤的患者施行经导管主动脉瓣手术。

我们建议，在血管造影引导下使用 Storq（Cordis，Florida，USA）或 Hi-Torque Supra Core（Abbott Laboratories，Illinois，USA）等柔性尖端导丝，轻柔地通过主动脉瘤病变节段以降低血栓移位和栓塞风险。将导丝安全送至升主动脉后，使用更硬的 0.035 英寸导丝交换导丝有利于插入长的导引鞘，并可用于后续的瓣膜输送。长鞘管（45cm 和 60cm）亦被广泛应用（16-18-20-22Fr），并可使术者手术全程都无须在动脉瘤节段进行任何额外器械操作（特别是输送系统）。

有趣的是，上述建议同样适用于经腹主

动脉和髂动脉支架的手术（图 20-3）。在必须置入无鞘经导管瓣膜（如 Corevalve）时，通过长导引鞘进行操作也是一个更安全合理的选择。

四、严重髂股动脉扭曲

髂股动脉扭曲严重程度是 TAVI 术前常规血管评估的重要内容。虽然这一指标对选择入路部位十分重要，但目前尚无统一定义或评估方法。虽然目前存在评估扭曲度的定量指标，但该指标获取复杂且耗时[15]，需要基于 CT 影像精确地评估血管成角之和，以及股动脉最小直径。两者之比大于 27.7 为严重血管并发症的预测指标，其敏感度为 50.8%，特异度为 70.6%。虽然这一指标未能在日常诊疗中实施，但支持了（在扭曲程度相同的前提下）血管直径越大，严重血管并发症发生的概率越低这一理念。

严重扭曲的髂动脉和股动脉可能使常规通路保护技术失效，如将 0.018 英寸导丝置入对侧或桡动脉。在此情况下，穿刺同侧股浅动脉并放置 4Fr 鞘管可在需要处理血管并发症时提供充分的保护。

将硬导丝穿过扭曲节段后，髂股动脉的扭曲度通常会显著降低。另一方面，如果扭曲延伸至腹主动脉或胸主动脉（如合并严重脊柱侧弯、大型膈疝等），则需要使用"伙伴"硬导丝技术，即通过穿刺同侧股浅动脉或对侧入路放置平行硬导丝。该操作常导致主动脉分叉向上移位，有利于拉直血管。操作时应注意瓣膜输送系统长度可能不足以抵达主动脉瓣环（图 20-4），其中一个预警征象便是瓣膜置入前进行主动脉造影时，需要使用更长的导管才能抵达瓣环平面。在此情况下，可使用备选入路（锁骨下动脉入路、心尖入路）完成手术，或使用长鞘管（45cm 或 60cm）。

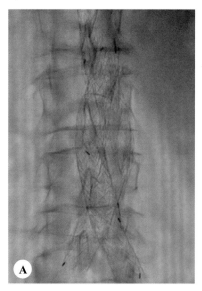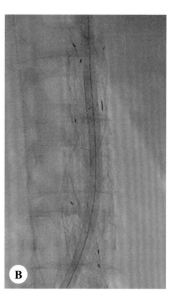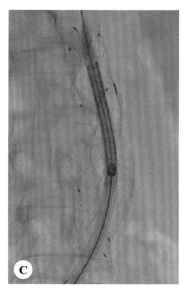

▲ 图 20-3　经股动脉 TAVI 患者，既往用"芭蕾舞"技术行双侧主动脉 - 髂动脉腔内支架置入术

A. 基线血管造影可见主动脉支架；B. 将长 20Fr 鞘管插至主动脉支架之上以防在既往动脉瘤节段进行操作；C. 将瓣膜输送系统穿过主动脉支架（图片由 Damiano Regazzolia 和 Jorge Sanz-Sáncheza 提供）

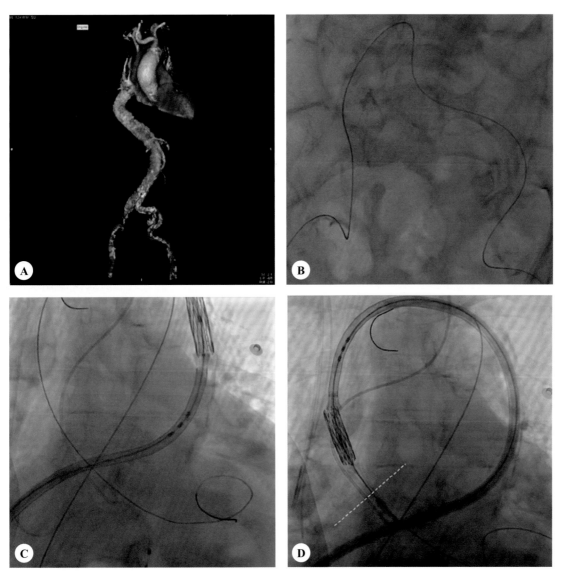

▲ 图 20-4　严重扭曲的股动脉、髂动脉及胸主动脉、腹主动脉

A.CT图像提示严重扭曲。术前计划使用左侧诊断入路及右侧治疗入路。B.因动脉过度扭曲,使用专用导丝、导管后仍跨越失败;C.随后改变策略,使用左股浅动脉(superficial femoral artery,SFA)行血管保护并将平行硬导丝穿过 SFA 以减轻扭曲,随后植入 29mm Sapien 3 瓣膜;D.因输送系统无法抵达瓣环,故放弃经股动脉 TAVI 手术(虚线示瓣环平面)。该手术随后转至经皮腋下入路进行(图片由 Damiano Regazzolia、Jorge Sanz-Sáncheza 提供)

五、股动脉分叉位置过高

经皮插入鞘管的最佳穿刺部位为腹壁下动脉和股动脉分叉处之间的股总动脉,其管径大、走行表浅且位置固定。大多数患者的股动脉分叉位于股骨头中部以下,可通过手压实现有效止血。股动脉分叉过高被定义为分叉位于股骨头中 1/3 以上任意位点(图 20-5)。

一方面,在股动脉分叉部以下穿刺存在刺伤无股骨头支撑的小动脉的风险,因无法按压止血,该操作后假性动脉瘤形成风险增

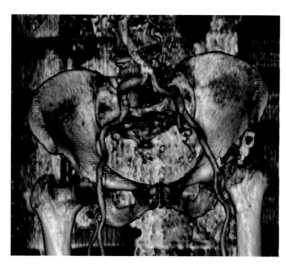

▲ 图 20-5　CT 扫描提示股动脉分叉过高，位于股骨头中 1/3 以上（红箭）

图片由 Damiano Regazzolia 和 Jorge Sanz-Sáncheza 提供

高。另一方面，下腹部动脉及以上平面的股动脉走行于腹膜下间隙，难以按压，在此处穿刺增加了腹膜后大出血的风险。

在接受股动脉造影的患者中，高达 40% 的患者存在一侧股动脉分叉过高。若一侧股动脉分叉过高，对侧动脉分叉过高的概率也会增加，但左右侧之间的发生率并无差异[16]。然而，患者的基线特征无法可靠地预测这一重要的解剖特征。准确的 CT 评估对选择合适的入路部位是至关重要的。

由于双侧股动脉分叉过高增加了腹膜后出血的风险，传统观点将其认作经股动脉 TAVI 的相对禁忌证。但得益于第一代器械（鞘管尺寸可达 24Fr）逐渐发展为尺寸更小的新一代器械，血管并发症大幅减少。因此，富有经验的医师目前也会对分叉过高的患者选择经股动脉途径。

以下两种技巧可用于解决双侧股动脉分叉过高的问题。

(1) 可进行股浅动脉穿刺[17]。操作前，需细致、综合地分析股浅动脉直径、钙化程度和深度以评估可行性。应注意的是，TAVI 输送系统长度可能不足以抵达瓣环平面，尤其对于身高较高的患者。可通过常规的跨越技术安全地实现血管保护，并可对足够大的动脉使用预缝合（Proglide，Prostar XL；Abbott；USA）或后缝合（Manta；Essential Medical Inc.，USA）器械以止血。

(2) 可在股总动脉分叉部以上（且在腹股沟韧带水平或稍高处）穿刺。若采用此方案，需时刻注意以下问题。首先，此平面股动脉位置较"深"，后续需适当扩张皮下组织以便安全进行预缝合并有效收紧线结。其次，因为术后延迟出血可能造成潜在致命性的腹膜后大出血，手术结束时应通过交叉体位造影仔细检查止血是否充分。最后，一旦发生血管穿孔或破裂，应放置覆膜支架并尽量避免阻塞股深动脉；此时可将 0.014 英寸或 0.018 英寸导丝置入股深动脉以供参考（图 20-6）或作为开通该血管的后备手段。

结论

与外科手术及其他入路相比，经股动脉入路预后更好，目前应作为经导管主动脉瓣膜手术患者的首选路径。

为了获得成功且安全的结果，必须对入路部位的选择进行仔细和有条理的评估。

得益于术者经验的增加、输送系统的不断优化及小型化、辅助技术及器械的发展等因素，即便是在最复杂的病例中，经股动脉 TAVI 都有着较高的手术成功率和更低的并发症发生率。

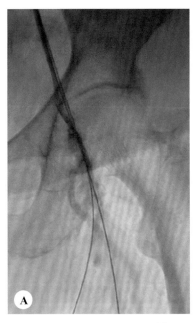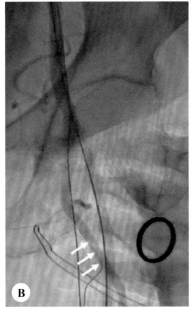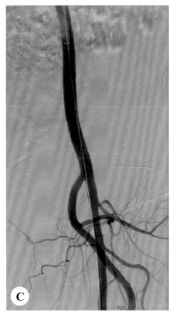

▲ 图 20-6　分叉过高患者 TAVI 术后血管并发症的处理

A. 股总动脉撕裂；B. 将 0.014 英寸（约 0.356mm）导丝（白箭）放入股深动脉作为标记，以避免放置覆膜支架时将其堵塞；C. 从对侧入路置入覆膜支架后的最终造影结果，可见股深动脉通畅（图片由自 Damiano Regazzolia 和 Jorge Sanz-Sáncheza 提供）

参考文献

[1] Baumgartner, H., Falk, V., Bax, J.J. et al. (2017). 2017 ESC/EACTS guidelines for the management of valvular heart disease. *Eur. Heart J.* 38 (36): 2739–2791.

[2] Mack, M.J., Leon, M.B., Thourani, V.H. et al. (2019). Transcatheter aortic-valve replacement with a balloon-expandable valve in low-risk patients. *N. Engl. J. Med.* 380: 1695–1705.

[3] Popma, J.J., Deeb, G.M., Yakubov, S.J. et al. (2019). Transcatheter aortic-valve replacement with a self-expanding valve in low-risk patients. *N. Engl. J. Med.* 380: 1706–1715.

[4] Leon, M.B., Smith, C.R., Mack, M.J. et al. (2016). Transcatheter or surgical aortic-valve replacement in intermediate-risk patients. *N. Engl. J. Med.* 374 (17): 1609–1620.

[5] Moat, N.E., Ludman, P., de Belder, M.A. et al. (2011). Long-term outcomes after transcatheter aortic valve implantation in high-risk patients with severe aortic stenosis. *J. Am. Coll. Cardiol.* 58 (20): 2130–2138.

[6] Grover, F.L., Vemulapalli, S., Carroll, J.D. et al. (2017). 2016 annual report of the Society of Thoracic Surgeons/ American College of Cardiology Transcatheter Valve Therapy Registry. *J. Am. Coll. Cardiol.* 69 (10): 1215–1230.

[7] Kim, B.G., Jang, Y., Kim, B.–K. et al. (2018). Impact of peripheral artery disease on early and late outcomes of transcatheter aortic valve implantation in patients with severe aortic valve stenosis. *Int. J. Cardiol.* 255: 206–211.

[8] Sinning, J.–M., Horack, M., Grube, E. et al. (2012). The impact of peripheral arterial disease on early outcome after transcatheter aortic valve implantation. *Am. Heart J.* 164 (1): 102–110.

[9] Singh, G.D. and Southard, J.A. (2018). Hostile territory: navigating complex Iliofemoral access for a transfemoral first strategy in patients undergoing transcatheter aortic valve replacement. *Struct. Heart* 3 (1): 41–43.

[10] Cruz-González, I., González Ferreiro, R., Martín Moreiras, J. et al. (2019). Facilitated transfemoral access by shockwave lithoplasty for transcatheter aortic valve replacement. *JACC Cardiovasc. Interv.* 12

(5): e35–e38.

[11] Gorla, R., Cannone, G.S., Bedogni, F., and De Marco, F. (2018). Transfemoral aortic valve implantation following lithoplasty of iliac artery in a patient with poor vascular access. *Catheter. Cardiovasc. Interv.*: 2–4.

[12] Rylski, B., Szeto, W.Y., Bavaria, J.E. et al. (2014). Transcatheter aortic valve implantation in patients with ascending aortic dilatation: safety of the procedure and mid-term follow-up. *Eur. J. Cardio-Thorac. Surg.* 46 (2): 228–233.

[13] Orazio, A., Fang, K., Morris, M. et al. (2018). Impact of aortic aneurysms in trans-catheter aortic valve replacement: a single-Centre experience. *Indian Heart J.* 70: S303–S308.

[14] Sato, Y., Horiuchi, Y., Yahagi, K. et al. (2018). Simultaneous transcatheter aortic valve implantation and endovascular aneurysm repair in a patient with very severe aortic stenosis with abdominal aortic aneurysm. *J. Cardiol. Cases* 17 (4): 123–125.

[15] Vrachatis, D., Aznaouridis, C., Moldovan, C. et al. (2013). Predictive factors of vascular complications after transcatheter aortic valve implantation in patients treated with a default percutaneous strategy. *Cardiovasc. Ther.* 31 (5): e46–e54.

[16] Karim, M., Badini, A., Hassan Rizvi, S.N. et al. (2018). Assessment of femoral artery bifurcation level with conventional angiography. *Cureus* 10 (10): e3479.

[17] Gennari, M., Trabattoni, P., Roberto, M., and Agrifoglio, M. (2017). Superficial femoral artery access for transcatheter aortic valve replacement. *Interact. Cardiovasc. Thorac. Surg.* 24 (1): 150–152.

第 21 章　低风险患者

Low-Risk Patients

Brian C. Case　Toby Rogers　Ron Waksman　著
周国君　向艚博　廖延标　译　魏家富　校

一、背景

严重主动脉瓣狭窄的发生率一般随年龄增长而上升（18—44 岁发病率为 0.7%，75 岁及以上人群增至 13.3%[1]），主要病因是退行性改变。而年轻患者发病机制不同，早期的瓣膜衰败最常见的原因则是二叶式主动脉瓣。虽然无症状患者在密切随访与药物治疗下预后良好[2]，但是，症状的出现意味着疾病进展的开始，该进程包括一连串症状，如心绞痛、晕厥、心力衰竭，以及最终的死亡。有症状的重度主动脉瓣狭窄患者，在没有干预的情况下 5 年生存率为 15%～50%[3]。

SAVR 曾是治疗有症状的重度主动脉瓣狭窄患者的标准方法。而近 10 年来，TAVI 则变成治疗高风险主动脉瓣狭窄患者的主流方案。已有试验表明，TAVI 在治疗外科高风险患者时，效果不劣于甚至优于 SAVR[4, 5]。这些充满希望的结果进一步鼓励了该领域对外科中等风险患者的研究。结果仍然是令人满意的，PARTNER 2 和 SURTAVI 试验都表明，TAVI 和 SAVR 总效果持平[6, 7]。基于这些阳性的结果，现行指南建议在无法手术、外科高风险（Ⅰ级推荐）以及外科中风险（Ⅱa

级推荐）患者中实施 TAVI[8, 9]。此外，最近 4 个主要临床试验，包括北欧主动脉瓣介入（Nordic Aortic Valve Intervention，NOTION）试验、低风险 TAVI（Low Risk TAVI，LRT）试验、经导管主动脉瓣植入（Placement of AoRTic TraNscathetER Valve 3，PARTNER 3）试验和 Evolut 低风险（Evolut Low-Risk）试验，显示在低风险病患中 TAVI 具有不劣于甚至优于外科手术的效果[10-13]。本章尝试概述外科低风险患者人群的 TAVI 治疗。

二、历史回顾

（一）外科手术风险的定义

胸外科医师协会死亡风险预测（Society of Thoracic Surgeons' Predicted Risk of Mortality，STS-PROM）模型在预测外科手术死亡率的有效性已被验证[14]。而在 TAVI 中，STS-PROM 已被应用于患者个体手术风险评估和临床试验的结果对比。外科手术风险被分为高（STS-PROM>8%）、中（STS-PROM 4%～8%）和低（STS-PROM<4%）[14]。然而，重要的额外风险因素以及并发症并没有被纳

入此风险评估模型中。有严重并发症的年轻患者以及无任何并发症的老年患者的治疗决策也可能有差异。

此外，随着外科患者群体的加入，短期风险（short-term risk，STS）评分也随时间改变，这导致预估死亡率显著降低。另外，STS评分抓住了对 TAVI 手术来说并不是很重要的某些特征（如瓷化主动脉），并且漏掉了一些 TAVI 特异的项目（如瓣膜钙化分布）。这一改变对现有的临床试验和器械适应证的理解与实施有重要的指导作用[15, 16]。基于这些重要的差异，欧洲与美国的指南指出，每个患者的总体手术风险的决策应由心脏团队（包括心脏内科医师、外科医师和影像学医师等的多学科团队）基于每个患者做出个体化评估[8, 9]。

（二）中高风险经导管主动脉瓣植入术试验

2011 年，PARTNER 1 试验对重度主动脉瓣狭窄且外科高风险（STS-PROM＞8%）的受试者随机分配到 SAVR 手术和使用球囊扩张瓣膜的 TAVI 手术[4]。此试验表明，TAVI 在全因死亡率上的表现不劣于 SAVR。TAVI 患者在术后出现更多的严重血管并发症，而 SAVR 患者出现了更多的大出血与新发心房颤动[4]。此后，2014 年的美敦力 CoreValve 试验比较了应用自展瓣的 TAVI 与 SAVR 在外科高风险的重度主动脉瓣狭窄患者中的表现[5]，结果与 PARTNER 1 相似，甚至更优。

基于在外科高风险患者中的这些优秀结果，PARTNER 2 试验的研究者紧接着比较了球扩瓣 TAVI 和 SAVR 手术在外科中等风险患

者中的表现[6]，结果是 2 年内两组的全因死亡率或致残性卒中发生率相近。此外，TAVI 术后主动脉瓣口面积更大，出现急性肾损伤（acute kidney injury，AKI）、严重出血和新发心房颤动的概率更小。然而，外科手术的严重心血管并发症和瓣周漏更少[6]。最后，2017 年的 SURTAVI 试验详细比较了随机分入 TAVI（使用自展瓣）与 SAVR 组的中风险重度主动脉瓣狭窄患者的临床结局[7]。在术后 24 个月时，TAVI 组的死亡或致残性卒中的发生率不劣于 SAVR 组。外科手术有更高的急性肾损伤、心房颤动和严重出血的发生率，而 TAVI 则有更高的瓣周漏与起搏器植入发生率。另外，TAVI 比 SAVR 有更低的平均跨瓣压差和更大的主动脉瓣口面积。随着二代 TAVI 瓣膜的引入，临床结局的改善和在外科中风险试验中不劣于 SAVR 的表现，预计这个趋势也会继续在关键的低风险随机临床试验中被证实。

三、低风险经导管主动脉瓣植入术试验

时至今日，4 项大型临床试验比较了 TAVI 和 SAVR 在外科低风险的重度主动脉瓣狭窄患者中的结局，其基线特征（表 21-1）、30 天及 1 年的转归状况（表 21-2、表 21-3 和图 21-1）已展示如下。我们也进一步对现有的无症状严重主动脉瓣狭窄患者的数据进行了评述。

（一）NOTION 试验

NOTION 试验比较了 TAVI 与 SAVR 手

表 21-1　低风险 TAVI 试验中患者基线特征对比

	LRT（2019 年）	PARTNER 3（2019 年）	Evolut Low Risk（2019 年）
STS 评分	1.7%	1.9%	1.9%
平均年龄（岁）	73.6	73.3	74.1
既往 CABG	3.0%	3.0%	2.5%
经股动脉入路	100%	100%	99.0%
二叶瓣	0%	0%	0%

TAVI. 经导管主动脉瓣置入术；STS. 美国胸外科医师协会；CABG. 冠状动脉搭桥术

表 21-2　低风险试验 30 天内结局对比

	NOTION		LRT		Evolut Low Risk		PARTNER 3	
	TAVI	SAVR	TAVI	SAVR	TAVI	SAVR	TAVI	SAVR
全因死亡率	2.1%	3.7%	0.0%	0.7%	0.5%	1.3%	0.4%	1.1%
心血管死亡率	2.1%	3.7%	0.0%	0.0%	0.5%	1.3%	0.4%	0.2%
卒中	2.8%	3.0%	0.0%	0.6%	3.4%	3.4%	0.6%	2.4%
致残	–	–	0.0%	0.0%	0.5%	1.7%	0.0%	0.4%
心肌梗死	2.8%	6.0%	0.0%	–	0.9%	1.3%	1.0%	1.3%
永久起搏器植入	34.1%	1.6%	5.0%	4.5%	17.4%	6.1%	6.5%	4.0%
中 / 重度瓣周漏	15.7%	0.9%	1.0%	–	3.5%	0.5%	0.8%	0.0%
新发心房颤动	16.9%	57.8%	3.0%	40.8%	7.7%	35.4%	5.0%	39.5%
心内膜炎	0.7%	0.0%	0.0%	–	0.1%	0.2%	0.0%	0.2%
再次瓣膜介入	0.0%	0.0%	1.0%	–	0.4%	0.4%	0.0%	0.0%

术治疗年龄≥70 岁的重度主动脉瓣狭窄患者的效果[10]。在低风险 TAVI 试验中，NOTION 的随访时间最长，迄今为止已有 6 年。患者按 1∶1 比例随机分配至 TAVI（n=145）或 SAVR（n=135）组中。患者平均年龄 79.2 岁，其中 47% 为女性，81.8% 的患者外科风险 STS 分数＜3%。TAVI 组中的患者接受了第一代美敦力 CoreValve（也称为经典 CoreValve）自展瓣。96.5% 的病例为经股动脉入路，接近 89% 的患者使用了 26mm 或 29mm 的人工瓣膜。转行 SAVR 者占 2.1%，并且所有 SAVR 患者都接受了生物瓣膜置换。

主要复合终点为全因死亡率、卒中和心肌梗死。次要终点为安全性、有效性及超声

表 21-3　低风险试验 1 年内结局对比

	NOTION		LRT	Evolut Low Risk		PARTNER 3	
	TAVI	SAVR	TAVI	TAVI	SAVR	TAVI	SAVR
全因死亡率	4.9%	7.5%	3.0%	2.4%	3.0%	1.0%	2.5%
心血管死亡率	4.3%	7.5%	1.0%	1.7%	2.6%	0.8%	2.0%
卒中	2.9%	4.6%	2.1%	4.1%	4.3%	1.2%	3.1%
致残	–	–	0.0%	0.8%	2.4%	0.2%	0.9%
心肌梗死	3.5%	6.0%	1.0%	1.7%	1.6%	1.2%	2.2%
永久起搏器植入	38.0%	2.4%	7.3%	17.4%	6.1%	7.5%	5.5%
中 / 重度瓣周漏	15.7%	0.9%	1.5%	4.3%	1.5%	0.6%	0.5%
新发心房颤动	21.2%	59.4%	6.3%	7.7%	35.4%	7.0%	40.9%
心内膜炎	2.9%	1.6%	1.0%	0.2%	0.4%	0.2%	0.5%
再次瓣膜介入	0.0%	0.0%	1.0%	0.7%	0.6%	0.6%	0.5%

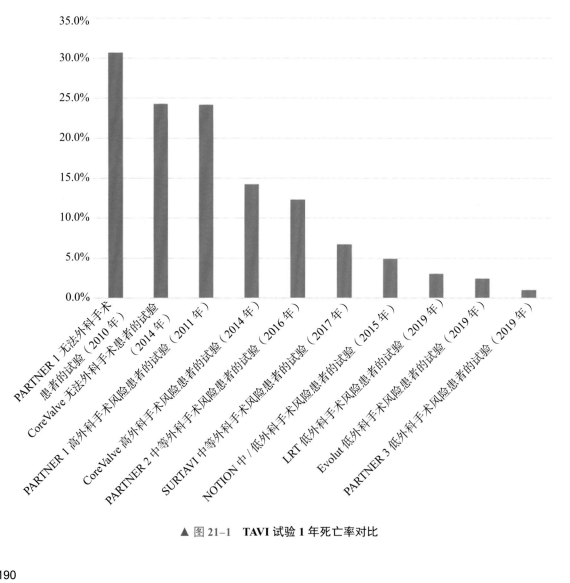

▲ 图 21-1　TAVI 试验 1 年死亡率对比

心动图结果。TAVI 和 SAVR 组的 1 年的主要复合终点分别是 13.1% 和 16.3%（ $P=0.43$ ），其中 TAVI 和 SAVR 组的死亡率分别为 4.9% 和 7.5%（ $P=0.38$ ）。到目前为止已报道 6 年随访结果[17]，结果显示 TAVI 组的全因死亡率（ 42.5% ）和 SAVR 组（ 37.7% ）相近（ $P=0.58$ ）。并且，6 年结果显示，TAVI 患者比起 SAVR 患者人工瓣膜瓣口面积更大（ $1.53cm^2$ vs. $1.16cm^2$ ， $P<0.001$ ），跨瓣压差更低（ 9.9mmHg vs. 14.7mmHg， $P<0.001$ ），并且这些差异不随时间改变[17]。但是，5 年结果显示，TAVI 患者比 SAVR 患者有更多的中度或重度的瓣周漏（ 8.2% vs. 0% ， $P<0.001$ ）和更高的新发起搏器植入率（ 43.7% vs 8.7% ， $P<0.001$ ）。

这些试验的结果表明，在低 STS-PROM 评分（中位数为 3%）的重度主动脉瓣狭窄患者中，使用第一代 CoreValve 自展瓣的 TAVI 手术的患者在术后 1 年直至 6 年有与 SAVR 手术的患者相似的事件发生率，而且，即使是使用第一代瓣膜的情况下，TAVI 手术在血流动力学上的表现看上去优于 SAVR 手术。但是，TAVI 组患者出现了更显著的主动脉瓣反流以及更高的起搏器植入需求[10]。

（二）LRT 试验

LRT 试验是研究者发起的前瞻性、多中心研究，是美国 FDA 批准的首个评估 TAVI 对比 SAVR 在低风险患者中可行性的临床器械研究豁免试验[11]。相比之前关键的中风险患者试验，LRT 试验的研究患者更年轻（平均年龄 73.6 岁），外科预估死亡风险更低，以及并发症更少。此试验的大多数患者接受了 Sapien 3 球扩瓣，仅有 11.8% 使用了 Evolut

R 或 Evolut PRO 自展瓣。主要临床终点为 30 天内的全因死亡率，次要临床终点包括 1 年临床结局和瓣膜血流动力学指标。LRT 试验纳入了 200 个低风险有症状的重度主动脉瓣狭窄患者，在 11 个中心进行 TAVI 手术。TAVI 组中，手术后 30 天内并未出现任何死亡与致残性卒中，并且起搏器植入率较低（ 5.0% ）。在 1 年的随访时，死亡率为 3.0%，卒中率为 2.1%，永久起搏器植入率为 7.3%。2 名患者（ 1.0% ）因感染性心内膜炎接受外科干预。

瓣叶低密度影增厚（hypoattenuated leaflet thickening，HALT）已被认为是一种能够影响卒中发生率或导致瓣膜血流动力学恶化的 CT 表现。因为瓣膜上的血栓形成发生率增高，所以 HALT 可能会使卒中发生率上升；而瓣叶增厚和活动受限可导致瓣膜血流动力学恶化。LRT 试验研究了 HALT，发现 30 天内有 14% 的患者发生 HALT。有趣的是，HALT 只发生在使用了球扩瓣的患者身上。这 14% 在 30 天内出现 HALT 的 TAVI 患者中，血流动力学在 1 年内并无改变，但是卒中发生率却在数值上增加（ 3.8% vs. 1.9% ， $P=0.53$ ）。在低风险有症状的重度主动脉瓣狭窄患者中进行 TAVI 在 1 年内似乎是安全的。少数 TAVI 患者在 30 天时观察到 HALT，对更长一段时间的瓣膜血流动力学并无影响。LRT 试验是第一个报道低风险患者接受 TAVI 后 1 年结局的前瞻性试验[11]。

（三）PARTNER 3 试验

PARTNER 3 试验对比了使用球扩瓣的 TAVI 与 SAVR 治疗适合 TAVI 的低外科风险

（STS PROM ＜4%）的重度主动脉瓣狭窄患者[12]。分配到 TAVI 组的患者接受了 Sapien 3 球扩瓣的 THV。对照组患者接受了传统 SAVR 生物瓣膜。相比更早的 PARTNER 试验，这些患者更加年轻（平均年龄 73.3 岁），男性占比更大（67.5%），并且并发症更少、症状更轻。

在 71 个中心，503 名患者被随机分配到 TAVI 组，497 名患者随机分配到 SAVR 组。该试验设计为对患者进行长至 10 年的随访，但是最近发表了第一年的结果[7]。主要终点为全因死亡率、任何原因卒中或再入院（瓣膜、手术或心力衰竭导致的）的复合终点。TAVI 组患者主要复合终点事件发生率显著低于 SAVR 组（8.5% vs. 15.1%，P＜0.001）。并且，该试验报道的是 TAVI 在 1 年随访时的优效性（HR=0.54，95%CI 0.37～0.79；P=0.001）。

在 1 年的随访过程中，总共有 16 名患者死亡（SAVR 组 11 例和 TAVI 组 5 例），即 TAVI 组死亡率为 1%，SAVR 组死亡率为 2.5%。14 个 SAVR 组患者（3.1%）和 6 个 TAVI 患者（1.2%）发生了卒中。而且外科手术组的患者也比 TAVI 组患者更倾向于需要再入院（11% vs. 7.3%）。

研究也分析了一些次要终点，其中住院时长 TAVI 组（3 天）短于 SAVR 组（7 天）。在 30 天时，TAVI 组患者也比 SAVR 组功能恢复更明显（基于 6min 步行试验与生命质量评估量表）。TAVI 组新发心房颤动发生率也比 SAVR 组更少（30 天：TAVI 组 5% vs. SAVR 组 39.5%，P＜0.0001；1 年：TAVI 组 7.0% vs. SAVR 组 40.7%，P＜0.0001）。有意思的是，

严重血管并发症在两组之间比较接近。TAVI 组在 30 天内有更多的新永久起搏器植入的需求（TAVI 组 6.6%，SAVR 组 4.1%）。此外，研究者发现 TAVI 术后有更多的新发左束支传导阻滞，这可能预示未来的新发起搏器植入。最后，1 年内中重度的瓣周漏情况两组相近（TAVI 组为 0.82%，SAVR 组为 0.0%，P=0.08）。但是仍然有明显更多的 TAVI 患者在 30 天及 1 年内出现轻度或以上的瓣周漏（30 天：TAVI 组 29.6% vs. SAVR 组 2.9%，P＜0.0001；1 年：TAVI 组 30.0% vs. SAVR 组 2.6%，P＜0.0001）

PARTNER 3 试验有 2 个基本的局限性。第一，数据只报道了 1 年的随访情况，我们需要更长的随访来确定瓣膜的耐久性，随访监测这些患者长达 10 年的试验会帮助回答这个问题。第二，某些患者被排除在该研究外，如二叶式主动脉瓣患者或解剖条件太差不适合做 TAVI 的患者[12]。

（四）Evolut 低风险试验

Evolut 低风险试验设计用于评估在外科低危患者（定义为 STS-PROM＜3%）中，采用 Medtronic 公司的环上瓣设计的自展瓣行 TAVI 手术的安全性与有效性（CoreValve 为 3.6%；Evolut R 为 74%；Evolut PRO 为 22.4%）[12]。这个试验将 STS PROM＜3% 的重度主动脉瓣狭窄患者随机分配到自展瓣 TAVI 组或 SAVR 组。来自 86 个中心的患者在随机分配后，725 个患者进入 TAVI 组，678 个患者进入 SAVR 组。Evolut 低风险试验也计划了 10 年期的随访，并且最近已发表了 2 年的随访结果。

研究的主要终点是 24 个月时 TAVI 与 SAVR 在全因死亡率或致残性卒中复合结果的非劣效性。次要终点包括了 30 天复合安全终点（死亡、致残性卒中、危及生命的出血、严重血管并发症和急性肾损伤）、30 天的主要终点及各个单项（30 天危及生命的出血、30 天永久性起搏器植入和 30 天新发心房颤动）。血流动力学评估包括 30 天的平均跨瓣压差、有效瓣口面积和主动脉瓣反流。在这项事先制定指标的分析中，TAVI 组的 432 个患者（有 2 年随访数据 $n=72$）和 352 个 SAVR 组的患者（有 2 年随访数据 $n=65$）有 12 个月的随访数据。中位随访时长为 12.2 个月，且只有 9.3% 的随机分组患者实际上达到了 2 年的随访时长。

TAVI 组主要终点的发生率为 5.3%［95% 贝叶斯置信区间（bayesian credible interval，BCI）为 3.3～8.0］，SAVR 组为 6.7%（95%BCI 为 4.4～9.6），这已经达到了事先确定的非劣效性阈值（非劣效性后验概率，＞0.999），但并未达到优效性（优势性后验概率，＞0.799）。TAVI 组 30 天内次要安全终点事件发生率更小（TAVI 组为 5.3%，SAVR 组为 10.7%），新发心房颤动更少（TAVI 组为 7.7%，SAVR 组为 35.4%），危及生命的出血（2.4% vs. 7.5%）和急性肾损伤发生率也更小（0.9% vs. 2.8%）。1 年时，TAVI 组比 SAVR 组永久心脏起搏器植入和中重度的主动脉瓣反流发生率更高，但有更小的平均跨瓣压差（8.6mmHg vs. 11.2mmHg）和更大的平均有效瓣口面积（2.3cm² vs. 2.0cm²）。

TAVI 组在 30 天时主动脉瓣口面积显著增加 0.2cm²（具有统计学意义），在 1 年时保持这一趋势，并且在有 2 年随访数据的患者中也如此。相似地，TAVI 术后主动脉瓣跨瓣压差统计学上显著降低 1.9mmHg，而在 1 年和 2 年的随访中有轻微增加。在 30 天与 1 年时，TAVI 组出现了各种严重程度的 PVL 增加（$P<0.0001$），主要表现为 TAVI 组轻度及以上瓣周漏患者更多。在 30 天或 1 年时，SAVR 组的心房颤动发生率比 TAVI 组更多（30 天：35.4% vs. 7.7%，$P<0.001$；1 年：38.3% vs. 9.8%，$P<0.001$）[12]。

（五）低风险试验总结

这些试验在死亡率和致残性卒中方面得出了阳性短期证据。这些发现可以与其他纳入现代 TAVI 技术不适宜患者（外科卒中风险）的两个试验结果相结合（PARTNER 2[6] 和 SURTAVI[7]）。就致残性卒中而言，随机分配到 TAVI 组的低风险患者的卒中发生率较 SAVR 组降低较为显著，而在中风险患者中并非如此。在意料之中的是，两种治疗组的低危患者不良事件发生率都降低了。另外值得注意的是，永久起搏器植入的发生率在 PARTNER 3[12] 试验中只是稍微增加，但 Evolut 低风险试验[13] 中的发生率则有显著增加，这一发现与 PARTNER 2[6] 和 SURTAVI[7] 试验一致（表 21-2 和表 21-3）。

（六）早期 TAVI 试验

上述试验已经展示出 TAVI 在外科低风险重度主动脉瓣狭窄患者中的获益，下一个问题就是确定干预的时机。等待症状出现再介入对于某些患者可能有些晚了，有些人可能在无症状重度主动脉瓣狭窄患者时候进行介入会更有益。实际上，最近的一个回顾性分析显示，等待无症状重度主动脉瓣狭窄患者出现症状后再进行 SAVR 干预，会增加死亡风险[18]。这项分析中，研究者检查 2005—2013 年中共 265 个无症状主动脉瓣狭窄患者的医疗记录，这些患者被建议早期手术或密切观察。SAVR 组比观察等待组的患者年龄更小，主动脉瓣口面积更小，跨瓣压差更高。被分到 SAVR 组的患者大部分实际进行了手术（93%），观察等待组的患者最终也有近半数进行了外科手术（47%）。1 年时，两组的全因死亡率并无显著差异。但是，观察等待组的 2 年死亡率明显高于早期瓣膜置换干预组（分别为 16.1% 和 7.5%；P=0.044），3 年死亡率也同样如此（分别为 21.1% 和 9.0%；P=0.011）。在观察等待组中进行了 SAVR 的患者也比未手术者总体生存率更好[18]。

现在，研究者正试图用随机对照的早期 TAVI 试验来回答这个问题[19]。这个研究最近正在积极地招募患者，它是一个前瞻性、随机、多中心对照试验。患者会被 1∶1 随机分配到使用 Sapien 3 瓣膜的 TAVI 组和临床密切观察组（表 21-4）。研究会对患者进行 2 年的随访观察，主要终点为包括全因死亡率、所有卒中和计划外心血管原因入院的非分层复合终点。希望这个试验可以帮助内科医师衡量 TAVI 在无症状重度主动脉瓣狭窄患者中是否安全及有效，并决定适宜的观察等待时间。

四、未来的挑战

如果 TAVI 要在低风险患者中被广泛应用，剩下的亟待解决的关键问题如下。

（一）经导管瓣膜耐久性

瓣膜长期耐久性时 TAVI 完全向低风险、年轻患者群体推广中的重要问题之一，并且尚未解决。年轻的患者往往有超过 10 年的期望寿命，这个时间可能也比假体瓣膜 10 年的预期使用寿命更久。所以，在低风险 TAVI 群体中提高这些瓣膜的长期耐久性是一大目标。

据 PARTNER 试验的长期超声心动图评估显示，血流动力学在 TAVI 术后 5 年的随访中处于稳定状态[20]。更近期的 NOTION 试验确认了在 TAVI 术后最长至 6 年随访的血流动力学指标是极好的，而且甚至超越了 SAVR[10]。这些试验得出了一个假设：对拥有小主动脉瓣环的患者来说，TAVI 会比 SAVR 出现更少的患者 – 瓣膜不匹配现象（patient–prosthesis mismatch，PPM）。但是，尽管 TAVI 术后 PPM 发生率更低，相较于 SAVR，TAVR 术后却有更高的瓣周漏发生率。中重度的瓣周漏有着更高的长期死亡率和再入院率[21]。考虑到 TAVI 术后瓣周漏更明显，有学者认为降低瓣周漏的发生率是提升长期瓣膜耐久性的关键。下一代 TAVI 器械需要降低瓣周漏发生率达到与 SAVR 数据相称的程度。

另外，亚临床瓣叶血栓（如 HALT）和其对血流动力学和临床结局的影响需要被评估，因为它们在 TAVI 术后比 SAVR 术后明显更常见[11]。HALT 可以导致卒中发生率增加，也会因限制瓣叶活动而导致瓣膜功能障碍。为减少对瓣膜耐久度的担忧，我们需要匹配十多年来外科生物瓣的可用数据。并且，我们还需要确定 TAVI 术后理想的抗血栓方案，从而减少 HALT 的出现。

（二）二叶式主动脉瓣狭窄

转向更年轻的患者时，二叶式主动脉瓣疾病的患病率不可避免地有所增加。二叶式主动脉瓣形态比较常见，且在更年轻时出现症状[22]。来自回顾性注册研究的数据显示，相比三叶式主动脉瓣疾病的患者，二叶式主动脉瓣患者 TAVI 手术成功率更低，TAVI 术后残留瓣周漏发生率更高[23]。这些结果主要因为二叶式主动脉瓣基本的解剖结构。二叶式主动脉瓣通常瓣环更大，并且先天就是非圆形的，有着更严重且不对称的瓣叶钙化，这些都导致更高的瓣周漏发生率。此外，此类患者也常伴发主动脉病变，很可能会增加主动脉夹层或破裂的风险。同时，这些主动脉病变自身也能在进行外科主动脉瓣置换手术同时进行更好的治疗。

在二叶式主动脉瓣患者中植入新一代的器械产生了更好的结果，这使 TAVI 有希望在未来成为二叶瓣膜病治疗的有效选择之一[24]。最近，研究者回顾性地对比了来自胸外科医师协会 / 美国心脏病学会经导管瓣膜治疗注册研究（STS/American College of Cardiology Transcatheter Valve Therapy Registry，STS/ACC TVT Registry）中已进行 TAVI 手术的三叶瓣与二叶瓣的主动脉瓣狭窄患者。他们的分析显示，术后 30 天和 1 年的全因死亡率都是相近的。但是，二叶瓣主动脉瓣狭窄患者 30 天内的卒中发生率略高（2.4% vs 1.6%），而且还有更高的需要中转开胸手术的并发症发生率（二叶瓣是 0.9%，三叶瓣是 0.4%）[24]。因为这些因素，指南现在推荐这些患者行 SAVR 手术，并且未来我们还需要开展相关的随机临床试验（表 21-4）。

（三）永久性起搏器植入

如上所述，接受 TAVI 手术患者的永久性起搏器植入率比 SAVR 更高，尤其是植入自展瓣的患者。术后植入永久性起搏器主要因为术后心律失常出现得相对更加频繁，以及大部分现有可用的瓣膜植入位置不当时无法回收。传导功能障碍与人工瓣膜伸入左心室流出道（left ventricular outflow tract，LVOT）、预扩或后扩产生的机械性损伤，或者由导管或导丝本身引起的创伤有关。我们需要进一步的更长随访时间的研究去论证，尤其在年轻患者中，新的永久性起搏器植入对长期死亡率的影响。具有更低的径向支撑力、左心室流出道中的更短的瓣架和重定位功能的新型人工瓣膜，可能可以降低术后永久起搏器植入率，但是我们还需要更多的数据支撑。

（四）冠状动脉路径

随着经导管人工瓣膜的使用扩展到年轻患者，冠状动脉路径成为另一个变得越来越重要的问题。在这些患者群体中，急性冠状动脉综合征的发生率和 PCI 的需求将增加。由于在瓣膜结构方面，自展瓣比球扩瓣瓣架更长，从而使利用导管进入冠状动脉行 PCI 可能变得更加困难。这种困境提出了在 TAVI 前需要进行 PCI 的时机问题。以前，这些低风险患者会从同期进行的 SAVR 手术与 CABG 中获益，但是现在，我们需要制订和验证新的治疗策略[25]。

表 21-4　进行中的低风险 TAVI 临床试验

研究名称 [a]	研究目的	比较内容	主要终点
使用美敦力 TAVI 系统的 TAVI 治疗 SAVR 低预期二叶瓣主动脉瓣狭窄死亡风险人群（2019 年）	研究美敦力 TAVI 系统在二叶式主动脉瓣的低 SAVR 风险重度主动脉瓣狭窄患者中的操作安全性与有效性	单组分配	• 器械与手术的安全性：全因死亡或致残性卒中率（30 天） • 器械与手术的有效性：器械成功率（7 天）
经股动脉 TAVI 术后早期出院的可行性与安全性：FAST-TAVI 研究（2019 年）	低风险 TAVI 患者可以在术后早期出院，且没有额外的风险	单组分配	TAVI 术后早期出院的可行性与安全性：累计死亡率、住院率与并发症（30 天）
抗凝与双联抗血小板治疗预防 TAVI 术后瓣叶血栓与脑栓塞：ADAPT-TAVI 研究（2019 年）	比较新型口服抗凝药物（NOAC）联合依度沙班治疗和双联抗血小板治疗在预防 TAVI 术后瓣叶血栓和脑栓塞的效果	NOAC 组：依度沙班 60mg 每日口服 vs. DAPT 组：氯吡格雷 75mg 每日口服 + 阿司匹林 81mg 每日口服	瓣叶血栓的发生率（6 个月）
TAVI 手术患者的抗血小板治疗：POPular-TAVI 研究（2020 年）	确定 TAVI 术后前 3 个月联合氯吡格雷与否的阿司匹林和 NOAC 的安全性和有效性	队列 A 阿司匹林 81mg 每日口服 + 氯吡格雷 75mg 每日口服（3 个月） vs. 阿司匹林 81mg 每日口服 队列 B NOAC+ 氯吡格雷 75mg 每日口服（3 个月） vs. NOAC	无所有出血类并发症（1 年内）
在无症状重度主动脉瓣狭窄患者中进行 TAVI 或监护的对比评估：早期 TAVI 试验（2021 年）	在无症状重度主动脉瓣狭窄患者中比较接受了 TAVI 手术或仅接受临床监护的群体	SAPIEN 3 瓣膜 vs. 临床监护	不发生非分层的复合全因死亡、所有卒中和预期外的心血管原因再住院（2 年）
避免低风险 TAVI 手术的经导管瓣膜功能异常的策略：LRT 2.0 试验（2023 年）	研究低风险 TAVI 患者的最优抗栓 / 抗血小板治疗方案	华法林联合低剂量阿司匹林 81mg 每日口服 vs. 阿司匹林 81mg 每日口服单药治疗 vs. 注册研究组：已存在抗凝指征的患者	• 全因死亡率 • 所有卒中 • 危及生命的严重出血 • 严重血管并发症 • 瓣膜相关的症状或恶化的充血性心力衰竭导致的再入院 • 低密度瓣叶增厚 • 中度瓣叶活动受限 • 血流动力学功能障碍 • 30 天的随访

a. 括号内年份为该研究预计的完成时间

（五）终身管理

即使上述问题已被解决，瓣膜的衰败也会在患者生命中的一些时点发生，这也导致需要 SAVR 或瓣中瓣手术。随着 TAVI 在年轻患者中普及，这些问题会变得更加明显和必要。瓣中瓣手术治疗衰败外科主动脉生物瓣已得出令人鼓舞的结果[26]。在衰败瓣膜中，尤其是衰败的经导管瓣膜中，瓣中瓣手术是否能系统性地达成这样的结果，还需要长期的验证。而且，我们还需要确定这些瓣膜的植入时间和策略。未来在衰败的经导管瓣膜中进行二次 TAVI 是否是正确的解决方法？或者更应该先进行 SAVR 手术，然后行二次TAVI？更进一步说，患者情况也不尽相同，有些患者由于冠状动脉阻塞风险增加或者存在未来冠状动脉路径的顾虑而无法进行瓣中瓣手术。在未来，我们需要解决这些问题，从而能给患者确定最好的治疗方案。

（六）哪些低风险患者未来仍然应当进行外科主动脉瓣置换术

尽管本章已列出诸多阳性的研究成果，仍然有一些低风险的患者行 SAVR 治疗比 TAVI 治疗更获益。

1. 二叶式主动脉瓣亚型

有些二叶瓣患者，尤其是 Sievers 0 型（无嵴）可能不适用 TAVI。Sievers 0 型瓣膜可能有垂直方向的冠状动脉开口（侧向型有左冠瓣和右冠瓣），这会导致左右冠状动脉开口之间的距离很窄[22]。这种解剖异常增加了TAVI 术中冠状动脉梗阻的可能，并且这些二叶瓣的解剖结构可能会引起经导管人工瓣膜

自身扩张不足，最终导致更高的瓣周漏发生率。更进一步地，二叶瓣通常伴随主动脉病变，比如主动脉缩窄、主动脉夹层和主动脉瘤。这些病变可能会难以避免地排除 TAVI 并倾向于外科干预[22]。

2. 严重的左心室流出道钙化

钙化的分布与严重程度，尤其是左心室流出道的钙化，对瓣膜能否成功植入有显著的影响。许多研究显示，左心室流出道的明显钙化会导致更高的明显瓣周漏发生率[27-30]，并且左心室流出道钙化本身也可作为 TAVI 术中瓣周漏的预测指标[30]。另外，左心室流出道的钙化严重程度与令人畏惧的主动脉瓣环破裂这一 TAVI 并发症有直接的联系。主动脉瓣环破裂在球扩瓣中更常见，并且还有很高的死亡率[31]。我们应该竭尽全力在 TAVI 术前计划中避免这种可怕的并发症。最后，研究显示，中重度的左心室流出道钙化患者相比轻度或者无左心室流出道钙化患者来说，2 年生存率更低[29]。鉴于上述原因，TAVI 术前应该常规评估左心室流出道钙化的严重程度，有严重左心室流出道钙化的患者可能更适合外科手术。

3. 严重冠状动脉疾病

如本章所述，TAVI 向低风险人群拓展前进的挑战之一是冠状动脉入路和实施 PCI 的时机。尽管有必要确定治疗策略，但根据目前指南，有严重冠状动脉疾病的患者同期需要 SAVR 手术时，仍能从 CABG 中获益。这些患者包括显著的左主干病变、三支血管病变，或患有糖尿病的双血管病变患者[32]。对这些患者来说，虽然患者可能属于外科低危组，可以行 TAVI 手术，但是严重冠状动脉疾

病让他们更适合行外科手术。

4. 其他结构性心脏疾病

多种心脏疾病会将患者排除在 TAVI 手术外。对有多重重度瓣膜功能异常（如重度二尖瓣反流、重度二尖瓣狭窄、重度三尖瓣或肺动脉瓣疾病）和重度主动脉瓣狭窄患者来说，外科手术仍然是更好的治疗手段。虽然有针对重度的二尖瓣、三尖瓣和肺动脉瓣膜异常的经皮介入治疗选择，但是现在这些选择仅供用于外科极高风险的患者[33]。患有多瓣膜功能异常的低风险患者应该使用外科手术，而非多重的经皮介入治疗策略[33]。

如前所述，主动脉根部病变（缩窄、扩张、动脉瘤）在重度主动脉瓣狭窄患者中很常见，二叶瓣患者则更甚[22]。目前，主动脉根部病变患者尚无经皮介入治疗的选择，而且 TAVI 手术在此类患者中的并发症概率更高。所以，这些患有主动脉疾病的重度主动脉瓣狭窄患者仍应接受外科主动脉根部置换，以确保更安全的结局[34]。

肥厚型心肌病（hypertrophic cardiomyopathy，HCM）是一种导致心肌组织异常增厚的遗传性疾病[35]。典型的肥厚型心肌病中，室间隔基底部异常增厚邻近左心室流出道。肥厚型心肌病会使左心室流出道梗阻，并导致晕厥、室性心动过速或心源性猝死[35]。患者一般会行外科心肌切除术，手术去除肥厚的心肌组织。相比 TAVI，患有肥厚型心肌病的重度主动脉瓣狭窄患者从 SAVR 加心肌切除术中可能获益更多[35]。此外，还有一些理论层面的观点认为 TAVI 手术会加重左心室流出道的梗阻，从而使肥厚型心肌病患者的预后更差，但是这种说法还缺乏随机对照试验的支撑。

5. 小主动脉瓣环

有极小主动脉瓣环的患者引发了另一些议题。如果这类患者使用小的生物瓣，那么出现患者 - 瓣膜不匹配的可能性则很高。这种不匹配可能会导致跨瓣压差升高，生物瓣膜在瓣叶剪切力增加的情况下可能更易衰败。鉴于经导管瓣膜金属框架小，有人认为 TAVI 会带来更大的有效瓣口面积。实际上，外科医师也有很多方法来增大瓣膜大小，比如主动脉根部扩大手术，或使用无缝线或无支架瓣膜植入。如果外科医师愿意实施其中一种操作的话，那么外科手术将会是避免严重患者 - 瓣膜不匹配的有益方式。

6. 无备选入路

正如低风险试验所示，经股动脉入路使用率最高，且是 TAVI 首选的入路位置。但是，有 15% 的患者选择了其他的入路进行手术[36]，这些入路包括经心尖、经颈动脉、经锁骨下动脉，甚至是经腔静脉[36]。心脏团队确定患者最优入路。话虽如此，仍有小部分患者无任何可行入路行经皮介入。这类主动脉瓣狭窄患者即便属于低危，还是需要进行胸骨切开的 SAVR 来治疗。

7. 患者的偏好

患者与医师共同参与决策过程，会让患者依从性更佳，并且收获更好的结果[37]。由于机械瓣的长期耐久性更好，有些低风险年轻患者可能更倾向通过外科手术接受机械瓣植入，而非接受 TAVI 瓣膜。即使需要长期进行抗凝治疗，他们更倾向机械瓣，而非植入生物瓣后在生命中可能进行多次手术[38]。如果患者倾向于外科手术，即使我们知道 TAVI 在低风险的患者取得了好的结果，医师也应该尊重他们的选择，并进行外科机械瓣置换手术。

（七）经导管主动脉瓣植入术术后药物管理

据低风险试验所示，卒中和严重出血这两个并发症的发生率仍然很高，而且与死亡率密切相关。尽管这一领域有很多进展，但成功的 TAVI 术后最佳抗栓方案，由于缺乏随机临床试验支持，至今仍无定论。现在，无口服抗凝药物指针的患者（如心房颤动或血栓栓塞），都是经验性给予双联抗血小板治疗，一般包括阿司匹林每日 81mg 联合氯吡格雷 75mg，持续 3～6 个月[39]。此后改为单用阿司匹林每日 81mg，终身用药。但是，我们从冠状动脉疾病患者的研究中得知，相较单药抗血小板治疗，双联抗血小板治疗的出血风险更高。下一步需要确定是否应该缩短双联抗血小板治疗的治疗时间，甚至完全不用双联抗血小板治疗。另外，非维生素 K 的口服抗凝药物和华法林已进入临床研究，来解决心房颤动患者进行 TAVI 手术的问题，以及其治疗 HALT 的作用。我们需要临床试验来系统性地确定这些方法的风险与收益，目前某些临床试验也正在进行中（表 21-4）。

LRT 2.0 试验已经完成了招募，来帮助回答低风险患者抗栓方案的问题[40]。这是一个多中心、前瞻性的随机实验，连续纳入 200 例低风险有症状的重度主动脉瓣狭窄患者（表 21-4）。这个研究旨在验证在低风险患者中行 TAVI 治疗的最佳抗凝或抗血小板方案。在 TAVI 术后，患者被随机分配至华法林加低剂量阿司匹林（81mg）或低剂量阿司匹林（81mg）单药组，持续 30～45 天。有其他抗凝指征的患者（心房颤动或血栓栓塞）不会被随机分配，而是单独进入注册研究组。此试验观察了患者的 30 天结局，包括全因死亡、所有的卒中、危及生命和严重的出血、严重血管并发症、瓣膜相关症状导致的住院、HALT、中度或更重度的瓣膜运动受限和瓣膜的血流动力学障碍（表 21-4）。

（八）经导管主动脉瓣植入术手术量对医院的影响

鉴于 4 个主要的低风险临床试验结果，国内 TAVI 的手术量将显著增加。现在低风险的 TAVI 手术已获得 FDA 批准，一些原本想接受外科手术的更健康的外科低风险患者将会转而接受 TAVI 手术。医院需要为大量患者的涌入做好准备，并且持续改善加快患者 TAVI 术后康复与出院流程。此外，文献显示 TAVI 手术量大的医院往往有更好的术后 30 天生存情况[41]。可能有人会认为，提高 TAVI 医院或中心的最低手术量要求可能可以提升结局的质量；但是随着 TAVI 手术在低风险人群中越来越普及、候选 TAVI 患者持续增加的情况下，这种增长还需与总体治疗能力相平衡。

最后，随着 TAVI 手术量持续增加的情况下，我们 TAVI 与 SAVR 的成本效益需要进一步确定。众所周知，在中风险主动脉瓣狭窄患者中，TAVI 提供比 SAVR 更高的质量调整预期寿命和更低的长期成本，在美国医疗保健系统中具有经济优势[42]。而这些相关结果也将需要在低风险人群中进行进一步证实。

（九）进行中的临床试验

NOTION、LRT、PARTNER 3 和 Evolut 低风险试验将会持续地报道随访至 10 年的结局。另外，如上所述，Early TAVI Trial 试验会帮助确定对无症重度主动脉瓣狭窄患者最佳的 TAVI 手术时机。进一步的 LRT 试验已总结在表 21-4 中。

结论

TAVI 已经成为无法外科手术的有症状的重度主动脉瓣狭窄患者的标准治疗方案，也是外科高或中风险患者的主流治疗方案。从在低外科手术风险的患者群体中对比 TAVI 与 SAVR 两者的临床试验结果来看，TAVI 是有望在美国通过商业审批的。一旦获得准入，TAVI 将很可能成为低风险患者的主流治疗方案，毕竟患者及家属更倾向低侵入性的操作。有必要强调多学科心脏团队为个别患者制订最优治疗策略的持续价值，与患者共同决策是这一过程中的重要因素。最后，外科手术风险的概念将会逐渐变得不重要，相反，外科手术应该作为那些高 TAVI 风险的患者的备选策略。

利益声明

Ron Waksman——顾问委员会：Amgen，Boston Scientific，Cardioset，Cardiovascular Systems Inc.，Medtronic，Philips，Pfi-Cardia Ltd.；咨询公司：Amgen，Biotronik，Boston Scientific，Cardioset，Cardiovascular Systems Inc.，Medtronic，Philips，Pi-Cardia Ltd.；资助：AstraZeneca，Biotronik，Boston Scientific，Chiesi；演讲人：AstraZeneca，Chiesi；投资者：MedAlliance。

Toby Rogers——顾问和监事：Medtronic，Edwards Lifesciences。

Brian C. Case——无。

参考文献

[1] Nkomo, V.T., Gardin, T.N., Skelton, J.S. et al. (2006). Burden of valvular heart diseases: a population-based study. *Lancet* 368 (9540): 1005–1011.

[2] Lancellotti, P., Magne, J., Dulgheru, R. et al. (2018). Outcomes of patients with asymptomatic aortic stenosis followed up in heart valve clinics. *The Journal of the American Medical Association: Cardiology* 3 (11): 1060–1068.

[3] Vahanian, A., Alfieri, O., Andreotti, F. et al. (2012). ESC Committee for practice guidelines (CPG), Joint Task Force on the Management of Valvular Heart Disease of the European Society of Cardiology (ESC), European Association for Cardio-Thoracic Surgery (EACTS). Guidelines on the management of valvular heart disease (version 2012): the Joint Task Force on the Management of Valvular Heart Disease of the European Society of Cardiology (ESC) and the European Association for Cardio-Thoracic Surgery (EACTS). *European Journal of Cardio- Thoracic Surgery* 42 (4): S1–S44.

[4] Smith, C.R., Leon, M.B., Mack, M.J. et al. (2011). Transcatheter versus surgical aortic-valve replacement in high-risk patients. *The New England Journal of Medicine* 364: 2187–2198.

[5] Adams, D.H., Popma, J.J., Reardon, M.J. et al. (2014). Transcatheter aortic-valve replacement with a self-expanding prosthesis. *The New England Journal of*

Medicine 370: 1790–1798.

[6] Leon, M.B., Smith, C.R., Mack, M.J. et al. (2016). Transcatheter or surgical aortic-valve replacement in intermediate-risk patients. *The New England Journal of Medicine* 374: 1609–1620.

[7] Reardon, M.J., Van Mieghem, N.M., Popma, J.J. et al. (2017). Surgical or Transcatheter aortic-valve replacement in intermediate-risk patients. *The New England Journal of Medicine* 376: 1321–1331.

[8] Baumgartner, H., Falk, V., Bax, J.J. et al. (2017). ESE/ EACTS guidelines for the management of valvular heart disease. *European Heart Journal* 38: 2739–2791.

[9] Nishimura, R.A., Otto, C.M., Bonow, R.O. et al. (2017). AHA/ACC focused update of the 2014 AHA/ACC guideline for the Management of Patients with Valvular Heart Disease: a report of the American College of Cardiology/American Heart Association Task Force on Clinical Practice Guidelines. *Journal of the American College of Cardiology* 70: 252–289.

[10] Thyregod, H.G., Ihlemann, N., Jorgensen, T.H. et al. (2019). Five-year clinical and echocardiographic outcomes from the NOTION randomized clinical trial in patients at lower surgical risk. *Circulation* 139: 2714–2723.

[11] Waksman, R., Rogers, R., Torguson, R. et al. (2018). Transcatheter aortic valve replacement in low-risk patients with symptomatic severe aortic stenosis. *Journal of the American College of Cardiology* 72: 2095–2105.

[12] Mack, M.J., Leon, M.B., Thourani, V.H. et al. (2019). Transcatheter aortic-valve replacement with a balloon-expandable valve in low-risk patients. *The New England Journal of Medicine* 380: 1695–1705.

[13] Popma, J.J., Deeb, G.M., Yakubov, S.J. et al. (2019). Transcatheter aortic-valve replacement with a self-expanding valve in low-risk patients. *The New England Journal of Medicine* 380: 1706–1715.

[14] Puskas, J.D., Kilgo, P.D., Thourani, V.H. et al. (2012). The Society of Thoracic Surgeons 30–day predicted risk of mortality score also predicts long-term survival. *The Annals of Thoracic Surgery* 93: 26–35.

[15] Rogers, T., Koifman, E., Patel, N. et al. (2017). Society of Thoracic Surgeons score variance results in risk reclassification of patients undergoing transcatheter aortic valve replacement. *The Journal of the American Medical Association: Cardiology* 2: 455–456.

[16] Kimar, A., Sato, K., Narayanswami, J. et al. (2018). Current Society of Thoracic Surgeons model reclassifies mortality risk in patients undergoing transcatheter aortic valve replacement. *Circulation. Cardiovascular Interventions* 11: e006664.

[17] Sondergaard, L., Ihlemann, N., Capodanno, D. et al. (2019). Durability of transcatheter and surgical bioprosthetic aortic valves in patients at lower surgical risk. *Journal of the American College of Cardiology* 73: 546–553.

[18] Campo, J., Tsoris, A., Kruse, J. et al. (2019). Prognosis of severe asymptomatic aortic stenosis with and without surgery. *Annals of Thoracic Surgery* 108 (1): 74–79.

[19] ClinicalTrials.gov [Internet]. Bethesda (MD): National Library of Medicine (US) (2019). Identifier NCT03042104. Evaluation of Transcatheter Aortic Valve Replacement Compared to Surveillance for Patients with Asymptomatic Severe Aortic Stenosis.

[20] Douglas, P.S., Leon, M.B., Mack, M.J. et al. (2017). Longitudinal hemodynamics of transcatheter and surgical aortic valves in the PARTNER trial. *The Journal of the American Medical Association: Cardiology* 2: 1197–1206.

[21] Kodali, S., Pibarot, R., Douglas, P.S. et al. (2015). Paravalvular regurgitation after transcatheter aortic valve replacement with the Edwards Sapien valve in the PARTNER trial: characterizing patients and impact on outcomes. *European Heart Journal* 36: 449–456.

[22] Roberts, W.C. and Ko, J.M. (2005). Frequency by decades of unicuspid, bicuspid, and tricuspid aortic valves in adults having isolated aortic valve replacement for aortic stenosis, with or without associated aortic regurgitation. *Circulation* 111: 920–925.

[23] Mylotte, D., Lefevre, T., Sondergaard, L. et al. (2014). Transcatheter aortic valve replacement in bicuspid aortic valve disease. *Journal of the American College of Cardiology* 64: 2330–2339.

[24] Makkar, R.R., Yoon, S.H., Leon, M.B. et al. (2019). Association between transcatheter aortic valve replacement for bicuspid vs tricuspid aortic stenosis and mortality or stroke. *The Journal of the American Medical Association* 321: 2193–2202.

[25] Kotronias, R.A., Kwok, C.S., George, S. et al. (2017). Transcatheter aortic valve implantation with or without percutaneous coronary artery revascularization strategy: a systematic review and meta-analysis.

Journal of the American Heart Association 6: e005960.

[26] Dvir, D. and Webb, J.G. (2014). Bleiziffer, et al. Transcatheter aortic valve implantation in failed bioprosthetic aortic valves: implications from 12,569 implants. *The Journal of the American Medical Association* 312: 162–170.

[27] Khalique, O.K., Hahn, R.T., Gada, H. et al. (2014). Quantity and location of aortic valve complex calcification predict severity and location of paravalvular regurgitation and frequency of post-dilation after balloonexpandable transcatheter aortic valve replacement. *Journal of the American Cardiology College: Cardiovascular Intervention* 7: 885–894.

[28] Maeno, Y., Abramowitz, Y., Jilaihawi, H. et al. (2017). Optimal sizing for Sapien 3 transcatheter aortic valve replacement in patients with or without left ventricular outflow tract calcification. *EuroIntervention* 12: e2177–e2185.

[29] Maeno, Y., Abramowitz, Y., Yoon, S.H. et al. (2017). Relation between left ventricular outflow tract calcium and mortality following transcatheter aortic valve implantation. *American Journal of Cardiology* 120: 2017–2024.

[30] Jilaihawi, H., Makkar, R.R., Kashif, M. et al. (2014). A revised methodology for aorticvalvar complex calcium quantification for transcatheter aortic valve implantation. *European Heart Journal Cardiovascular Imaging* 15: 1324–1332.

[31] Barbanti, M., Yang, T.H., Rodes Cabau, J. et al. (2013). Anatomical and procedural features associated with aortic root rupture during balloon-expandable transcatheter aortic valve replacement. *Circulation* 128: 244–253.

[32] Patel, M.R., Calhoon, J.H., Dehmer, G.J. et al. (2017). ACC/AATS/AHA/ASE/ASNC/SCAI/ SCCT/ STS 2017 appropriate use criteria for coronary revascularization in patients with stable ischemic heart disease: a report of the American College of Cardiology Appropriate use Criteria Task Force, American Association for Thoracic Surgery, American Heart Association, American Society of Echocardiography, American Society of Nuclear Cardiology, Society for Cardiovascular Angiography and Interventions, Society of Cardiovascular Computed Tomography, and Society of Thoracic Surgeons. *Journal of the American College of Cardiology* 69: 2212–2241.

[33] Nishimura, R.A., Otto, C.M., Bonow, R.O. et al. (2017). AHA/ACC focused update of the 2014 AHA/ ACC guideline for the Management of Patients with Valvular Heart Disease. *Journal of the American College of Cardiology* 70: 252–289.

[34] Svensson, L.G., Adams, D.H., Bonow, R.O. et al. (2013). Aortic valve and ascending aorta guidelines for management and quality measures. *Annals of Thoracic Surgeons* 95: S1–S66.

[35] Maron, B.J., Ommen, S.R., Semsarian, C. et al. (2014). Hypertrophic cardiomyopathy: present and future, with translation into contemporary cardiovascular medicine. *Journal of the American College of Cardiology* 64: 83–99.

[36] Overtchouk, P. and Modine, T. (2018). Alternate access for TAVI: stay clear of the chest. *Interventional Cardiology Review* 13: 145–150.

[37] Hess, E.P., Coylewright, M., Frosch, D1. et al. (2014). Implementation of shared decision making in cardiovascular care. *Circulation: Cardiovascular Quality and Outcomes* 7: 797–803.

[38] Tillquist, M.N. and Maddox, T.M. (2011). Cardiac crossroads: deciding between mechanical or bioprosthetic heart valve replacement. *Patient Preference and Adherence* 5: 91–99.

[39] Holmes, D.R. Jr., Mack, M.L., Kaul, S. et al. (2012). ACCF/AATS/SCAI/STS expert consensus document on transcatheter aortic valve replacement. *Journal of the American College of Cardiology* 59: 1200–1254.

[40] ClinicalTrials.gov [Internet]. Bethesda (MD): National Library of Medicine (US) (2018). Identifier NCT03557242. Strategies to Prevent Transcatheter Heart Valve Dysfunction in Low-Risk Transcatheter Aortic Valve Replacement. Information provided by (Responsible Party): Rebecca Torguson, Medstar Health Research Institute.

[41] Vemulapalli, S., Carroll, J.D., Mack, M.J. et al. (2019). Procedural volume and outcomes for transcatheter aortic-valve replacement. *The New England Journal of Medicine* 380: 2541–2550.

[42] Baron, S.J., Wang, K., House, J.A. et al. (2019). Cost-effectiveness of transcatheter surgical aortic valve replacement in patients with severe aortic stenosis at intermediate risk. *Circulation* 139: 877–888.

第 22 章　TAVI 中的性别差异
Gender Peculiarities

Ridhima Goel　Davide Cao　Roxana Mehran　著
贾宇恒　贾凯宇　廖延标　译　　冯沅　校

已有令人信服的证据显示了 TAVI 在无法进行外科手术或高外科手术风险的重度主动脉瓣狭窄患者中的生存优势。近期一些临床研究也证明了 TAVI 在中低危患者中有显著临床获益，这可能将推动相关指南的更新。TAVI 临床适应证的拓展将无可避免地增加接受 TAVI 手术的年均患者人数。不同于其他心脏疾病，女性几乎占了 TAVI 随机对照临床试验中所有患者的一半，而这个比例在大型真实世界注册研究中还要更高。随着 TAVI 在全球范围内的普及，女性 TAVI 候选患者的人数将只增不减。然而，女性与男性患者常见的 TAVI 术后并发症有着显著差异，且女性患者在某些并发症的临床表现上有一定特征。对于这些差异及其病理生理机制的深入理解，可为医师提供有关患者选择、术前评估及并发症处理等问题的关键指导。

一、经导管主动脉瓣植入术候选者中的性别差异

TAVI 相关的并发症种类繁多，根据患者的特点，这些并发症以不同方式呈现。TAVI 患者的性别差异展示出了两类不同人群的不同特点。一方面，女性患者发生术后即刻或早期并发症的风险更高，但远期生存率更高；另一方面，男性患者发生早期并发症的风险虽低，但远期死亡率更高。值得注意的是，这种差异可能受以下几种因素的影响。

（一）基线风险水平

在普通人口中，心血管疾病在女性中发病较男性更晚。因此，相对男性，女性行 TAVI 治疗时的年龄往往更大。这种差异的病理生理基础可能为雌激素的心血管保护作用，相应地，有与性激素失调相关疾病的患者往往有更差的心血管临床结局。需要注意的是，在所有患者均为女性的 WIN-TAVI 多中心临床试验中，孕产史对于 1 年临床结局无明显影响，这提示可能有其他未知的因素参与[1]。虽然性激素与主动脉瓣疾病和 TAVI 术后结局之间可能存在着相互作用，但目前仍无相关临床研究证据。

尽管男性行 TAVI 治疗时的年龄更小，但他们更有可能有多种并发症，如冠状动脉粥样硬化性心脏病、外周血管疾病、心肌病、糖尿病、慢性肾病、高血压、高脂血症

等 [2-4]。这些并发症都会对 TAVI 术后结局产生不利影响。

（二）解剖结构差异

女性患者体表面积更小，其动脉直径、主动脉瓣面积及瓣环直径也更小，冠状动脉开口位置更低。因此，女性 TAVI 患者往往所需要的瓣膜和鞘管尺寸更小。术前对心脏大血管解剖结构的全面评估，对于预防血管入路相关的并发症、瓣膜尺寸不合适及患者 - 瓣膜不匹配有着重要作用。

（三）病理生理机制的差异

影像学评估发现，女性患者术前术后的 LVEF 及平均跨瓣压差均更高。同时，也有证据表明女性患者的心肌细胞对于压力负荷适应性更好，心脏几何形状改变小，心肌细胞外纤维化少。同样的，女性患者 TAVI 术后心肌肥厚的逆向重塑效果更好 [5]。此外，与男性患者相比，女性患者体内的循环红细胞数量较少、血红蛋白含量较低，这将放大出血并发症的不良后果。

二、经导管主动脉瓣植入术并发症的性别差异

自 2007 年 TAVI 首次被认证为重度主动脉瓣狭窄的治疗方式后，TAVI 相关技术经过巨大的改进，很大程度上改善了临床结局。然而，尽管 TAVI 术后的死亡率已显著减少，TAVI 仍存在一些并发症。由于 TAVI 患者中近一半为女性，因此在 TAVI 术后，由性别特征所致的临床结局差异变得十分显著，需要

医师制订更加个体化的治疗方案（表 22-1 和图 22-1）。

（一）围术期并发症

血管并发症在女性 TAVI 患者中发生率更高 [9]。女性患者大动脉直径更小，使得鞘管动脉直径比增加，从而使其发生大小血管并发症的风险增加 [25]。其中，血管入路相关的并发症（例如，穿刺部位相关的出血和血肿、髂股动脉夹层及破裂）在女性患者中的发生率尤其高 [15]。此外，女性患者还更易发生血红蛋白水平下降明显的严重出血事件，需要输血治疗的概率更大 [19]。为了预防这些并发症，应选用更小的鞘管行股动脉入路，或在血管直径过小的情况下采用其他替代入路。

由于经股动脉入路在女性 TAVI 患者中更容易受阻，因此更常采用其他入路方式（例如，经心尖、经主动脉、经腋 / 锁骨下动脉，经腔静脉、经颈动脉等）[3, 19]。但这些二线入路方式发生某些致命并发症（例如，主动脉根部破裂、主动脉夹层、心尖撕裂、心室破裂及心脏压塞等）的风险增高 [13, 26]。因此，如果选用非股动脉入路，建议使用经食管或经胸超声的密切图像监测，及时地预防并治疗上述灾难性的并发症。

女性患者在瓣膜释放及球囊扩张过程中瓣环破裂的发生率更高，这可能是由于女性患者的瓣环径线更小 [26]。所以，一些学者认为女性是患者 - 瓣膜不匹配的独立预测因素 [21]。相反，男性患者的瓣环直径较大，更易发生瓣周漏 [27]。尽管瓣口反流和瓣周漏的发生机制不同，但男性患者术后主动脉瓣反

表 22-1　目前报道的 TAVI 女性患者并发症情况

研　究	发表年份	样本量	女性患者比例	女性患者临床结局
意大利 Core Valve 注册研究[6]	2013	659	56%	1 年 MACCE 发生率、全因死亡率、心源性死亡率更低
以色列单中心[7]	2013	293	61%	心律失常及传导阻滞发生率更低
Ribeiro 等[8]	2013	6688	84%[a]	有症状的冠状动脉阻塞发生率更高[a]
UK TAVI 注册研究[4]	2014	1627	47%	血管并发症发生率更高；主动脉瓣反流发生率更低
OBSERVANT 注册研究[9]	2014	725	59%	大型血管并发症的风险高出 3 倍 需输血的出血风险高出 2 倍 主动脉瓣反流发生率更低
FRANCE 2[10]	2015	3972	50%	髂 – 股动脉夹层或破裂的发生率更高 1 年死亡率更低
ADVANCE[11]	2015	996	51%	早期卒中发生率更高
GARY 注册研究[12]	2015	15 964	54%	死亡率更低，严重致命性并发症发生率更高[b]，技术性并发症发生率更低[c]
PARTNER I S3[3]	2016	2559	48%	大型出血、血管并发症发生率更高 1 年死亡率更低
US Core Valve 临床试验[13]	2016	3687	46%	大型出血、血管并发症、心脏压塞发生率更高 1 年卒中率更高
STS TVT 2011—2014 年[14]	2016	11 808	50%	院内血管并发症发生率更高 1 年死亡率更低
Med star 医院注册研究[15]	2016	755	51%	院内及 30 天死亡率更高 致命出血发生率为男性患者 2 倍；输血率更高 髂 – 股动脉夹层或穿孔的发生率更高 1 年死亡率更低
Woitek 等[16]	2016	2004	56%	出血及神经系统事件发生率更高
巴西多中心注册研究[17]	2017	819	51%	大型或致命出血发生率更高 血管并发症发生率更高 30 天死亡率更高，远期死亡率更低
Ontario TAVI 注册研究[18]	2017	999	45%	输血率更高
PARTNER Ⅱ[2]	2018	1661	40%	院内大型血管并发症发生率更高
美国住院患者样本数据库[19]	2018	8210	48%	住院时间更长 需输血的出血、心包相关并发症发生率更高
Swiss TAVI[20]	2018	546	51%	1 年死亡率更低

（续表）

研 究	发表年份	样本量	女性患者比例	女性患者临床结局
STS TVT 2014—2017 年 [21]	2018	62 125	46%	患者瓣膜不匹配率更高
6 项上市前期研究 [22]	2018	2515	47%	远期大型出血发生风险高 20% 远期死亡率及急性肾损伤发生率分别低 24% 和 30% 再次 TAVI 手术率低 66%
East Carolina Heart Institute 注册研究 [23]	2018	285	55%	出院后进入专业护理机构的比例更高
G-DRG 系统数据库 [24]	2018	TF: 25 996 TA: 9474	TF: 57% TA: 48%	TF-TAVI：BARC 分级大于 5 级的出血、机械通气时长大于 48h 的比例更高，卒中率及院内死亡率更高 TA-TAVI：机械通气时长大于 48h 的比例及卒中率更高

BARC. 出血学术研究会标准；MACCE. 由死亡、心肌梗死、大型卒中组成的大型心脏及脑血管事件；GARY. 德国主动脉瓣注册研究；G-DRG. 德国疾病诊断相关分组系统；OBSERVANT. 评估 AVR-TAVI 治疗严重症状性主动脉瓣狭窄的适宜性和有效性的观察性研究，PARTNER. 经导管主动脉瓣植入试验；PRAGMATIC. Paris Rotterdam Milano-Toulouse 合作倡议；STS-TVT. 美国胸外科医师协会经导管瓣膜治疗注册研究；TA. 经心尖；TAVI. 经导管主动脉瓣植入术；TF. 经股动脉

a. 在研究所纳入的 6688 例患者中，44 例患者有冠状动脉阻塞，其中 84% 为女性

b. 严重致命性并发症（severe vital complication，SVC）：手术当天死亡、中转外科、急诊经皮冠状动脉介入治疗（percutaneous coronary intervention，PCI）、低心输出量且需机械循环支持、需治疗的心脏压塞、主动脉夹层、主动脉瓣环破裂

c. 技术性并发症（technical complications of the procedure，TCO）：瓣膜的位置调整或回收、瓣中瓣 TAVI、瓣膜栓塞、瓣周漏封堵

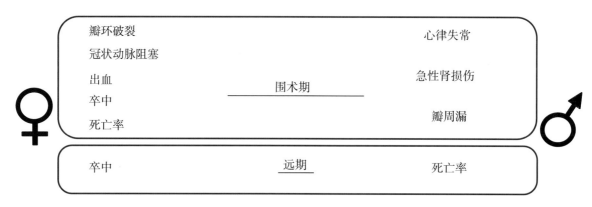

▲ 图 22-1　TAVI 术后并发症的性别差异

流的整体发生率更高[9]。因此男性患者中需要再次干预和植入第二个瓣膜的比例更高[22]。总而言之，术前 MDCT 的精确影像评估对于主动脉根部、主动脉瓣形态特点的描述及瓣膜尺寸的正确选择有着重要意义。

主动脉瓣环与传导束的距离较近，术后发生传导阻滞的风险较高。尽管传导阻滞的风险在男性和女性患者中都较高，但男性患

者中因心律失常需行永久起搏器安置的比例更高，其原因目前尚不清楚[7]。瓣膜植入时必须谨慎，同时避免球囊扩张的过度使用可减少此类并发症的发生。

TAVI 手术的相关操作因素可加重术后心肌损伤的严重程度。麻醉导致的低血压及瓣膜释放过程中的快速起搏可加重心肌缺血。来源于原生主动脉瓣叶的钙化斑块脱落等可引起冠状动脉栓塞，进而导致冠状动脉阻塞和节段性心肌缺血。经心尖入路需要进行外科切口并牵拉心肌组织，也易导致心肌受损和缺血。整体上来看，女性患者比男性更易发生围术期心肌缺血，这是因为生物瓣膜瓣架膨出阻塞冠状动脉风险更高，或是由于非股动脉入路的频繁使用所致[8]。但和大家所预测相反的是，合并冠状动脉粥样硬化性心脏病或既往冠状动脉介入操作史并不会导致 TAVI 术后心肌损伤发生率的增加[28]。

TAVI 术后急性肾损伤的发生率在女性和男性患者中有所不同。虽然从理论上讲，女性患者术后更常见的出血并发症更可增加急性肾损伤发生风险，但很多临床研究都得到了相反的结论[22]。男性患者中慢性肾病患病率更高，基线肾功能更差，使得术后住院期间急性肾损伤发生风险更高。此外，尽管目前缺乏急性肾损伤与对比剂使用量之间的明确关联证据，但在肾损伤高风险患者中也应尽量减少对比剂的使用。患者基线肾功能的准确评估对于急性肾损伤高风险患者的识别及采取相应的预防措施十分重要。

TAVI 术后脑血管事件的发生率呈双峰分布，其发生高峰为术后早期（术后 7 天内）和术后晚期（术后 30 天之后）。女性已被证实为术后早期卒中的独立危险因素[11]。虽然此类差异的具体机制尚未明确，但女性患者在术中行球囊预扩和后扩的比例高、瓣环径小、体重指数小都可能是潜在原因[29]。

女性患者在 TAVI 术后需要重症监护的比例更大，且机械通气时间更长、住院时间更长、出院后需要专业护理机构的概率更高[23, 24]。另外，女性患者 TAVI 术后的院内及短期死亡率也更高。这种较差的术后早期生存情况可能与女性更易发生围术期致命并发症（如大型出血、卒中等）有关。

其他少见的并发症（如心内膜炎、瓣膜血栓）在 TAVI 人群中发生率较低且没有明显性别差异。

（二）中期及远期并发症

TAVI 术后卒中的双峰分布是由不同的发病机制导致的，但此现象的具体病理生理机制仍无详细的阐述。在长期随访中，女性患者神经系统并发症的发生率也较男性更高。尽管性别所产生的具体影响尚未明确，但已发表的证据表明，较小的体表面积和较小的瓣膜尺寸与术后远期卒中的高峰相关[29]。

虽然女性患者围术期及术后早期的并发症发生率更高，但其远期临床结局优于男性。女性患者的无事件生存率更高，死亡率更低[6, 14, 20]。相反，男性患者在远期随访中的死亡率较高。男性患者的基线情况更差，对日常生活影响较大的并发症更多，这可能是导致两性之间生存率差异的原因。在所有并发症中，糖尿病、慢性肾病、高血压是已被证实会对术后生存产生负面影响，并且这种影响在男性 TAVI 患者中更为明显。

结论

男性及女性患者在 TAVI 相关并发症上有着广泛差异，不同性别所具特点对于并发症的影响也不同。先天性解剖和生理特点，如血管直径和主动脉瓣面积较小，以及年龄、并发症等多种因素所导致的临床风险的多样性，都可导致 TAVI 术后并发症发生率的性别差异。现有的临床研究也提供了很多性别差异的确凿证据。总体上，尽管女性患者更易在术后早期发生严重并发症，但其整体生存率比男性患者好。相反，男性患者的早期并发症较少，但远期死亡率更高。

了解 TAVI 术后并发症的性别差异及其背后的机制，可帮助减少患者发生不良事件发生的风险。无论男性还是女性患者，依据每一个病例的临床情况和解剖结构进行个体化术前评估，对于获得令人满意的临床结局起着至关重要的作用。

参考文献

[1] Chieffo, A., Petronio, A.S., Mehilli, J. et al. (2018). 1-year clinical outcomes in women after transcatheter aortic valve replacement: results from the first WIN-TAVI registry. *JACC: Cardiovascular Interventions* 11: 1–12.

[2] Szerlip, M., Gualano, S., Holper, E. et al. (2018). Sex-specific outcomes of Transcatheter aortic valve replacement with the SAPIEN 3 valve: insights from the PARTNER II S3 high-risk and intermediate-risk cohorts. *JACC: Cardiovascular Interventions* 11: 13–20.

[3] Kodali, S., Williams, M.R., Doshi, D. et al. (2016). Sex-specific differences at presentation and outcomes among patients undergoing Transcatheter aortic valve replacement: a cohort study. *Annals of Internal Medicine* 164: 377–384.

[4] Al-Lamee, R., Broyd, C., Parker, J. et al. (2014). Influence of gender on clinical outcomes following transcatheter aortic valve implantation from the UK transcatheter aortic valve implantation registry and the National Institute for cardiovascular outcomes research. *The American Journal of Cardiology* 113: 522–528.

[5] Petrov, G., Regitz-Zagrosek, V., Lehmkuhl, E. et al. (2010). Regression of myocardial hypertrophy after aortic valve replacement. *Circulation* 122: S23–S28.

[6] Buja, P., Napodano, M., Tamburino, C. et al. (2013). Comparison of variables in men versus women undergoing transcatheter aortic valve implantation for severe aortic stenosis (from Italian Multicenter CoreValve registry). *The American Journal of Cardiology* 111: 88–93.

[7] Finkelstein, A., Havakuk, O., Steinvil, A. et al. (2013). Gender differences and clinical outcome in patients undergoing trans-femoral aortic valve implantation. *International Journal of Cardiology* 168: 4854–4855.

[8] Ribeiro, H.B., Webb, J.G., Makkar, R.R. et al. (2013). Predictive factors, management, and clinical outcomes of coronary obstruction following transcatheter aortic valve implantation: insights from a large multicenter registry. *Journal of the American College of Cardiology* 62: 1552–1562.

[9] Onorati, F., D'Errigo, P., Barbanti, M. et al. (2014). Different impact of sex on baseline characteristics and major periprocedural outcomes of transcatheter and surgical aortic valve interventions: results of the multicenter Italian OBSERVANT registry. *The Journal of Thoracic and Cardiovascular Surgery* 147: 1529–1539.

[10] Bière, L., Launay, M., Pinaud, F. et al. (2015). Influence of sex on mortality and perioperative outcomes in patients undergoing TAVI: insights from the FRANCE 2 registry. *Journal of the American College of Cardiology* 65: 755–757.

[11] Bosmans, J., Bleiziffer, S., Gerckens, U. et al. (2015). The incidence and predictors of early- and mid-term clinically relevant neurological events after transcatheter aortic valve replacement in real-

world patients. *Journal of the American College of Cardiology* 66: 209–217.

[12] Walther, T., Hamm, C.W., Schuler, G. et al. (2015). Perioperative results and complications in 15,964 transcatheter aortic valve replacements: prospective data from the GARY registry. *Journal of the American College of Cardiology* 65: 2173–2180.

[13] Forrest, J.K., Adams, D.H., Popma, J.J. et al. (2016). Transcatheter aortic valve replacement in women versus men (from the US CoreValve trials). *The American Journal of Cardiology* 118: 396–402.

[14] Chandrasekhar, J., Dangas, G., Yu, J. et al. (2016). Sex-based differences in outcomes with transcatheter aortic valve therapy: TVT registry from 2011 to 2014. *Journal of the American College of Cardiology* 68: 2733–2744.

[15] Gaglia, M.A., Lipinski, M.J., Torguson, R. et al. (2016). Comparison in men versus women of co-morbidities, complications, and outcomes after transcatheter aortic valve implantation for severe aortic stenosis. *The American Journal of Cardiology* 118: 1692–1697.

[16] Woitek, F., Haussig, S., Mangner, N. et al. (2016). TCT-705 gender impact on the outcome after transcatheter aortic valve replacement. *Journal of the American College of Cardiology* 68: B285–B286.

[17] Katz, M., Carlos Bacelar Nunes Filho, A., Caixeta, A. et al. (2017). Gender-related differences on short- and long-term outcomes of patients undergoing transcatheter aortic valve implantation. *Catheterization and Cardiovascular Interventions* 89: 429–436.

[18] Czarnecki, A., Qiu, F., Koh, M. et al. (2017). Clinical outcomes after transcatheter aortic valve replacement in men and women in Ontario, Canada. *Catheterization and Cardiovascular Interventions* 90: 486–494.

[19] Doshi, R., Shlofmitz, E., and Meraj, P. (2018). Comparison of outcomes and complications of transcatheter aortic valve implantation in women versus men (from the National Inpatient Sample). *The American Journal of Cardiology* 121: 73–77.

[20] Yousif, N., Obeid, S., Binder, R. et al. (2018). Impact of gender on outcomes after transcatheter aortic valve implantation. *Journal of Geriatric Cardiology: JGC*

15: 394–400.

[21] Herrmann, H.C., Daneshvar, S.A., Fonarow, G.C. et al. (2018). Prosthesis–patient mismatch in patients undergoing transcatheter aortic valve replacement: from the STS/ACC TVT registry. *Journal of the American College of Cardiology* 72: 2701–2711.

[22] Zusterzeel, R., Mishra, N.K., Beydoun, H. et al. (2018). Sex-specific outcomes after transcatheter aortic valve replacement: FDA patient-level meta-analysis of premarket clinical trials. *Journal of Women's Health* 27: 808–814.

[23] Horne, C.E., Goda, T.S., Nifong, L.W. et al. (2018). Factors associated with discharge to a skilled nursing facility after transcatheter aortic valve replacement surgery. *International Journal of Environmental Research and Public Health* 16.

[24] Kaier, K., von zur Mühlen, C., Zirlik, A. et al. (2018). Sex-specific differences in outcome of transcatheter or surgical aortic valve replacement. *Canadian Journal of Cardiology* 34: 992–998.

[25] Hayashida, K., Lefèvre, T., Chevalier, B. et al. (2011). Transfemoral aortic valve implantation: new criteria to predict vascular complications. *JACC: Cardiovascular Interventions* 4: 851–858.

[26] Coughlan, J.J., Kiernan, T., Mylotte, D., and Arnous, S. (2018). Annular rupture during transcatheter aortic valve implantation: predictors, management and outcomes. *Interventional Cardiology (London, England)* 13: 140–144.

[27] O'Connor, S.A., Morice, M.C., Gilard, M. et al. (2015). Revisiting sex equality with transcatheter aortic valve replacement outcomes: a collaborative, patient-level meta-analysis of 11,310 patients. *Journal of the American College of Cardiology* 66: 221–228.

[28] Rodés-Cabau, J., Gutiérrez, M., Bagur, R. et al. (2011). Incidence, predictive factors, and prognostic value of myocardial injury following uncomplicated transcatheter aortic valve implantation. *Journal of the American College of Cardiology* 57: 1988–1999.

[29] Davlouros, P.A., Mplani, V.C., Koniari, I. et al. (2018). Transcatheter aortic valve replacement and stroke: a comprehensive review. *Journal of Geriatric Cardiology: JGC* 15: 95–104.

第 23 章 病理学家的观点
The Pathologist Perspective

Sho Torii Yu Sato Dipti Surve Maria E. Romero Aloke V. Finn Renu Virmani 著

奚倩兰 刘琦 译 冯沅 校

一、背景

TAVI 已经成为重度主动脉瓣狭窄的一线治疗，尤其是对于不适合传统 SAVR 或中高危外科手术风险的患者来说[1]。近来，一些随机对照临床试验发现在中低危主动脉瓣狭窄患者进行 TAVI 和 SAVR 有着相似的临床结果，尽管部分研究认为 TAVI 与瓣周漏及永久起搏器植入相关[2]。NOTION 研究的 6 年随访表明，TAVI 术后患者的结构性瓣膜退化发生率显著低于 SAVR，但两者的生物瓣膜衰败发生率是相似的[3]，此处生物瓣膜衰败定义为瓣膜相关性死亡、主动脉瓣再介入或伴有严重血流动力学改变的结构性瓣膜退化。这些临床实验的结果将 TAVI 的适应证扩大到外科手术更低危的患者中，TAVI 病例数也逐年增加。

外科生物瓣膜研究显示瓣膜的 10 年以上耐久性受限，主要是在年轻患者中，通常表现为瓣膜的退化、撕裂、钙化。缝合环上的组织生长本是正常的愈合过程，然而这种组织旺盛的生长并延伸到瓣膜上导致"血管翳"形成，致使瓣叶的活动受限，继而导致瓣膜功能障碍。瓣膜心内膜炎是最常见的并发症，常见于术后前 2 年。TAVI 问世以来，一些病

例报道、尸检研究[4-6]和患者死亡后的 CT 研究[7]，有助于我们了解 TAVI 生物瓣和外科生物瓣植入人体后的生物学反应差异。本章总结了 TAVI 瓣膜的病理学发现，并在必要时和外科生物瓣进行比较。

在 2015 年 Mylotte 团队[8]的研究发表前，仅有关于 TAVI 生物瓣膜衰败机制的病例报道。Mylotte 的总结包括了提供、收集和报道了详细 TAVI 瓣膜衰败的发生率及足够的患者详细信息的病例报道、大型注册研究和随机对照研究，未能提供瓣膜衰败细节数据的病例被排除。

该研究共纳入 70 篇文章，共有 87 个病例。该研究[8]发现瓣膜衰败最常见的原因是感染性心内膜炎（infective endocarditis，IE），占比 39%（34 例），其次是迟发血栓形成（21%，18 例）、瓣膜结构衰败（15%，13 例）、机械性挤压（8%，7 例）和血栓形成（17%，15 例）。Mylotte 的报道中大部分 TAVI 瓣膜尸检病例的平均植入时间小于 45 天[4, 5, 9, 10]。

二、感染性心内膜炎

1%～6% 的患者在外科瓣膜置换后发

生感染性心内膜炎[1]，但 TAVI 术后第一年的感染性心内膜炎发生率为 1.5%，范围为 0.5%～3.1%[11]。Regueiro 等[12]描述了来自全球 47 个地区的 20 006 名 TAVI 术后的 250 例感染性心内膜炎，从 TAVI 到发生感染性心内膜炎的中位时间是 5.3 个月［四分位间距（interquartile range，IQR）1.5～13.4 个月］。感染性心内膜炎的预测因素包括年轻、男性、糖尿病和中重度主动脉瓣反流。最常见的症状是发热和急性心力衰竭。在感染性心内膜炎的病因中，30.4% 为细菌感染，其中 26 例（10.4%）为软组织感染或血源性感染，肠球菌（24.6%）和金黄色葡萄球菌（23.8%）是最常见的致病菌，其次是血浆凝固酶阴性的葡萄球菌（16.8%）。不同的手术地点（在导管室内或外科手术室内或杂交手术室内）及不同瓣膜类型（自展瓣或球扩瓣）的致病菌没有差别。165 例（67.6%）患者通过超声心动图发现瓣膜赘生物，其中 18.2% 在瓣架上，47.9% 在瓣叶上。20% 的患者合并二尖瓣赘生物，4.4% 合并三尖瓣赘生物，6.0% 合并起搏器赘生物。18.0% 的患者出现了瓣周并发症，其中 15.6% 的患者出现了脓肿，1.6% 的患者出现了瘘，0.4% 的患者出现了假性动脉瘤。感染性心内膜炎的院内死亡率为 36%（90 例），14.8% 的患者在感染性心内膜炎期间接受了外科手术。这 160 名发生感染性心内膜炎存活患者的随访时间是 10.5 个月（IQR 3～21 个月）。15 例（9.4%）患者出现了二次感染性心内膜炎，50 名患者在 2 年随访中死亡，死亡率为 66.7%。14 例患者的死亡与感染并发症相关，5 例为心源性死亡，3 例与癌症相关，2 例和肾衰竭相关，1

例和出血相关，1 例和创伤相关，8 例为意外死亡或猝死，15 例死因不明。死亡的风险因素包括高欧洲心脏手术风险评分 EuroSCORE（22.8% vs. 16.6%）、心力衰竭和急性肾损伤。在我们的注册研究中，有 3 例感染性心内膜炎，包括 2 例 Edwards Sapien 瓣膜（Edwards Lifesciences，Irvine，CA）和 1 例 CoreValve 瓣膜（Medtronic Inc.，Minneapolis，MN）。在使用 Edwards Sapien 瓣膜的病例中，分别是发生瓣膜植入术后 65 天的曲霉菌属感染性心内膜炎和发生在瓣膜植入术后 60 天的革兰阳性球菌感染性心内膜炎，分别累及 2 个或 3 个瓣叶，其中前者的赘生物较大。在使用 CoreValve 瓣膜的病例中，人工瓣膜感染性心内膜炎发生在瓣膜植入后 8 个月，感染源为金黄色葡萄球菌感染，累及 2 个瓣叶，并伴有富含纤维的小赘生物形成（图 23-1）。

三、瓣叶血栓

TAVI 术后瓣叶血栓是导致瓣膜衰败最重要的原因之一，能够引起严重的瓣膜狭窄和卒中。TAVI 术后罕见有症状的瓣叶血栓（<1%）[13]，并且和外科生物瓣膜发生率相似[14]。De Marchena 等在 2015 年发表的研究中[13]，从文献中总结了 18 例瓣膜血栓，同时加入了其他 4 例瓣叶血栓患者。这 18 例患者的平均年龄为（79±5）岁，其中 61% 是男性，包括 17 例 Edwards Sapien 瓣膜和 1 例 CoreValve 瓣膜。这些病例在 3 天至 24 个月内出现了主动脉瓣跨瓣压差增加。大部分病例通过 TEE 证实了血栓性瓣叶活动受限。其中 12 例患者使用以下抗凝方案：肝素抗凝、

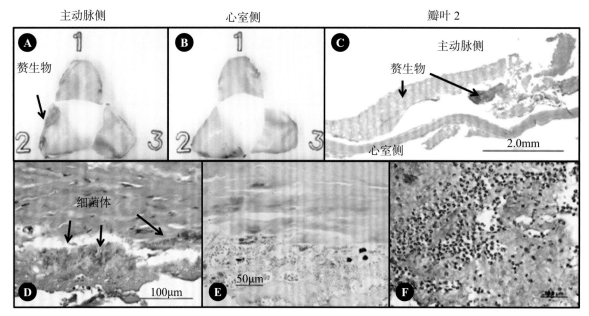

▲ 图 23-1 **TAVI 瓣膜感染性心内膜炎**。患者，男，**83 岁**，在 TAVI 术后 **8 个月**被诊断为感染性心内膜炎。患者表现为发热、白细胞增高，血培养提示金黄色葡萄球菌阳性，随后启动静脉抗生素治疗。超声心动图发现瓣叶赘生物，后患者行外科瓣膜置换术

A 和 B. 切除瓣叶的主动脉侧（A）和心室侧（B），注意瓣叶 2 上的小血栓赘生物（箭）；C 至 F. 瓣叶 2 的病理切片，可以看到血小板 - 纤维血栓形成并混杂急性炎症聚集和细菌体；通过 Brown 和 Hopps 染色可以清晰看到瓣叶 2 上小的血小板 - 纤维血栓栓子（D）、成簇的球菌形成（E）和致密的中性粒细胞浸润（F）；图 C、D 和 F 均为苏木精 - 伊红染色（HE 染色）（图片由 Sho Torii、Yu Sato、Dipti Surve、Maria E. Romero、Aloke V. Finn 和 Renu Virmani 提供）

华法林抗凝、肝素和华法林联合抗凝治疗。有 3 例患者进行了外科换瓣并且都在瓣叶上发现了血栓形成。瓣叶血栓在主动脉面的基底部最为明显，累及至少瓣叶长度的一半。4 例瓣膜血栓中有 3 例在尸检中发现，存活的 1 例无症状［85 岁女性，使用的是 CoreValve（29mm）］，但在 6 个月随访时发现主动脉瓣跨瓣压差增加，通过华法林抗凝治疗后，后续随访保持 5mmHg 主动脉瓣跨瓣压差，无症状。3 个尸检病例中 2 例在瓣膜植入后 15 天和 48 天出现早发瓣膜血栓，另 1 例在术后 6 个月出现迟发瓣膜血栓。在这 2 例早发病例中，没有发现瓣膜功能不全的 TEE 和临床证据。迟发瓣膜血栓的病例出现了 50mmHg 的主动脉瓣跨瓣压差，伴心力衰竭加重，再

次 TAVI 成功。但患者在术后第 17 天出现了心搏骤停（图 23-2）（译者注：原著疑有误，已修改）。这 4 例中未显示出任何瓣叶自身的异常，如瓣膜退化或钙化，也没有发生结构上的异常。

我们从 2 个 TAVI 瓣膜注册研究（CoreValve 和 Edwards Sapien）中纳入了将近 50 个瓣膜血栓病例[4, 5]。早期瓣膜血栓（术后 30 天内）主要是富血小板的。术后 30 天以后出现的血栓主要以纤维为主，或者是机化血栓。对于 TAVI 术后 30 天以后形成的血栓，其附着点靠近瓣叶基底部，主要伴或不伴机化的富纤维血栓，在蛋白聚糖和Ⅲ型胶原丰富的基质中可见平滑肌细胞（新内膜形成）。当血栓程度更高时，如超过瓣叶厚度的 2 倍及受累长

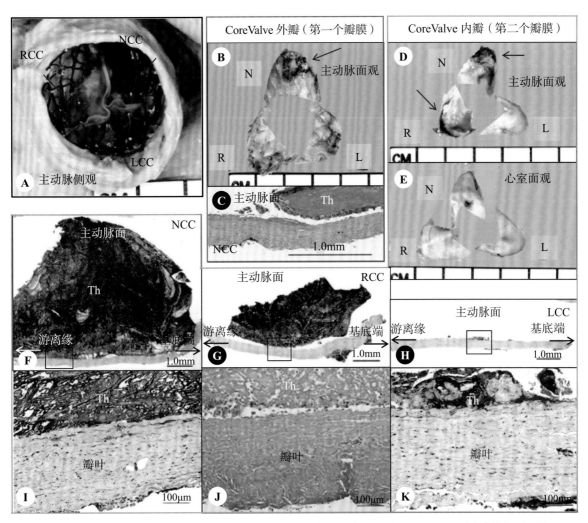

▲ 图 23-2　**TAVI 术后血栓（Medtronic-CoreValve）。患者，女，70 岁，CoreValve 瓣膜植入后 6 个月发生充血性心力衰竭（NYHA Ⅲ），TEE 提示跨瓣压差为 50mmHg，心导管检查确定生物瓣膜中重度狭窄合并中重度反流，并考虑血管翳形成。患者接受了 CoreValve 瓣中瓣植入，但在术后 17 天猝死**

A. 重叠的 CoreValve 人工瓣膜的大体图片，主动脉面观显示内瓣（第二个瓣膜）。红箭指向右冠瓣和无冠瓣表面附壁血栓。B. 切除外瓣（第一个瓣膜）未受累，主动脉面显示存在局部血栓形成（红箭）;C. 第一个瓣膜的无冠瓣存在主动脉面靠近对合缘附着处机化的纤维血栓（Th）；D 和 E. 分别从主动脉（D）和心室（E）面观第二个瓣膜瓣叶的大体图片，红箭指向血栓形成；F 至 H. 低倍镜下观察第二个瓣膜，未发现无冠瓣、右冠瓣和左冠瓣受累，无冠瓣和右冠瓣的主动脉面有层状纤维蛋白血栓；I 至 K. 高倍镜下可见下方的 3 个瓣叶表面血栓形成。图 C、F 至 I 和 K 使用的是 Movat 染色法，图 J 使用的是 HE 染色（经 Yahagi 等[4] 许可转载）

度超过瓣叶长度的 1/2 时，常常有瓣叶活动受限进而导致跨瓣压差增加，特别是当血栓出现在 2 个或全部 3 个瓣叶时。尽管 TAVI 术后 90 天以后常常发生微小附瓣血栓，但在真实世界的临床实践中很少因此导致生物瓣膜衰败。

在我们的组织学分析中，纳入了 22 例 Edwards SAIPIEN 瓣膜和 21 例 CoreValve 瓣膜。其中 2 例发现严重瓣叶血栓（5 级）[4, 5]。第 1 个病例是 1 名 75 岁女性，在 Edwards Sapien XT 瓣膜植入后 1 年多时间内出现过数天胸痛。超声心动图提示瓣膜血栓导致极重度狭窄（峰值跨瓣压差为 156mmHg）。尽管接受了主动脉瓣成形术，但入院 5 天后患者出现心搏骤停并随后死亡（图 23-3）（译者注：原著疑有误，已修改）。第 2 例是被 Marchena 等报道过的 1 名 68 岁女性。这 2 名患者均只接受了单抗血小板治疗，提示双联抗血小板或抗凝治疗的重要性。另外 2 例无症状 TAVI 血栓如图 23-4 和图 23-5 中所示。正如 Makkar 等[15] 报道，4 级血栓形成在 TAVI 和 SAVR 中都是偶然发现，在我们的注册研究中发生在 3 例 Edwards Sapien 瓣膜和 4 例 CoreValve 人工瓣膜上。4 级血栓定义为血栓

厚度≤2 倍瓣叶厚度；同时瓣叶长度受累需要至少 1/2[4, 5]。Makker 等报道了 CoreValve 中 4 级血栓发生率为 8%，Sapien XT 中为 12%，Portico 中为 33%，Carpentier-Edwards 中为 7%，所有病例都存在瓣膜活动障碍。

相较于双联抗血小板治疗，治疗剂量的华法林使瓣叶活动受限发生率显著降低[15]。

四、新生内膜覆盖和血管翳形成

新内膜的形成是自我修复的结果，伴随着从瓣架附着点延伸到瓣叶的机化血栓形成

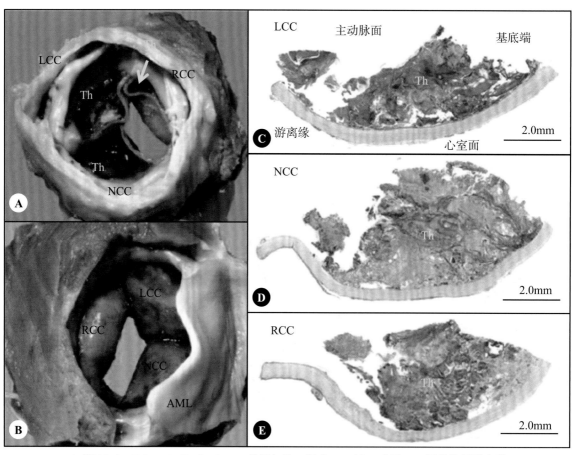

▲ 图 23-3　Edwards-Sapien TAVI 术后血栓。患者，75 岁，术后 493 天发生瓣膜血栓

A 和 B. 主动脉（A）和心室（B）面观 TAVI 瓣叶的大体图片。三个瓣叶从主动脉面均观察到血栓（Th）。C 至 E. 左冠瓣（LCC）、无冠瓣（NCC）和右冠瓣（RCC）瓣叶明显血栓的组织学切片（均为 Movat 染色）（经 De Marchena 等[13] 许可转载）

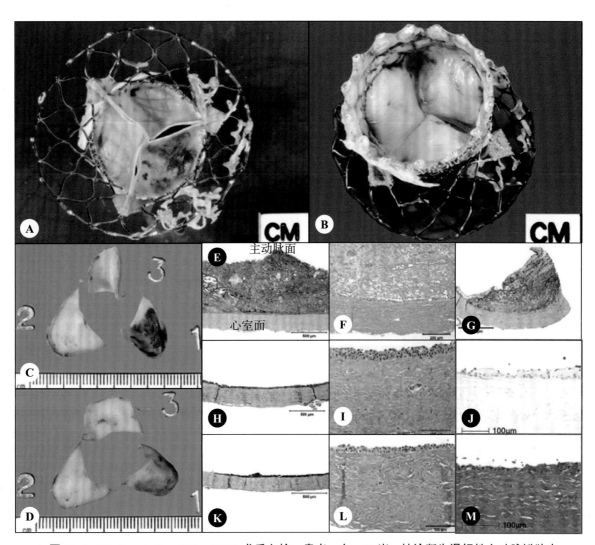

▲ 图 23-4　**Medtronic-CoreValve TAVI 术后血栓。患者，女，80 岁，被诊断为退行性主动脉瓣狭窄，植入 26mm CoreValve 人工瓣膜，术后 37 天死于非瓣膜相关原因**

A 至 D. 主动脉（A）和心室（B）面观，切除的 CoreValve 的大体图片。在主动脉面观（C）的附着血栓在瓣叶 1 上最为明显，但在心室面观（D）并不相同。组织学切片（E、G、H、K 为 Movat 染色，F、I、L、M 为 HE 染色）显示在瓣叶 1 主动脉面有纤维血栓。E 和 F. 可以观察到基底部的局部机化血栓（G）；H 和 I. 瓣叶 2 显示主动脉面完整的胶原蛋白，表明存在多层巨噬细胞；J. 巨噬细胞 CD68 免疫组化染色。瓣叶 3 组织学切片（K）在低倍组织镜下可见完整的胶原蛋白和微小血栓。L 和 M. 高倍镜下所见主动脉面单层巨噬细胞伴散在的血小板（图片由 Sho Torii、Yu Sato、Dipti Surve、Maria E. Romero、Aloke V. Finn 和 Renu Virmani 提供）

和炎症反应。内皮化主要在瓣叶基底部，尤其是在瓣叶的主动脉面更为明显。在外科生物瓣膜植入后，组织增生通常发生在缝合环周围，这个过程也被认为是自我修复的过程。但是瓣叶上过度的血管翳形成可导致瓣叶活动异常甚至瓣膜衰败。通常来说，任何

体外材料在植入后都会首先形成一层蛋白复合物，主要成分是纤维和血小板（血栓），常伴炎症细胞浸润。急性炎症反应的特点是中性粒细胞、单核细胞和巨噬细胞在植入物表面聚集，可能是单层或多层，也可能浸润到瓣叶内部。随着植入时间增加，瓣叶新

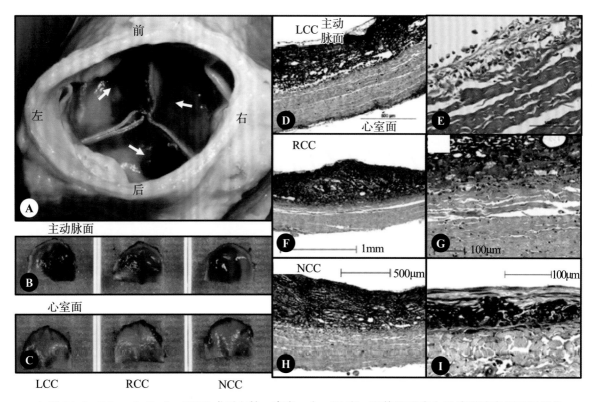

▲ 图 24-5　**Edwards Sapien TAVI 术后血栓。患者，女，87 岁，既往因重度主动脉瓣狭窄伴反复发作心力衰竭行 TAVI。经心尖入路行主动脉瓣置换术，植入 23mm Sapien XT 瓣膜。在 TAVI 术中，由于第 1 个瓣膜放置位置过低，行瓣中瓣植入术放置第 2 个瓣膜，术后无并发症随后出院。患者于 TAVI 术后 56 天在家发生晕厥**

A. 人工瓣膜瓣叶主动脉面观大体图片。白箭指向血栓附着部位。B 和 C. 分别是切除的瓣叶的主动脉面和心室面观图片（LCC. 左冠瓣；RCC. 右冠瓣；NCC. 无冠瓣）。D 至 I. 三个瓣叶组织学图片。D.Movat 染色，左冠瓣显示主动脉面中间纤维血栓的厚度和瓣叶相当；E. HE 染色，高倍镜下显示主动脉面血栓和瓣叶交界处的单层巨噬细胞；F 和 G.Movat 染色，分别是低倍和高倍镜下主动脉面血栓的表现；H.Movat 染色，无冠瓣中部血栓主动脉面观；I.Movat 染色，可见靠近瓣叶基底部主动脉面的轻度内膜增厚，一些平滑肌细胞之下的机化血栓（图片由 Sho Torii、Yu Sato、Dipti Surve、Maria E. Romero、Aloke V. Finn 和 Renu Virmani 提供）

内膜增生也会明显增加[4, 5, 9]。但完全的内皮化，即使是在瓣膜植入 90 天以后也是很罕见的。过度的内皮化被称为血管翳。血管翳含有平滑肌细胞和富含胶原的基质。血管翳形成后会回缩，导致瓣膜的缩短、僵硬，进而引起人工瓣膜的狭窄甚至反流。血管翳可以延伸至瓣架。少量组织增生形成非血栓性的表面对内皮覆盖形成自我修复来说是必要的。我们仅在 2 例 TAVI 病例中观察到了血管翳形成，1 例是在 CoreValve 植入早期，患者于瓣膜植入 350 天后死亡。血管翳覆盖了三叶瓣中 2 个瓣叶的主动脉面和心室面，主要由靠近瓣叶附着处蛋白多糖 – 胶原基质中的平滑肌细胞组成，大部分在主动脉面伴有机化血栓。另一个病例是在 Edward Sapien 植入后 5 年，同时有血管翳和瓣膜钙化（见下文）。

生物瓣瓣叶内皮化仅在新内膜出现时发生，包括了成纤维细胞、平滑肌细胞、伴或不伴有巨噬细胞的蛋白多糖 – 胶原基质，取决于植入瓣膜后的时间。在术后 30 天内的急性病例中，通常并没有内皮化。内皮化主要出现在基底部并通常是单层的，覆盖有新内膜基质[6]（图 23-6）。

五、瓣叶钙化

外科生物瓣瓣叶植入后的钙化已被广泛研究，是导致瓣膜衰败的重要因素，并且和瓣叶撕裂的发生相关。目前认为钙化是由于

醛基、磷脂和循环钙离子的相互作用所导致的[16]。近来，Carpentier-Edwards Perimount 瓣膜（Edwards Life Sciences，Irvine，CA）和二代猪心包瓣膜（Hancock II，CE-SAV，Medtronic Intact；Medtronic，Minneapolis，MN）的超长期随访在 10 年、15 年和 20 年的随访结果非常出色，实际生存率分别是 94% 和 98%、75% 和 92%，以及 49% 和 70%[17, 18]。钙化取决于患者的年龄以及植入瓣膜的时长。在生物瓣膜植入时越年轻，结构性瓣膜退化风险

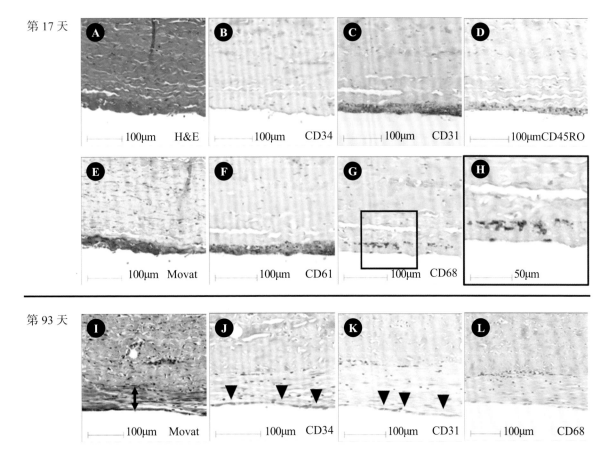

▲ 图 23-6　TAVI 术后第 17 天和第 93 天的瓣叶组织学图片，内皮细胞（**CD34**）、巨噬细胞（**CD68**）、普通白细胞抗原（**CD45RO**）、**CD31**（内皮细胞和血小板非特异染色）和血小板（**CD61**）的免疫组化染色

A 至 H. 心室面观富含血小板的血栓表面，来自一名瓣膜植入术后 17 天死于肺炎的 90 岁男性。注意 CD31（C）和 CD61（F）染色阳性伴有炎性细胞浸润（D，CD45RO；G 和 H，CD68）。CD34（一种内皮化的标志物）阴性（B）。I 至 L. 新内皮覆盖（箭头）在心室面，来自一名 90 岁女性，植入术后 93 天死于多器官衰竭。注意在蛋白多糖 - 胶原基质内的平滑肌细胞顶端存在内皮化，CD34（J）和 CD31（K）阳性（箭）。在心包与新内膜的交界处有微小炎症，但是在管腔面却无炎症（L）（经 Torri 等[6]许可转载）

越高。生物瓣膜的结构性退化应当在术后 10 年评估。无支架的猪心包瓣膜在术后 12 年结构性瓣膜退化的发生率是（31±4）%；65 岁以下人群的发生率是（48±8）%；65 岁以上人群的发生率是（15±4）%。

病理学的观察发现在外科植入的心脏瓣膜中，钙化发生在对合缘和瓣叶基底区域[19]。组织学评估发现钙化首先出现在胶原纤维断裂的区域和蛋白聚糖沉积或磷脂沉积的区域。并且，表面有纤维 – 血小板沉积的瓣叶更容易钙化。钙化通常在瓣叶中心，周围伴有胶原（内源性钙化）且含有磷酸钙。碳酸钙的晶体结构和骨矿化（羟基磷灰石）相关[20]。胶原通常通过血浆和纤维的渗出而分离，尤其是朝向瓣叶游离边缘和瓣叶内[21]。在钙化的人工心脏瓣膜中，氧化的氨基酸（二酪氨酸）含量升高并局限在瓣叶中心区域。另一种对髓过氧化物酶催化的氧化修饰功能特异的 3– 氯酪氨酸氧化产物也与瓣叶钙化相关[22]。慢性肾衰竭和血液透析的患者会更早出现由于瓣膜钙化所致的瓣膜衰败。

尽管钙化所致的瓣膜功能不全通常在 TAVI 术后 5 年开始出现，但 TAVI 术后 3 年即可出现组织学可观察的钙化。通常轻度的局部钙化并不会造成不良影响。中度至重度钙化导致瓣叶的僵化从而造成主动脉瓣狭窄和（或）反流，并常常伴有撕裂[19]。长期的 SAVR 经验已经发现由于结构瓣膜功能不全所致的早期瓣膜衰败非常少见（术后 5 年低于 1%，术后 10 年发生率为 10%）[19]。然而这个比例仅适用于 65 岁以上的患者，因为结构性瓣膜功能不全与年龄高度相关[17]。已经发现由钙化所致的结构性瓣膜功能不全最常

发生在 35 岁以下的患者中，越年轻的患者有着更高的代谢率和更强的免疫反应。因此，如果年轻的患者接受 TAVI，结果可能也是相似的。

TAVI FRANCE-2 研究的早期 5 年结果显示良好，重度和中重度结构性瓣膜功能不全的发生率分别为 2.5% 和 13.3%[23]。PARTNER 试验对比了在高危主动脉瓣狭窄患者行 TAVI（Edwards Sapien）或 SAVR，发现 5 年死亡风险分别是 TAVI 组 67.8% 和 SAVR 组 62.4%。任何一组的患者都不是必须采取外科瓣膜置换术。280 名 TAVI 患者有 14% 发生中至重度关闭不全，228 名 SAVR 患者中有 1% 发生中至重度关闭不全（$P<0.001$）。CoreValve US Pivotal High-Risk 试验（HRT）5 年结果显示 97.0% 的 TAVI 患者和 98.9% 的 SAVR 患者没有严重的结构性瓣膜功能不全（$P=0.04$）。5 年随访时，33.0% TAVI 患者和 19.8% SAVR 患者进行了永久起搏器植入[1]。关于 TAVI 术后的结构性瓣膜功能不全的组织学研究主要来自病例报道或注册研究。

在我们之前发表的 43 个 TAVI 病例中[4, 5]，患者来自 PARTNER 试验和 CoreValve US Pivotal HRT 研究，发现瓣膜钙化只发生在 Edwards Sapien 牛心瓣。第一个病例在术后 1293 天（3.5 年）出现轻度内源性瓣叶钙化，患者无症状也没有瓣膜功能不全。第二个病例在 TAVI 术后 1739 天（4.8 年）后出现症状性的严重瓣叶钙化。在第一个轻度瓣叶钙化的病例中，钙化的区域非常小（影像上平均钙化面积为 5.6%），钙化是内源性的，厚度小于瓣叶厚度。第二个病例中有严重的瓣叶钙化，累及对合缘并伴有血管翳形成，最终经外科

手术取出。这是一名 77 岁女性，有高血压、糖尿病、冠心病、脑血管病、周围血管疾病和肺高压，既往植入一个 23mm 的 Edwards Sapien 瓣膜，无手术相关并发症。5 年后，出现了心力衰竭的症状（NYHA Ⅳ级），平均主动脉瓣跨瓣压差升高（51mmHg）、中度主动脉瓣反流，并因此接受了外科瓣膜置换。影像学上得出平均钙化面积占比 32.3%，瓣叶上的钙化超过 2 倍正常瓣叶的厚度（图 23-7 中"重度瓣叶钙化 / 血管翳"）。

Sellers 等报道了 4 例瓣叶钙化，分别发生在 TAVI 术后 1598 天（4.4 年）、1611 天（4.4 年）、2496 天（6.8 年）和 2583 天（7.1 年）[9]。尽管在这篇文章中无法得知原生瓣膜的类型，但在这个研究中他们评估的 TAVI 瓣膜都是牛心包瓣〔（SAPIEN 16，Edwards 9500TFX 1，Cribier-Edwards 3（Edwards Lifesciences，Irvine，CA）和 Portico 3（Abbott Vascular，Santa Clara，CA）〕。另一个病例的钙化瓣膜是在瓣中瓣术后 145 天由于感染性心内膜炎切除。Mylotte 等在 2015 年也从文献中报道了 8 例中重度瓣膜钙化的病例，它们出现在瓣膜植入后 3～5.5 年，受累的瓣膜包括了 2 个 CoreValve 人工瓣膜、2 个 Cribier-Edwards 瓣膜及 4 个 Edwards Sapien 瓣膜。此外，我们也观察到 1 个猪心包 CoreValve 生物瓣出现了重度钙化的病例。这个患者在 TAVI 术后 5 年进行了一个外科生物瓣置换（图 23-8）。就我们所知，上面提及的 15 个病例是我们仅有的通过组织学确定瓣叶钙化的病例。因此，瓣叶的钙化仅发生在 TAVI 术后 3 年少量的病例中，经过心脏超声密切的监测，重度 TAVI 术后瓣膜钙化仅在 5 年后才观察到，而外科

主动脉瓣试验中并没有进行相关的监测[17]。在 Edwards Sapien 瓣膜中使用的牛心包和 Carpentier-Edwards PERIMOUNT 人工瓣膜是很相似的。Carpentier-Edwards 瓣膜的耐久性在术后 10 年都是非常好的，并且与患者的年龄相关[18]。但在宣布 TAVI 与 SAVR 的等效性之前，仍需要更多的大型注册研究进一步探索 TAVI 术后长期（10～15 年）的瓣叶钙化。

六、结构性改变（瓣叶撕裂）

在外科生物瓣中，瓣叶撕裂出现在植入 10 年后，通常导致主动脉瓣关闭不全。外科植入生物瓣膜的撕裂被分为四类：Ⅰ型，累及瓣叶游离缘的线性撕裂；Ⅱ型，沿着瓣的基底部与缝合环平行的线性撕裂；Ⅲ型，瓣叶中央的大型圆形或椭圆形穿孔；Ⅳ型，瓣上多发的针孔状穿孔。一项由 Butany 等进行的尸检研究发现Ⅰ型和Ⅱ型在牛心包 Carpentier-Edwards Perimount 瓣膜中更常见[25]。瓣叶撕裂是磨损和撕裂处的应力增加所致。临床观察表明，结构改变、渗液和胶原束的分离均与瓣叶撕裂相关。我们评估了既往尸检研究中结构改变的程度[4, 5]，发现随着时间的推移，TAVI 瓣膜结构的改变在主动脉面和心室面都逐渐增加，但植入 1 年后总体的改变是很轻微的。瓣叶结构的改变包括渗液、磨损和胶原束的分离，这些变化都和在外科植入生物瓣膜瓣叶上观察到的相似（图 23-9）。瓣叶撕裂、裂缝或穿孔在我们观察的瓣膜中都没有出现。目前所有相关的报道都是植入后 5 年内的病例。因此，需要更多的

1. 早期（轻度）瓣叶钙化

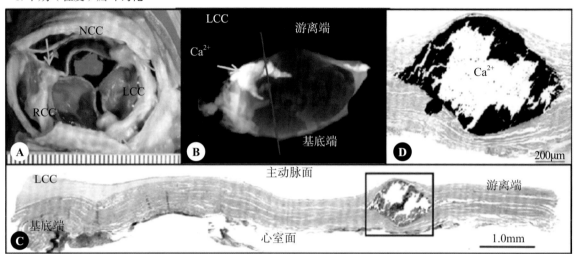

2. 重度瓣叶钙化 / 血管翳

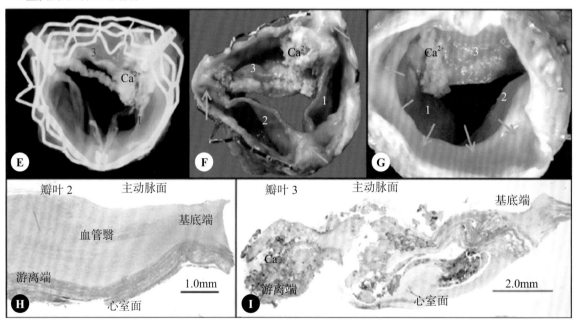

▲ 图 23-7　**Edwards Sapien TAVI 术后瓣叶钙化。瓣叶 1：植入后 4 年早期（轻度）瓣叶钙化；瓣叶 2：瓣膜植入后 5 年外科切除的瓣膜上瓣叶重度钙化及血管翳**

A. 主动脉面对合缘融合（绿箭）的大体图片；B. 对合缘局部钙化的影像图；C. 瓣叶局部内源性钙化的组织学切面（Movat 染色）；D. 高倍镜下图 C 中方框区域的钙染色切面（Von Kossa 染色）；E. 瓣膜的影像学图片。注意观察瓣叶的重度钙化。在瓣叶 1 和 3 之间的对合缘处可以看到明显的钙化。F 和 G. 分别是主动脉面和心室面的大体图片。绿箭指向血管翳，血管翳在流入面更明显。H. 瓣叶 2 上蛋白聚糖胶原基质内富含平滑肌细胞的厚血管翳的组织学切面（绿色）；I. 瓣叶 3 的重度钙化及新生内膜。图 C、H 和 I 采用 Movat 染色；图 D 采用 Von Kossa 染色（经 Yahagi 等[4] 许可转载）

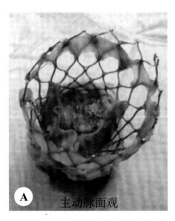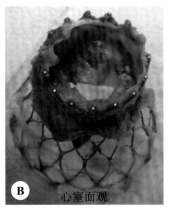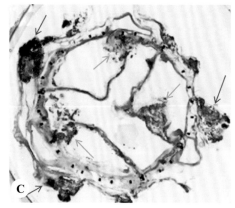

▲ 图 23-8　**Medtronic CoreValve TAVI 术后钙化。患者，男，74 岁，5 年前经 TAVI 植入一猪心包 CoreValve 生物瓣膜，现出现呼吸困难。经胸多普勒彩超发现平均跨瓣压差为 53mmHg，导管检查时回拉压为 79mmHg，伴轻度主动脉瓣关闭不全。值得注意的是，1 年前的超声心动图无异常。患者成功进行了外科生物瓣置换术**

A 和 B. 移植的 CoreValve 瓣叶上在主动脉面（A）和心室面（B）都发现了广泛钙化；C. 瓣架和瓣叶的横切面，注意全部 3 个瓣叶都有钙化（绿箭），瓣架周围的瓣叶内也存在钙化（红箭）（经 Ong 等 [24] 许可转载）

长期随访研究来评估 TAVI 术后瓣叶的结构性改变。

结论

目前已有的尸检研究显示大多数 TAVI 瓣膜的瓣叶在植入后 5 年都是完整的，伴有轻度血栓、钙化、新内膜形成和结构性改变，提示 TAVI 瓣膜有着不劣于外科瓣膜的生物相容性。瓣叶血栓、血管翳形成、瓣叶钙化和结构性改变是 TAVI 瓣膜衰败主要的机制，和 SAVR 相似。但仍旧需要更多的长期研究来证实目前这些小型研究所发现的意义和相关性。

利益声明

Sho Torri 获得了来自 SUNRISE 实验室的研究资助。CVPath Institute 从 R01 HL41425、Leducq Foundation Grant、480Biomedical、4CMedical、4Tech、Abbott、Accumedical、Amgen、Biosenor、Boston Scientific、Cardiac Implants、Celonova、Claret Medical、Concept Medical、Cook、CSI、DuNing, Inc.、Edwards LifeSciences、Emboline、Endotronix、Envision Scientific、Lutonix/Bard、Gateway、Lifetech、Limflo、MedAlliance、Medtronic、Mercator、Merill、Microport Medical、Microvention、Mitraalign、Mitra assist、NAMSA、Nanova、Neovasc、NIPRO、Novogate、Occulotech、OrbusNeich Medical、Phenox、Profusa、Protembis、Qool、Recor、Senseonics、Shockwave、Sinomed、Spectranetics、Surmodics、Symic、Vesper、W.L. Gore、Xeltis 获得了研究支持。A.F. 得到了 Abbott Vascular、Biosensors、Boston Scientific、Celonova、Cook Medical、CSI、Lutonix Bard、Sinomed、Terumo Corporation、and is a consultant Amgen、Abbott Vascular、Boston Scientific、Celonova、Cook Medical、Lutonix Bard、Sinomed 的资助。R.V. 得到了

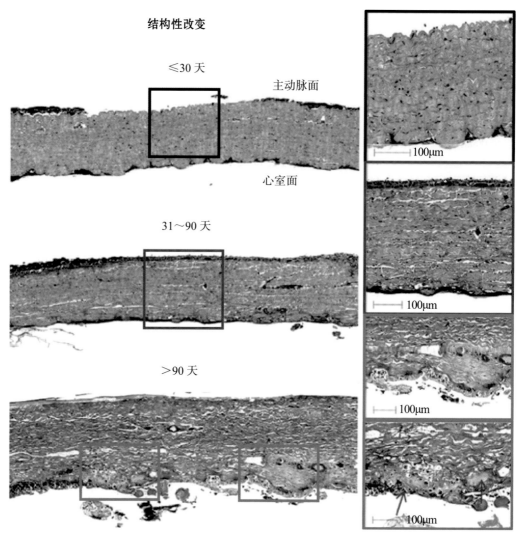

结构性改变

▲ 图 23-9　TAVI 结构性改变

术后 90 天内基本没有发生瓣叶结构性退行性变或非常微小。但 90 天后却观察到包括靠近瓣叶表面的胶原束的分离伴渗液在内的轻度结构性改变（红箭），特别是在 1 年后更加明显。该染色为 Movat 染色（经 Yahagi 等[4] 许可转载。详见 Yahagi 等[4] 的图 1）

Abbott Vascular、Biosensors、Boston Scientific、Celonova、Cook Medical、Cordis、CSI、Lutonix Bard、Medtronic、OrbusNeich Medical、CeloNova、SINO Medical Technology、ReCore、Terumo Corporation、W.L. Gore、Spectranetics、的资助，同时也是 Abbott Vascular、Boston Scientific、Celonova、Cook Medical、Cordis、CSI、Edwards Lifescience、Lutonix Bard、Medtronic、OrbusNeich Medical、ReCore、Sinomededical Technology、Spectranetics、Surmodics、Terumo Corporation、W.L. Gore、Xeltis 的顾问。其他作者无利益冲突披露。

参考文献

[1] Baumgartner, H., Falk, V., Bax, J.J. et al. (2017). 2017 ESC/EACTS guidelines for the management of valvular heart disease. *Eur. Heart J.* 38: 2739–2791.

[2] Siontis, G.C., Praz, F., Pilgrim, T. et al. (2016). Transcatheter aortic valve implantation vs surgical aortic valve replacement for treatment of severe aortic stenosis: a meta-analysis of randomized trials. *Eur. Heart J.* 37: 3503–3512.

[3] Sondergaard, L., Ihlemann, N., Capodanno, D. et al. (2019). Durability of transcatheter and surgical bioprosthetic aortic valves in patients at lower surgical risk. *J. Am. Coll. Cardiol.* 73: 546–553.

[4] Yahagi, K., Ladich, E., Kutys, R. et al. (2017). Pathology of balloon-expandable transcatheter aortic valves. *Catheter. Cardiovasc. Interv.* 90: 1048–1057.

[5] Yahagi, K., Torii, S., Ladich, E. et al. (2018). Pathology of self-expanding transcatheter aortic valves: findings from the CoreValve US pivotal trials. *Catheter. Cardiovasc. Interv.* 91: 947–955.

[6] Torii, S., Romero, M.E., Kolodgie, F.D. et al. (2019). Endothelial cell coverage on the leaflet after transcatheter aortic valve replacement. *JACC Cardiovasc. Imaging* 12: 566–567.

[7] Vogel, B., Heinemann, A., Gulbins, H. et al. (2016). Post-mortem computed tomography and post-mortem computed tomography angiography following transcatheter aortic valve implantation. *Eur. J. Cardiothorac. Surg.* 49: 228–233.

[8] Mylotte, D., Andalib, A., Theriault-Lauzier, P. et al. (2015). Transcatheter heart valve failure: a systematic review. *Eur. Heart J.* 36: 1306–1327.

[9] Sellers, S.L., Turner, C.T., Sathananthan, J. et al. (2019). Transcatheter aortic heart valves: histological analysis providing insight to leaflet thickening and structural valve degeneration. *JACC Cardiovasc. Imaging* 12: 135–145.

[10] van Kesteren, F., Wiegerinck, E.M., Rizzo, S. et al. (2017). Autopsy after transcatheter aortic valve implantation. *Virchows Arch.* 470: 331–339.

[11] Cahill, T.J., Baddour, L.M., Habib, G. et al. (2017). Challenges in infective endocarditis. *J. Am. Coll. Cardiol.* 69: 325–344.

[12] Regueiro, A., Linke, A., Latib, A. et al. (2016). Association between transcatheter aortic valve replacement and subsequent infective endocarditis and in-hospital death. *JAMA* 316: 1083–1092.

[13] De Marchena, E., Mesa, J., Pomenti, S. et al. (2015). Thrombus formation following transcatheter aortic valve replacement. *JACC Cardiovasc. Interv.* 8: 728–739.

[14] Brown, M.L., Park, S.J., Sundt, T.M., and Schaff, H.V. (2012). Early thrombosis risk in patients with biologic valves in the aortic position. *J. Thorac. Cardiovasc. Surg.* 144: 108–111.

[15] Makkar, R.R., Fontana, G., Jilaihawi, H. et al. (2015). Possible subclinical leaflet thrombosis in bioprosthetic aortic valves. *N. Engl. J. Med.* 373: 2015–2024.

[16] Schoen, F.J. and Levy, R.J. (1999). Founder's award, 25th annual meeting of the Society for Biomaterials, perspectives. Providence, RI, April 28–May 2, 1999. Tissue heart valves: current challenges and future research perspectives. *J. Biomed. Mater. Res.* 47: 439–465.

[17] Bourguignon, T., Bouquiaux-Stablo, A.L., Candolfi, P. et al. (2015). Very long-term outcomes of the Carpentier-Edwards Perimount valve in aortic position. *Ann. Thorac. Surg.* 99: 831–837.

[18] Johnston, D.R., Soltesz, E.G., Vakil, N. et al. (2015). Long-term durability of bioprosthetic aortic valves: implications from 12,569 implants. *Ann. Thorac. Surg.* 99: 1239–1247.

[19] Arsalan, M. and Walther, T. (2016). Durability of prostheses for transcatheter aortic valve implantation. *Nat. Rev. Cardiol.* 13: 360–367.

[20] Tomazic, B.B., Brown, W.E., and Schoen, F.J. (1994). Physicochemical properties of calcific deposits isolated from porcine bioprosthetic heart valves removed from patients following 2–13 years function. *J. Biomed. Mater. Res.* 28: 35–47.

[21] Saleeb, S.F., Newburger, J.W., Geva, T. et al. (2014). Accelerated degeneration of a bovine pericardial bioprosthetic aortic valve in children and young adults. *Circulation* 130: 51–60.

[22] Lee, S., Levy, R.J., Christian, A.J. et al. (2017). Calcification and oxidative modifications are associated with progressive bioprosthetic heart valve dysfunction. *J. Am. Heart Assoc.* 6: e005648.

[23] Didier, R., Eltchaninoff, H., Donzeau-Gouge, P. et al. (2018). Five-year clinical outcome and valve durability after transcatheter aortic valve replacement in high-risk patients. *Circulation* 138: 2597–2607.

[24] Ong, S.H., Mueller, R., and Iversen, S. (2012). Early calcific degeneration of a CoreValve transcatheter aortic bioprosthesis. *Eur. Heart J.* 33: 586.

[25] Butany, J., Nair, V., Leong, S.W. et al. (2007). Carpentier-Edwards Perimount valves – morphological findings in surgical explants. *J. Card. Surg.* 22: 7–12.

第 24 章　实践出真知

Conclusion: What We Learnt from Clinical Trials and Real-World Experience

Paolo D'Arrigo　Piera Capranzano　Davide Capodanno　著

周国君　向舳博　刘琦　译　冯沅　校

TAVI 是治疗不适合外科手术的症状性重度主动脉瓣狭窄患者的标准治疗手段，也是不同外科手术风险下外科主动脉瓣置换的替代方案[1]。正如过去 10 年发表的大量随机临床试验和观察性研究（图 24-1）所反映的，TAVI 的快速临床发展需要终点事件的同质性。因此，VARC 列出了一系列受到广泛认同的 TAVI 试验中的结局指标定义推荐[2]。在编写本章时，VARC-2 已成为现行解释 TAVI 患者单一与复合结局的参考标准，而且这也让跨研究的结果对比和新结果的阐释更加容易。最近，一个来自欧洲经皮心血管介入治疗协会（European Association of Percutaneous Cardiovascular Interventions，EAPCI）的共识文件已被 ESC 与 EACTS 认可。该文件提供了定义 TAVI 有效性和耐久性的切实可行的架构，而这正是 TAVI 在未来推广到低风险人群中时所面临的越来越引人关注的议题[3]。在这最后一章，我们总结了本书讨论的 TAVI 最常见的并发症。

一、出血

出血目前仍然是 TAVI 最常见的并发症。穿刺点血肿、夹层、穿孔或破裂是围术期出血的关键机制。按照 VARC-2 标准，出血被分为危及生命、严重和轻微三类。Généreux 等在一个纳入来自 16 个研究共 3519 个患者的加权 Meta 分析中报道，VARC 对术后 30 天内的所有出血汇总的发生率为 41.4%（15.6% 危及生命，22.3% 严重，9.9% 轻微）[4]。及时发现可预测严重出血的风险因素，从而可以通过特定的预防措施来降低这类事件的发生率。一个最近的 Meta 分析纳入了来自 47 个研究的 65 209 个患者，得出 7 个 TAVI 术后发生严重出血的独立预测指标，包括年龄、女性、慢性肾脏疾病、经心尖入路、导管鞘直径＞19Fr、血管并发症与循环支持[5]。输血（红细胞悬液）是死亡的独立预测指标，与围术期严重出血和血管并发症无关[6]。

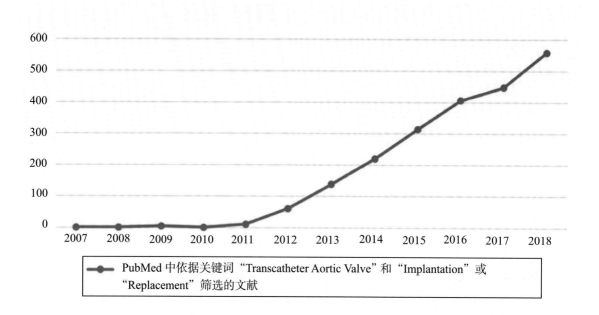

▲ 图 24-1　在 PubMed 上根据"Transcatheter Aortic Valve"和"Implantation"或"Replacement"筛选出的文献

在有条件进行增强 MDCT 的情况下，我们十分建议使用这种方法在 TAVI 术前进行分阶段评估，以此来减少血管并发症与出血的发生。

二、血管并发症

VARC-2 标准将血管并发症分为严重和轻微两个级别。大多数研究均报道称血管并发症总发生率为 3.7%～9.8%[7]。根据 Généreux 等的 Meta 分析，VARC 定义的严重血管并发症发生率为 11.9%[4]。广为使用的经股动脉入路相对于其他入路方式（如经主动脉）可能会导致血管并发症总体风险的升高，有更高的概率出现出血事件。但经股动脉入路又恰巧为多数入选患者所选用[8]。血管异常（如解剖结构迂曲和严重钙化狭窄的血管）会导

致严重和轻微并发症的发生率同时升高，这一点并不令人意外[8]。对患者的基线特征进行仔细评估（血管解剖结构、并发症和入院时抗栓治疗情况），加之严格的术中术后监护，对任何血管并发症的尽早发现与治疗来说至关重要。

三、瓣周漏

人工瓣膜与主动脉根部血管壁封闭贴合未达到最优的情况下，会产生一个或多个人工瓣膜周围的通道，使得心脏舒张期有血流通过。瓣周漏是 TAVI 术后较常见的并发症。据报道，TAVI 术后轻度、中度、重度瓣周漏发生率分别为 7.8%～40.8%、5%～37.9%、0.5%～13.6%[9]。与外科手术患者相比，TAVI 术后出现此类并发症的概率要高出 6 倍[10]。

一些 Meta 分析一致报道，TAVI 术后中重度主动脉反流会导致 1 年内死亡率升高 2 倍[10, 11]，但是轻度瓣周漏的影响存在争议。很多 TAVI 术后瓣周漏的预测指标已被提出，包括自展瓣植入、主动脉瓣环大、主动脉瓣钙化、患者 – 人工瓣膜不匹配、植入位置过低和升主动脉 – 左心室流出道夹角过大。考虑到瓣周漏与死亡的相关性，术中利用实时主动脉造影或经胸超声来识别与描述瓣周漏的出现是至关重要的。若确认术中残留中重度瓣周漏，则应考虑在需要的时候进行后扩张或者 TAVI 瓣中瓣植入来处理。

四、永久起搏器植入

心脏传导系统与主动脉瓣环在解剖结构上的邻近关系，导致 TAVI 术后有较高风险出现传导障碍。诚然，从左束支传导阻滞到我们最担心的三度房室传导阻滞，术前与术后的传导异常在 TAVI 术后已屡见不鲜。其中有些只是一过性的，说明瓣环周围的组织损伤很轻，水肿较轻；但另外有些则需要永久起搏器的植入。据文献报道，永久性起搏器植入率在 14% 左右[4, 12]，其中大部分患者在术前就已经有传导障碍（如 QRS 波增宽）。手术操作方面的特征也被认为与增加永久起搏器植入率有关。多种类型的人工瓣膜 TAVI 术后的永久起搏器植入率差异较大，如 CoreValve 系统的自展瓣的植入率大约为 14%，而 Edwards Sapien 的球扩瓣的植入率则为 6%[4]。同时，生物瓣膜植入更低（更深入心室）或球囊预扩张可能与永久性起搏器植入相关[13]。值得注意的是，即使 TAVI 术后的起搏器植入与更高的花费、更长的住院时间与更多的患者并发症相关，但是它并不与生存率的下降相关，至少在老年患者中是如此。

五、急性肾损伤

急性肾损伤是 TAVI 的另一个常见并发症，尤其多见于有基础肾脏疾病和高肌酐的老年患者。根据 VARC-2 的定义，AKI 总共有三个阶段：1 期、2 期和 3 期。根据 Généreux 等的 Meta 分析，2 期与 3 期的急性肾损伤发生率为 7%[4]。越来越多的共识认为，血管并发症和出血与急性肾损伤有关，而后者的发生与血容量迅速下降或远端肾动脉节段栓塞后的低灌注有关。急性肾损伤的发生与术后 30 天及 1 年死亡率上升强相关[14]。精准识别出有很高概率出现术后对比剂肾病和急性肾损伤的患者，有助于帮助内科医师进行最佳的病例选择与患者管理。为了对患者进行有效保护，确定合适的增强 MDCT 与 TAVI 手术间隔时间，在术中、术前和术后进行持续的水化，并尽量少用对比剂，这些都是至关重要的措施。

六、脑血管事件

接受 TAVI 手术的群体年龄越来越大，这本身也成为脑血管事件（cerebrovascular events，CVE）发生的主要原因。根据 Généreux 等的 Meta 分析，患者 30 天内的估计卒中发生率为 5.7%[4]。但是，大部分最近发表的研究报道称脑血管事件的发生率正持续降低，已降至 2.5%～3%[15]。在预扩张与后扩张中使用球囊或导管操作、人工瓣膜放置时跨主动脉瓣的损伤性动作是发生全身性栓塞事件的潜在因素，并且这种情况在高度钙化的解剖结构中更加明显。相反，不同种类的瓣膜（球扩瓣 vs. 自展瓣，P=0.26）或各种入路（经股动脉 vs. 非经股动脉，P=0.81）[16]并不能很好地预测脑血管事件[16]。现存的研究非常明确脑血管事件与死亡率上升的联系，Eggebrecht 等的 Meta 分析也强调了这一点[15]。为了减少这种不良事件及其相关危险后果的发生，不同防止术中颅内栓塞的器材已经上市，但是它们带来的临床获益仍然缺乏证据。

七、冠状动脉阻塞

在置入主动脉人工瓣膜时，原生的瓣膜被推到瓣膜平面之上，并推到了主动脉根部血管壁上，这很可能会引起冠状动脉开口阻塞和急性心肌梗死。幸运的是，这种类型的并发症在临床实践中十分少见[4]。为了防止冠状动脉阻塞，通过增强 MDCT 的术前评估可以帮助内科医师发现有冠状动脉阻塞高风险的解剖结构。距离主动脉根部较近的冠状动脉开口（＜12mm）和（或）小的冠状动脉窦被描述为相关的解剖因素[17]。此外，在女性患者与使用球扩瓣的患者中，TAVI 术中的冠状动脉阻塞发生率更高[17]。在心脏团队评估期间，应考虑是否有冠状动脉阻塞高风险的解剖结构存在，同时也应考虑在瓣膜释放后冠状动脉开口阻塞的情况下放置支架来保护冠状动脉开口。

八、瓣环破裂与心室穿孔

瓣环破裂是十分罕见（1.1%）的并发症，但其后果十分严重，尤其是在未得到早期诊断与治疗的情况下[4]。老年患者由于高度钙化与脆弱的解剖结构，无疑有极高的瓣环破裂风险[18]。同时，球扩瓣和瓣膜成形球囊的使用是具有潜在危险性的创伤性操作[18]。对于 MDCT 影像的分析需要特别仔细，这样不仅是为了找出高危解剖结构，更是为了选择合适的瓣膜种类与瓣膜型号。在此期间，对瓣环径与面积估计过大和由此导致的人工瓣膜选取过大，会在统计学上显著提高主动脉根部破裂的发生率。相关文献已经明确指出在人工瓣膜面积超过 20% 的情况下这种联系的存在[18]。心脏瓣环破裂导致的并发症可能有心包积液和心脏压塞，最后出现血流动力学损伤。另一个危及生命的并发症也会导致此种不良结局，就是心室穿孔。在放置临时起搏器的时候可能出现右心室损伤，而左心室的损伤一般由超硬的导丝在心尖进行定位时出现。针对这些案例的治疗方法各有不同，包括心包穿刺术或输血并转行外科开胸手术。

九、人工瓣膜栓塞

正确的瓣环大小测量是选择合适瓣膜的关键所在。测值过大会导致瓣环损伤风险增加，测值过小则可能降低人工瓣膜与主动脉根部血管壁的贴合，并导致瓣周漏甚至瓣膜栓塞，其后者一般在瓣膜放置期间或稍晚出现。这种并发症的发生率为 0.3%～10%，前者数据来自 SAPIEN Aortic Bioprosthesis European Outcome（SOURCE）注册研究，后者则是根据一个经心尖入路的早期 pre-US PARTNER 试验的描述[19, 20]。瓣环面积测值过小、体表面积大、男性、瓣膜放置位置不当、主动脉成角、瓣环过大、瓣叶钙化严重、起搏失败和放置时球囊扩张不全都是引起瓣膜栓塞的重要因素[19]。30 天死亡率、心源性死亡、卒中、严重出血和严重血管并发症在人工瓣膜栓塞患者中的发生率显著上升[20]。

结论

得益于手术流程的优化和简化、技术的精进和材料的改良，TAVI 已经成为医师手中越来越安全的手段。在论证了本书中提到的与 TAVI 相关的主要并发症后，可以在本书中发现一条主线和共同点。为更好地预测、及时识别和更好地治疗 TAVI 的并发症，对每个患者进行周密的术前评估比以往任何时候都更加重要。

参考文献

[1] Baumgartner, H., Falk, V., Bax, J.J. et al. (2017). ESC/EACTS guidelines for the management of valvular heart disease. *Eur. Heart J.* 38 (36): 2739–2791. https://doi.org/10.1093/eurheartj/ehx391.

[2] Leon, M.B., Piazza, N., Nikolsky, E. et al. (2011). Standardized endpoint definitions for transcatheter aortic valve implantation clinical trials: a consensus report from the valve academic research consortium. *J. Am. Coll. Cardiol.* 57 (3): 253–269. https://doi.org/10.1016/j.jacc.2010.12.005.

[3] Capodanno, D., Petronio, A.S., Prendergast, B. et al. (2017). Standardized definitions of structural deterioration and valve failure in assessing long-term durability of transcatheter and surgical aortic bioprosthetic valves: a consensus statement from the European Association of Percutaneous Cardiovascular Interven. *Eur. Heart J.* 38 (45): 3382–3390. https://doi.org/10.1093/eurheartj/ehx303.

[4] Genereux, P., Head, S.J., Van Mieghem, N.M. et al. (2012). Clinical outcomes after transcatheter aortic valve replacement using valve academic research consortium definitions: a weighted meta-analysis of 3,519 patients from 16 studies. *J. Am. Coll. Cardiol.* 59.(25): 2317–2326. https://doi.org/10.1016/j. jacc.2012.02.022.

[5] Sun, Y., Liu, X., Chen, Z. et al. (2017). Meta-analysis of predictors of early severe bleeding in patients who underwent transcatheter aortic valve implantation. *Am. J. Cardiol.* 120 (4): 655–661. https://doi.org/10.1016/j.amjcard.2017.05.035.

[6] Zimarino, M., Barbanti, M., Dangas, G.D. et al. (2020). Early adverse impact of transfusion after transcatheter aortic valve replacement: a propensity-matched comparison from the TRITAVI registry. *Circ. Cardiovasc. Interv.* (in press).

[7] Zhang, S. and Kolominsky-Rabas, P.L. (2017). How TAVI registries report clinical outcomes – a systematic review of endpoints based on VARC-2 definitions. *PLoS One* 12 (9): e0180815. https://doi.org/10.1371/journal.pone.0180815.

[8] Genereux, P., Head, S.J., Wood, D.A. et al. (2012). Transcatheter aortic valve implantation: 10–year anniversary part II: clinical implications. *Eur. Heart J.* 33 (19): 2399–2402. https://doi.org/10.1093/eurheartj/ehs223.

[9] Lerakis, S., Hayek, S.S., and Douglas, P.S. (2013). Paravalvular aortic leak after transcatheter aortic valve replacement: current knowledge. *Circulation* 127 (3): 397–407. https://doi.org/10.1161/

CIRCULATIONAHA.112.142000.

[10] Takagi, H. and Umemoto, T. (2016). Impact of paravalvular aortic regurgitation after transcatheter aortic valve implantation on survival. *Int. J. Cardiol.* 221: 46–51. https:// doi.org/10.1016/ j.ijcard.2016.07.006.

[11] Athappan, G., Patvardhan, E., Tuzcu, E.M. et al. (2013). Incidence, predictors, and outcomes of aortic regurgitation after transcatheter aortic valve replacement: meta-analysis and systematic review of literature. *J. Am. Coll. Cardiol.* (15): 61. https://doi. org/10.1016/j.jacc.2013.01.047.

[12] Indraratna, P., Tian, D.H., Yan, T.D. et al. (2016). Transcatheter aortic valve implantation vs. surgical aortic valve replacement: a meta-analysis of randomized controlled trials. *Int. J. Cardiol.* 224: 382–387. https://doi.org/10.1016/j.ijcard.2016.09.018.

[13] Tarantini, G., Mojoli, M., Purita, P. et al. (2015). Unravelling the (arte)fact of increased pacemaker rate with the Edwards SAPIEN 3 valve. *EuroInterv. J. Eur. Collab. Work Gr. Interv. Cardiol. Eur. Soc. Cardiol.* 11 (3): 343–350. https://doi.org/10.4244/ EIJY14M11_06.

[14] Ram, P., Mezue, K., Pressman, G., and Rangaswami, J. (2017). Acute kidney injury post-transcatheter aortic valve replacement. *Clin. Cardiol.* 40 (12): 1357–1362. https://doi. org/10.1002/clc.22820.

[15] Eggebrecht, H., Schmermund, A., Voigtlander, T. et al. (2012). Risk of stroke after transcatheter aortic valve implantation (TAVI): a meta-analysis of 10,037 published patients. *EuroIntervention J. Eur. Collab. Work Gr. Interv. Soc. Cardiol. Eur. Soc. Cardiol.* 8 (1): 129–138. https://doi.org/10.4244/ EIJV8I1A20.

[16] Auffret, V., Regueiro, A., Del Trigo, M. et al. (2016). Predictors of early cerebrovascular events in patients with aortic stenosis undergoing transcatheter aortic valve replacement. *J. Am. Coll. Cardiol.* 68 (7): 673–684. https://doi.org/10.1016/j. jacc.2016.05.065.

[17] Ribeiro, H.B., Webb, J.G., Makkar, R.R. et al. (2013). Predictive factors, management, and clinical outcomes of coronary obstruction following transcatheter aortic valve implantation: insights from a large multicenter registry. *J. Am. Coll. Cardiol.* 62 (17): 1552–1562. https://doi.org/10.1016/j. jacc.2013.07.040.

[18] Barbanti, M., Yang, T.–H., Rodes Cabau, J. et al. (2013). Anatomical and procedural features associated with aortic root rupture during balloon-expandable transcatheter aortic valve replacement. *Circulation* 128 (3): 244–253. https://doi.org/10.1161/ CIRCULATIONAHA.113.002947.

[19] Makkar, R.R., Jilaihawi, H., Chakravarty, T. et al. (2013). Determinants and outcomes of acute transcatheter valve-in-valve therapy or embolization: a study of multiple valve implants in the U.S. PARTNER trial (placement of AoRTic TraNscathetER Valve Trial Edwards SAPIEN Transcatheter Heart Valve). *J. Am. Coll. Cardiol.* 62 (5): 418–430. https:// doi.org/10.1016/j.jacc.2013.04.037.

[20] Thomas, M., Schymik, G., Walther, T. et al. (2010). Thirty-day results of the SAPIEN aortic Bioprosthesis European Outcome (SOURCE) registry: a European registry of transcatheter aortic valve implantation using the Edwards SAPIEN valve. *Circulation* 122 (1): 62–69. https://doi.org/10.1161/ CIRCULATIONAHA.109.907402.